U0324615

实用医药综合知识与技能

SHI YONG YI YAO ZONG HE ZHI SHI YU JI NENG

都慧慧　主　编

丛淑芹　副主编

山东人民出版社

国家一级出版社 全国百佳图书出版单位

编委会成员名单

主　编　都慧慧　（山东药品食品职业学院）

副主编　丛淑芹　（山东药品食品职业学院）

参　编　单雪梅　（山东药品食品职业学院）

　　　　崔荣娜　（山东药品食品职业学院）

　　　　于晓芳　（山东药品食品职业学院）

　　　　邓真真　（山东药品食品职业学院）

　　　　罗　飞　（山东药品食品职业学院）

　　　　张　宁　（山东药品食品职业学院）

　　　　刘相晨　（漱玉平民大药房）

前　言

　　近年来，随着国家对医疗健康领域的重视，医改的深化和医药分家政策的推动，以及消费者健康意识和支付能力的提高，零售药店行业保持了持续、稳定的发展势头。《十二五全国药品流通行业规划纲要》明确指出"要提升行业服务能力——零售企业要按规定配备执业药师或相关药学技术人员，提高药品质量管理和药学服务水平，零售药店应当提供24小时服务；建立以消费者为中心的服务理念，指导消费者正确、安全、有效、合理用药。"《关于深化医药卫生体制改革2016年重点工作任务的通知》中再次明确"采用多种形式推进医药分开，禁止医院限制处方外流，患者可自主选择在医药门诊药房或凭处方到零售药店购药。"医药分开，药店成为最大受益者。同时2016年是中国慢性病防治工作规划的收官之年，随着国家政策的调整，慢病药品市场逐渐让渡给零售药店，零售药店想要抢占先机，就必须清楚地认识到药店药学服务属性的重要性，加快作为慢病管理平台的转型和建设。

　　目前药品零售仍主要以连锁门店为主要模式，在新医改的推行下，医院药房托管、网上药店等多种模式相继出现。零售药店今后的发展除了加强执业药师队伍建设之外，所有店员也必须具备能够提供基本的药物知识及药事服务的专项技能。强化药学专业服务的模式，走提升药学服务技能之路，以适应十三五规划的发展要求，零售药店才能在未来激烈的市场竞争中增强核心竞争力。

　　《实用医药综合知识与技能》将解剖生理学、药理学、临床诊断基础、医药商品基础、医药消费行为分析等课程有机融合，使药学服务相关人员在掌握一定医药知识的基础上，结合行业性、职业性、实用性特点，依托零售药店为载体，以常见病常用药为突破口，熟悉疾病的典型症状，掌握常用医药商品品种知识。在规范药学服务礼仪，提升与消费者沟通技巧的基础上，药学服务相关人员做到正确问病荐药、合理用药指导，提升药学服务职业素养，提高药品质量管理和药学服务水平，以满足药品零售企业对药学服务相关人员的实际需求，帮助指导消费者正确、安全、有效、合理用药，促进人民群众健康事业发展。

本着以消费者为中心的服务理念，根据职业岗位需求的实用性，按照药品零售企业药学服务的工作任务，结合药店营业员职业标准等确定教学内容。内容的编排适用于"项目导向、任务驱动、教学做一体化"教学模式的实施。本课程主要包括实用药学服务技术、呼吸系统常见病用药指导、消化系统常见病用药指导、循环系统常见病用药指导、内分泌及代谢疾病用药指导、泌尿系统常见病用药指导、皮肤五官及其他常见病用药指导等八个项目，具有较强针对性，突出零售药店药学服务应用能力的培养。

为了增强学生主动性，提高学习兴趣，丰富教学资源，本课程教学团队在教学过程中制作了零售药店近千个常见医药商品品种的学习塑封卡片，正面为药品销售包装图片，反面为药品说明书，图文并茂，简洁直观，存储空间小，反复使用率高，便于"教学做一体化"教学模式的实施。课程教学团队经过多年课程改革，在实施"项目导向、任务驱动、课赛结合"的教学模式过程中，为了增强学生主体地位，提高教学效果，研发设计了3D医药商品分类陈列软件系统和通关游戏界面在线考试系统，保证教学开展和竞赛运行使用。

本书主要适合高职高专医药类各相关专业及函授、自学高考等相同层次不同办学形式教学使用，也可以作为药品零售企业相关人员培训和自学用书。

由于编者的水平有限，本书难免会有疏漏之处，望广大读者批评斧正。

都慧慧

2016 年 12 月

目　录

项目一 实用药学服务技术

任务一 认识药学服务

● **任务目标**

通过本任务的学习，学生达到以下目标。

1. 掌握药学服务的内涵及对象；达到药学服务的能力要求。

2. 熟悉药师与药学服务的关系以及药学服务的内容。

3. 了解药学服务的进展。

● **任务描述**

通过整体认识药学服务，学生能强化药学服务意识，提高药学服务相关技能水平，结合当前我国药师"以患者为中心"的药学服务型工作模式转变的基本要求和实用性原则，将药学、临床医学、医药商品学、沟通礼仪等知识技能有机结合，努力缩短药师与患者的距离，提高药学服务水平，保证人民群众用药正确、安全、有效、合理。

● **任务素材**

1. 实践场地：教学做一体化教室。

2. 计算机。

3. 阅读材料等。

● 任务实施

步骤一 药学服务的基本要求

相关知识

概述

现代药学的发展历程主要经历了三个阶段：传统的、以药品供应为中心的阶段；参与临床用药实践，促进合理用药为主的临床药学阶段；更高层次的、以患者为中心，改善患者生命质量的药学服务阶段。药学服务的变化反映了现代医药学服务模式和健康理念，体现"以人为本"的宗旨，是时代进步赋予药师的使命，同时也是科学发展和药学技术进步的结果。

一、药学服务的内涵

药学服务（pharmaceutical care，简称 PC），是在临床药学工作基础上发展起来的，与传统的药学基础服务（供应、调剂）有很大的区别，是1990 年由美国学者提出并倡导的。其含义是药师应用药学专业知识和工具，向公众（包括医护人员、患者及家属、其他关心用药的群体等）提供直接的、负责任的、与药物应用有关的服务，以提高药物治疗的安全性、有效性、经济性和适宜性，实现合理用药，改善和提高人类生活质量。

药学服务最基本的要素是"与药物有关"的"服务"。所谓服务，不仅是实物形式，还要以提供信息和知识的形式满足患者在药物治疗上的特殊需要。该"服务"不同于一般行为上的功能，它包含的是药师对患者的关怀和责任。由于这种服务与药物有关，其服务应涉及全社会所有用药的患者，包括住院、门诊、社区和家庭患者。因此药学服务具有很强的社会属性。药学服务的社会属性还表现在不仅服务于治疗性用药，还要关注预防用药和保健用药。

药学服务在完成传统的处方调剂、药品检验、药品供应外，更是一种更高层次的临床实践，即必须在患者用药治疗全程中实施并获得效果，涵盖了患者用药相关的全部需求，包括选药、用药、疗效跟踪、用药方案与剂量调整、不良反应规避、疾病防治和公众健康教育等。

二、药学服务的对象

药学服务的对象是公众，包括患者及家属、医护人员和卫生工作者、药品消费者和健康人群等，范围广，但其服务的核心是患者。其中尤为重要的人群包括：①用药周期长的慢性病患者，需长期或终生用药者；②病情和用药复杂，患有多种疾病，需同时合并应用多种药品者；③特殊人群，如特殊体质者、肝肾功能不全者、过敏体质者、小儿、老年人、妊娠及哺乳期妇女、血液透析者、听障、视障人士等；④用药效果不佳，需要重新选择药品或调整用药方案、剂量、方法者；⑤用药后易出现明显的药品不良反应者；⑥应用特殊剂型、特殊给药途径者，药物治疗窗窄需做监测者。

三、药师与药学服务

药师是指依法经过资格认定，并在国家食品药品监督管理局注册或登记的药学技术人员，包括执业药师、从业药师、职称药师。执业药师是指经全国统一考试合格，取得《执业药师资格证书》并经注册登记，在药品生产、经营、使用单位中执业的药学技术人员。

药品经营企业尤其是药品零售企业（社会药店），是直接面向消费者提供药品和用药服务的药品流通终端环节，其经营条件、经营行为、服务能力和服务质量的优劣，与人民群众的健康息息相关。因为所处环境和身份，社会药店的药师更有可能贴心了解社区周围居民的生活习惯和就医用药情况。社区药店与药师可能成为公众最容易接近和接触的基层健康服务机构和人员。药师更有必要掌握相关专业知识和必要服务技能，为公众提供整体性、持续性、便利性的优质药学服务和健康支持。同时，药师应积极走进社区，为社区群众整理药柜，建立药历和健康档案，在整体健康服务工作中发挥重要的作用。患者在未经医院或者诊所治疗时而开药，这些药品是否会产生严重药物相互作用或有重复用药情形，药师应能够为其把关。

另外，药师服务是一个系统持续的工作，各个职业领域的药师（包括生产和批发企业或者其他岗位）都需要建立以消费者为中心的服务理念，主动参与到药学服务工作中，为保障公众正确、安全、有效、合理用药提供优质的服务。

步骤二　药学服务的能力要求

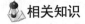 相关知识

 概述

药学服务是高度专业化的服务过程，要求药师以合理用药为核心，以提高患者生命质量为目的。药师作为团队成员之一服务于患者，必须用自己独有的知识和技能来保证药物使用获得满意的结果。

提供药学服务的药师必须具有药学专业背景，具备扎实的药学专业知识（同时了解中药学专业知识）、临床医学基础知识以及开展药学服务工作的实践经验和能力，并具备药学服务相关的药事管理与法规知识、人文知识以及高尚的职业道德。

一、职业道德

药学职业道德规范是指药学工作人员在药学工作中应遵守的道德规则和道德标准，是社会对药学工作人员行为基本要求的概括。它是药学职业道德基本原则的具体表现、展开和补充，用以指导人们的言行，协调药学领域中的各种人际关系。

药学职业道德规范除具有道德的一般特点外，还具有以下特点：①针对性。药学职业道德规范是针对药学工作人员中存在的不良道德现象所提出的具体的职业道德要求。②理想性。每个药学工作人员的生活经历和所受的教育不同，道德认识水平也有高低之别。药学职业道德规范既含有基本的道德要求，又包含有较高的理想的道德要求，如"为药学事业献身"。③现实性。药学职业道德规范是在药学实践的基础上提出的，因此，药学工作人员通过努力是完全可以实现的。

药德是社会主义道德在药学领域中的特殊体现，是调整和维护药师与服务对象、药师与社会以及药师之间的相互关系的行为规范的总和，是药师应当遵守的道德准则。

药能治病救人，也能致病害人。药师必须遵守职业道德，忠于职守，以对药品质量负责、保证人民用药安全有效为基本准则，还必须要有良好的人文道德素养，遵循和谐社会道德规范。全体药师应共同遵守执行职业道德准则，绝不允许调配、发出未达到质量标准要求、缺乏疗效的药品，要尽力为患者提供专业、真实、准确和全面的信息，并尊重患者隐私，严守伦理道德。

（一）药品流通领域的道德责任

树立正确的经营道德观：首先是为人民服务，其次是按照《药品管理法》和有关药政法规办事，三是正确处理社会效益和经济效益的关系。

采购供应的道德要求：确保药品质量是采购供应的灵魂与核心，要及时准确、廉洁奉公。

安全储运的道德要求：严谨准确、安全迅速、文明装卸、认真负责。

药品销售服务中的道德要求：认真负责、主动热情、服务周到、实事求是、讲究信誉、依法销售。

药品广告宣传中的道德责任：坚持实事求是、严肃认真和对国家、社会、患者负责的态度，准确传播药品信息。

（二）药品调剂配发中的道德责任

保证患者用药过程安全、有效、经济是调剂配发人员的基本工作责任。处方调剂和药品销售中，还要求做到严肃、认真、负责，为患者提供合理用药的正确指导，并收集药品不良反应信息。

二、专业知识

（一）药学专业知识

药理学、药剂学、药物化学、药物分析、药物治疗学和药事管理学是药师必备的专业理论基础，虽然不同岗位的药师所要求的熟练掌握的知识有所不同，但提供药学服务的人员必须具有药学专业背景，具备扎实的药学专业知识。这是执业药师最重要的本领，也是医疗团队中药学服务人员的优势之处。

（二）医学专业知识

药师需要逐渐学习、了解相关基础医学知识和临床医学知识，不断积累知识，拓宽思维，理解医生的临床思维，协助医生实现其用药治疗的目的，也便于更好地完成患者的用药教育，提高患者用药顺应性。药师可以通过在实践中结合具体案例来学习，并利用与临床医护人员接触的机会与其沟通，用心学习有关临床医学知识。

三、专业技能

药师的基本技能是指完成优化药物治疗结果、开展合理用药所需要的工作技能，包括审核处方、调配处方、发药与用药教育、药品管理、药物咨询、不良反应监测和药物治疗方案的优化等能力。

（一）调剂技能

调剂（通常包括审方、调配处方和发药）是药师的基本工作，是指药师依据医师的处方或医嘱，调配药品并进行用药交代，回答患者咨询的服务过程。在社会药店，执业药师还可根据不同的患者及不同的病情，从患者用药安全出发，在不违反法律法规的情况下向患者提供同类药品中不同品种的特点和功效，特别是对患者选购非处方药提供用药指导或提出寻求医师治疗的建议。

及时、准确地为患者提供药品是开展药学服务的基础，是做好其他一切工作的前提，也是药师的最基本技能。要想真正做到位，药师需要不断学习、培训和用心研究。

（二）咨询与用药教育技能

用药咨询及患者用药教育是药师重要的药学服务项目之一。患者取药后常当场提出用药的疑惑，或回到家中发现不知该如何用药，及服药后发生疑似药品不良反应等。以上情况除了使患者对用药安全性产生疑惑，也可能大大影响其服药顺应性。药师应提供用药咨询及患者用药教育。

1. 用药咨询

用药咨询是应用药师所掌握的药学知识和药品信息，包括药理学、药效学、药动学、毒理学、药剂学、药品安全性信息等，承接医护人员和公众对药物治疗和合理用药的咨询服务。药品咨询从最初的提供药品资讯给医护人员，发展至对患者给出建议、提供用药的说明及宣教等。根据药物咨询对象的不同，可以将其分为患者、医师、护士和公众的用药咨询。

2. 咨询方式

用药咨询方式可以有面对面用药指导、电话咨询、书信咨询、传真咨询、邮件咨询、网络咨询等多种形式。药师可通过不同方式向公众提供正确用药的常识、患者用药指导，以促进用药安全。在医院或药店建立一个独立的空间开展用药咨询，更有利沟通和交流，同时也可保护患者的隐私。

3. 咨询流程

回答药物相关问题的咨询一般要了解提问者背景、了解问题背景、理清或重整问题并分类、决定药物资讯搜索策略、对咨询到的资料评估分析、组织答案、记录与追踪等步骤。

4.用药教育

要用患者能听得懂并愿意遵照执行的语言来进行解释，以提高用药顺应性。进行用药指导时，除了口头讲解外，还可使用辅助工具来增进沟通与了解，如视听教材、给药装置（包括滴眼剂、吸入装置、胰岛素笔等），必要时在讲解后，请患者实际操作，通过反馈，了解讲解的效果。对于容易忘记的资讯或是需要反复练习的操作步骤，可利用图示及文字做成的宣教材料交给患者。

（三）药品管理技能

药品是特殊商品，它直接作用于人体，与人的生命安全直接相关。只有符合质量标准的合格药品才能保证疗效，因此从药品的验收（逐件、逐批核对），包括品名、规格、数量、生产批号、有效期、质量状况、包装、标签、说明书上应有的规定内容和标识等，到验收合格后贮存，要求上架、定位摆放、标志清晰。药师要会按法规等要求对药品进行相关的养护和管理，以保证贮存和发出的药品质量合格。

（四）药物警戒技能

药品的风险可来自不良事件（包括天然风险和人为风险）、用药错误和药品质量缺陷。药品不良反应是指合格药品在正常用法用量下出现的与用药目的无关的有害反应。药师应当主动收集药品不良反应，当获知或发现可能与用药有关的不良反应后应当详细记录、分析和处理，填写《药品不良反应/事件报告表》并通过国家药品不良反应监测信息网络报告，报告内容应当真实、完整、准确。平时注意了解药品不良反应监测机构发布的药品定期安全性更新报告、药品不良反应警示信息等，采取有效措施减少和防止药品不良反应的重复发生。接到药品不良事件报告后，特别是严重不良反应时，原则上应先进行行之有效的处置、安抚和解疑，必要时会同临床医生共同应对，减轻对患者所造成的伤害。

用药错误是指合格药品在临床使用全过程中出现的、任何可以防范的用药不当。药品损害（或称为药品质量缺陷）是指由于药品质量不符合国家药品标准造成的对患者的损害。有了相关的意识，则可降低不良事件带来的潜在风险。

（五）沟通技能

沟通是建立、维持并增进药师与患者的专业性关系的途径。随着临床医学的发展，沟通技能已经成为当今药师开展药学服务的基本技能。

1. 双向交流的作用

药师与患者之间的良好沟通是建立和保持药患关系、审核药物相关问题、执行治疗方案、监测药物疗效以及开展患者健康教育的基础。通过沟通，药师的科学、专业、严谨、耐心的回答可使患者获得有关用药的指导，有利于疾病的治疗，提高用药的依从性、有效性和安全性，减少药品不良反应和不良事件的发生。同时，药师也可从沟通中获取患者的用药感受、问题及用药规律。

2. 沟通的技巧

认真聆听，注意使用通俗易懂的语言，尽量避免使用专业术语，谈话时尽量使用短句，使用开放式的提问方式。与患者交流时，要注意观察对方的表情变化，从中判断其对问题的理解和接受程度。与患者的谈话时间不宜过长，提供的信息也不宜过多，可以准备一些宣传资料，咨询时发给患者，方便患者阅读。

3. 关注特殊人群

老年人的视力、听力和用药依从性差，记忆力减退，药师应反复交代药品的用法和禁忌证直至患者完全明白；针对容易忘服或误服的药品，甚至因商品名的不同而重复用药致药物过量等情况，在用药时宜选择每日仅服用 1～2 次的药品，书面写清楚用法并交代清晰（或贴附提示标签），有条件可配备分剂量药盒，并叮嘱老年患者家属或子女敦促老人按时、按量服用。

（六）药历书写技能

记录是药师工作的一部分，真实的记录能完整呈现工作的内容与深度，并可提供后续统计分析。

药历（medication history）是药师为参与药物治疗和实施药学服务而为

患者建立的用药档案。它源于病历，但又有别于病历，是由药师填写，客观记录患者的用药方案、用药经过、药效表现、不良反应、治疗药物监测，还包括各种医学实验室数据、药师对药物治疗的建设性意见、用药指导和对患者的健康教育忠告等内容，可作为药师掌握患者用药情况的资料。

药历是药师进行规范化药学服务的具体体现，是药师以药物治疗为中心，发现、分析和解决药物相关问题的技术档案，也是开展个体化药物治疗的重要依据。书写药历要客观真实，记录药师实际所做的具体内容、咨询的重点及相关因素。此外还应注意的是，药历的内容应该完整、清晰、易懂、不用判断性的语句。

（七）投诉与应对能力

在药学服务过程中，经常遇到的一个棘手问题是接待和处理患者的投诉。患者投诉在一定意义上属于危机事件，需要及时处理。正确妥善地处理患者的投诉，可改善药师的服务，增进患者对工作的信任。反之，不仅无益于患者的药物治疗和改进药师的服务，而且对患者的失信和伤害会产生爆炸链式的反应，甚至导致纠纷，使药师失去一个极大的顾客群。

（八）自主学习的能力

药师在执业后仍要进行继续教育，要学会获取药品资讯的能力，如熟知药品说明书的架构并能及时找到所需信息，要善用各种提供药物资讯的书籍、文献及网络工具，并善于向同行、医疗团队其他成员学习。

四、药学服务礼仪及沟通技巧

（一）药学服务人员的一般礼仪要求

1. 精神饱满

只有热心本职工作，正确认识和理解本行业工作的意义，不断提高和增强专业水平，才能在工作中时刻保持精神饱满的状态。这是药学服务人员应具备的最基本的素质。

2. 热情耐心

药学服务人员必须以热情耐心的态度接待服务对象，尤其当服务对象比较挑剔或有较多困难的时候，遇到此类情况，一定要注意保持耐心、冷静。

3. 体态标准

无论是行走、站立还是坐着，药学服务人员都应按照体态的标准严格要求自己。

（二）药学服务人员的仪容和服饰规范

药学服务人员不可化浓妆、喷浓烈的香水，还应避免过多和较大的首饰。一般应有统一的、简洁大方的服务制服。

（三）药学服务人员的仪态规范

待客接物落落大方，顾客进门 2 米以内必须主动招呼，使用礼貌用语，面带微笑，语调平和，举止庄重大方，不卑不亢。

正确的站立姿势：不拱背弯腰，不前挺后撅，既要站直又要放松；不要以单腿的重量支撑着身体，此站姿虽能带来短暂的舒适感却会造成反效果；要穿合脚的鞋子，女性尽量不穿高跟鞋上岗；双手可放于身体两侧也可于身前交叉。

（四）药学服务中常用待客接物规范

1. 握手

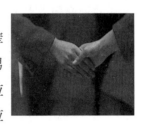

握手的顺序遵循"尊者决定"的原则。在长辈与晚辈、上级与下级之间，应是前者先伸手；在男士与女士之间，应是女士先伸手；在主宾之间，应主人先伸手，客人再伸手相握。但客人辞行时，应是客人先伸手，主人才能握手告别。在平辈朋友之间，谁先伸手，谁有礼，当别人不按惯例已经伸出手时，应立即回握，拒绝握手是不礼貌的行为。

握手的方法：双方在介绍之后，互致问候时，待走到约一步左右的距离，双方自然伸出右手，手掌略向前下方伸直，拇指与手掌分开并前指，其余四指自然并拢，用手掌和五指与对方相握并上下摇动。握手时应注意上身略向前倾并面带微笑，正视对方眼睛以示尊重；左手应当空着，并贴着大腿外侧自然下垂，以示专一。用力适当，不能过轻或过重；边握手边致意，如说："您好！""见到您很高兴！"等等。握手的时间不宜过短过长，一般以 3 ~ 5 秒为宜；男性与女性握手时，男方只需轻握一下女方的四指即可。

2. 鞠躬

立正站好，保持身体端正，距受礼者约两三步。

鞠躬时双手放在身体两侧或在体前搭好（右手搭在左手上），面带微笑，以腰部为轴，头肩、上身顺势向前倾斜 15°～90°，前倾幅度越大表示对受礼者越尊敬，目光随身体向下，同时问候"您好""欢迎您光临"等。

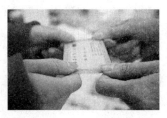

鞠躬礼节起身时，双目应有礼貌地注视对方。

鞠躬礼前应先将帽子摘下再施礼，口里不得吃东西或抽烟。通常，受礼者应以与施礼者的上体前倾幅度大致相同的鞠躬还礼，但上级或长者还礼时，不必以鞠躬还礼，可以欠身点头或握手还礼。

3. 递物与接物

（1）递接名片　地位低的人先向地位高的人递名片，男士先向女士递名片。

递送名片时，应面带微笑，正视对方，将名片的正面朝着对方，恭敬地用双手拇指和食指分别捏住名片上端的两角送到对方胸前。如坐着，应起身或欠身递送，同时说"我叫某某，这是我的名片，请多关照"之类的客气话。接名片时，应起身或欠身，面带微笑，用双手的拇指和食指接住名片的下方两角，并轻声说"谢谢"或"久仰大名"等，接过名片后，应十分郑重地把名片读一遍，不懂之处可当即请教，随后将对方的名片放入自己的名片盒，千万不能随手一放。

（2）递接其他物品　递交任何物品时都应恭恭敬敬的双手递上。若递笔、剪刀之类尖硬物品时，需将尖头朝向自己，而不能指向对方。接受物品时，一般情况下，凡是对方双手恭恭敬敬递过来的物品，都应双手接过，同时点头致意或道谢。

（五）药学服务的沟通技巧——掌握谈话技巧

1. 相互尊重，平等交流。

2. 对待患者要亲切热情。

3.善于利用语言的心理治疗作用。

（六）药学服务的沟通技巧——学会
聆听

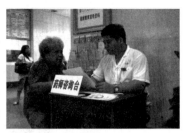

药师冷静耐心地聆听患者的陈述，要
表现出应有的同情心。与患者沟通时，药师
可站在或坐在患者身旁，保持适当距离，避免做分散注意力的小动作。应
注意，在交谈过程中不要轻易打断患者谈话内容或强行改变话题，可适时
回应谈话内容，把话题引向预定方向，顺利转换发言者和倾听者的角色，
以达到有效沟通的目的。

（七）药学服务的沟通技巧——非语言沟通技巧

非语言沟通包括通过面部表情、肢体语言，甚至着装进行信息交流等。

（八）投诉的应对——投诉的类型

投诉的类型主要集中在以下几个方面：服务态度和质量、药品数量、
药品质量、退药、用药后发生严重不良反应、价格异议。

（九）投诉的应对——投诉的处理

1.选择合适的地点

接待患者的地点宜选择办公室、会议室等场所，不要在店堂内等公共
场所，以利于谈话和沟通。

2.选择合适的人员

不宜由当事人来接待患者，一般由当事人的主管或同事接待，问题严
重时则应由店长、经理或科主任亲自接待。选择有亲和力善于沟通的人来
做投诉处理。

3.适当的行为举止

接待时的举止行为要注意尊重、微笑，举止大方、行为端庄。

4.适当的方式和语言

要通过适当的语言使患者换位思考，从医院、药店或药师的立场上，
理解、体谅服务工作。换位思考的方式可使双方在一个共同的基础上达成
谅解。

5. 证据原则

在工作中应注意保存有形的证据，如处方、清单、病历、药历等相关信息，确凿的证据有利于处理好患者的投诉。

步骤三　药学服务的内容

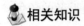 相关知识

 概述

药学服务的目的是提供安全、有效、经济的治疗药物，提高药学服务的水准。药学服务的内容主要有临床药学服务和社区药学服务两个方面。药学服务是一种实践，必须在患者治疗过程中实施并获得效果。无论是预防性的、治疗性的或恢复性的用药，在医院药房还是社会药店，也无论是住院患者还是社区公众、急诊患者还是门诊患者，药学服务要直接面向需要服务的患者，渗透于医疗保健行为的方方面面和日常工作中。药学服务的主要实施内容包括：①协助医护人员制订和实施药物治疗方案；②指导、帮助患者合理使用药物；③积极参与疾病的预防、治疗和保健；④定期对药物的使用和管理进行科学评估。

一、药学服务的具体内容

药学服务的主要实施内容包含患者用药相关的全部需求，因此药学服务的具体工作，除传统的处方调剂工作以外，还包括参与并实施药物治疗、治疗药物监测、进行药物利用研究与评价、开展药学信息服务、不良反应监测与报告以及健康教育等。

（一）处方审核

药师在调剂工作中，首先要审核处方的合法性，然后应对处方的规范和完整性（前记、正文、后记）、处方的病情诊断与用药的适宜性、用药的合理性（给药途径、剂量、疗程、报销范围）进行审核。

（二）处方调剂

处方调剂是药师直接面对患者的最直接工作，提供正确的处方审核、调配、复核和发药并提供用药指导是药物治疗的最基础的保证，也是药师最重要的工作，是联系和沟通医、药、患的最重要的纽带。值得注意的是，随着药师工作的转型，调剂工作要将"具体操作经验服务型"向"药学知识技术服务型"方向转变。

（三）参与临床药物治疗

药学服务要求药师在药物治疗全过程中为患者争取最可行的方案，为患者提供全程化的药学服务。这也就要求药师积极参与药物治疗过程，运用其药物知识和专业特长，最新药物信息和药物检测手段，结合临床实际，参与患者用药，参与制订合理用药方案。药物治疗的对象是患者，在目前的药物临床治疗的实践中，仍较依赖临床用药的经验，重诊断轻治疗的偏向仍较严重，不合理用药的事件屡有发生，药物资源的浪费较为严重。药师应与临床医护人员一起，把医疗、药学、护理有机地结合在一起，以患者为中心，结合病因、病情、病程、实验室指标，研究药物治疗实践中药物合理应用的策略和技巧，制订和实施合理的个体化药物治疗方案，选用合适的药，以获得最佳的治疗效果和承受最低的治疗风险，共同承担起医疗责任。

（四）治疗药物监测（TDM）

药物监测、药物基因组学与个体化用药在药物动力学原理指导下，应用现代先进的分析技术进行。在 TDM 指导下，根据患者的具体情况，监测患者用药全过程，分析药物代谢动力学参数，与临床医师一起制订和调整合理的个体化用药方案，是药物治疗发展的必然趋势，也是药师参与临床药物治疗，提供药学服务的重要方式和途径。

（五）药物利用研究和评价

药物利用研究和评价是对全社会的药品市场、供给、处方及临床使用进行研究，重点研究药物对医药、社会和经济的影响及各种药物和非药物因素对药物利用的影响，其目的就是保证用药的合理化。包括医疗方面评价药物的治疗效果以及从社会、经济等方面评价其合理性以获得最大的社会、经济效益。药物利用研究是保证药学服务的指南。药物经济学、循证医学等的评估是提供药学服务、保证合理用药的科学信息基础和决策依据。药物临床评价是指导临床用药，提供药学服务的杠杆。药师结合临床、参与临床药物治疗需要进行药物利用研究和评价。

（六）处方点评

处方点评是根据原卫生部《处方管理办法》《医院处方点评管理规范（试行）》和世界卫生组织门诊处方评价指标等开展处方点评和处方用药的分析。包括处方的规范性（格式、完整性）和合理性（诊断与用药的适宜性、适应证、给药途径、用法用量、药物相互作用等），每月抽取一定数量的处方，进行点评（处方平均用药品种数、基本药物、抗菌药物、注射药物的使用率等）。其目的是提高处方质量，促进合理用药，保障医疗安全。

（七）药品不良反应监测和报告

药品不良反应的监测和报告是把分散的不良反应病例资料汇集起来，并进行因果关系的分析和评价，及时上报和网报。其目的是及时发现、正确认识不良反应，并采取相应的防治措施，减少药源性疾病的发生以及保证不良反应信息渠道畅通和准确，保证科学决策，发挥药品不良反应监测工作的"预警"作用。

（八）药学信息服务

提供药学服务、保证药物治疗的合理性必须建立在及时掌握大量和最新药物信息的基础上，提供信息服务是药学服务的关键。药师在提供药学服务时应经常收集整理国内外药物治疗方面的研究进展和经验总结等药学信息，包括各类药物的不良反应、合理用药、药物相互作用、药物疗效、药物研究和评价信息，以便针对药物治疗工作中的问题，提供药学信息服务。通过开展药物咨询、提供药学信息服务，可以促进医药合作，保证患者用药的安全性、有效性和经济性。

（九）参与健康教育

健康教育是医务人员通过有计划、有目的教育活动，向公众介绍健康知识、进行健康指导，促使人们自觉地采纳有益于健康的行为和生活方式，消除或减轻影响健康的危险因素，预防疾病、促进健康和提高生活质量。对公众进行健康教育是药学服务工作的一项重要内容。药师开展药学服务，在为患者的疾病提供药物治疗同时，还要为患者及社区居民的健康提供服务。通过开展健康知识讲座、提供科普教育材料以及提供药学咨询等方式，讲授相应的自我保健知识。重点宣传合理用药的基本常识，目的是普及合理用药的理念和基本知识，提高用药依从性。

二、药学服务新进展

随着药学服务的深入，药师会越来越多地参与到药物治疗中去，在提升自身技能的同时，在医疗团队中发挥互补作用，同时也使公众对药师这一职业逐渐认识并依赖。从国际交流和国内实践看，还可以深入开展药学服务、药学干预、药物重整、药物治疗管理等工作。

 做一做

教师导

情景对话示例

1. 药师向患者主动提供用药咨询

药师：您好，我是咨询处的药师，想占用一点时间跟您谈谈如何合理使用这种药物（手指患者手中的药物）。您了解这些药吗？

患者：医生说我血压高，吃这种药可以降低血药。

药师：是的，这是一种长效降血压药，每天清晨服药一次，可维持24小时的降压作用。但这些患者在用药期间可能会发生不良反应，常见的不良反应有头痛、脚踝水肿以及呼吸道感染等。如果您在服药期间发生这些不良反应，或有其他异常情况出现，应当马上向医师或药师咨询。另外，由于药物与药物之间发生相互作用，所以请告诉我您还在服用哪些药，包括您在药店购买的非处方药……（药品说明，侧重于安全性和有效性内容）

药师：这是一份有关该药品合理使用的宣传资料，上面提到的内容都是患者在用药过程中经常遇到的问题。请您带回去好好阅读一下，我相信对您的用药会有所帮助。（利用书面材料）

药师：您还有什么其他问题吗？（进一步问询和聆听）

患者：我有一个问题，服用这个药一定要在清晨吗？我能在睡前服用吗？

药师：医学研究表明，血压在清晨呈现持续上升趋势，上午 6 ~ 10 时达到高峰；然后逐渐下降，到下午 3 时左右再次升高，随着夜幕降临，血压再次降低，入睡后呈持续下降趋势，午夜后至睡醒前这段时间，血压又有少许波动，但总的趋势是低平的。晚上用药，会使夜间血压下降更为明显，严重时可诱发脑梗死。所以，我们一般不主张患者在睡前服用降血压药。长效降血压药每日只服用一次，宜清晨醒后即服。经研究发现，这种服药方法能使白天的血压得到良好控制，又不使夜间的血压过度下降，从而达到稳定 24 小时血压的目的。

药师：最后我想强调一下，降血压药也叫"维持药"。意思是您要坚持服药，不能随便停药，即使在您感觉良好，认为不需要用药的时候，也要坚持用药，只有这样才能使血压长期稳定、达标。（结束谈话，强调用药的依从性。）

2.患者主动向药师咨询

患者：药师您好！我肚子痛，还拉肚子，请问应该买点什么药？

药师：您好！这种症状从何时开始？

患者：昨天晚上开始。

药师：您昨天吃了什么东西？

患者：昨晚在外面吃了麻辣烫，半夜就开始肚子痛了。

药师：有没有其他人同您一起去吃，他们有没有出现您现在的情况？

患者：我和两个朋友一起吃的，但他们没事。

药师：肚子具体哪个部位痛？上腹部还是下腹部？

患者：肚脐周围疼痛。

药师：什么性质的腹痛？痛的时候能不能忍受？

患者：刚开始是一阵一阵隐痛，后来就痛得越来越厉害，直冒冷汗，而且痛的时候要上卫生间。

药师：便后有什么感觉？肛门有没有灼热感？便后疼痛能不能缓解？

患者：便后感觉肚子舒服了一些，肛门没有灼热感。

药师：您要多长时间去一次卫生间？

患者：时间不定，肚子痛时，就想去。

药师：从昨晚到现在，您去了几次卫生间？

患者：大概七八次吧。

药师：每次大便量多不多？主要呈什么颜色？

患者：刚开始呈黄色糊状，后来是稀水样便。

药师：便中有没有夹杂食物残渣？

患者：有一些。

药师：有没有呕吐现象？

患者：有，痛得厉害时就想吐，但是吐不出来。

药师：有没有发热或怕冷的现象？

患者：没有。

药师：哦，有没有服用过什么药？

患者：没有。

药师：去医院检查过吗？

患者：没有，我以前也有过这样的情况，只要饮食稍不注意，就会出现拉肚子。

药师：这可能是急性肠炎，您有什么药物过敏史？

患者：没有。

药师：您有没有其他疾病，比如心脏病、高血压病、糖尿病等？

患者：我有高血压，不过，一直在吃药。

药师：好的，您可以服用盐酸洛哌丁胺胶囊，可治疗急性腹泻，其止泻作用强而迅速，一次2粒，一天2次。同时服用丁溴东莨菪碱，可以缓解腹痛，一次1片，一天3次。疼痛缓解后可以减少用量，或停止用药。

患者：用药过程中需要注意什么吗？

药师：盐酸洛哌丁胺不良反应少，按说明服用，一次很少出现不良反应；丁溴东莨菪碱服用时注意，疼痛缓解后停用，服用过程中可能出现口干、心悸、皮肤潮红、视物模糊、眩晕、头痛、恶心、呕吐、排尿困难等症状，一旦出现这些症状应该停止服用，停药后不良反应症状也会自然缓解。另外，用药期间不要吃辛辣刺激食物，可以吃流食，比如白米粥等，有利于疾病康复。

患者：这么多不良反应啊，有没有中成药？

药师：中成药对于急性胃肠疾病的疗效不如西药快，您可以在服用西药症状得到缓解后，改用中成药。您刚才说如果饮食不当就容易引起胃肠病，从中医角度讲，您这是脾虚，我推荐您服用保和丸，每次1丸，每日3次，这种药可以提高您的脾胃功能。

患者：好的，谢谢！那我还是买西药吧。

药师：服药期间注意休息，用药两天，如果症状没有缓解，请及时到医院就诊。

患者：好的，谢谢！

药师：祝您早日康复！

学生做

应用该任务所学的知识技能，各小组针对感冒病例设计药学服务咨询的内容，情景模拟与患者直接建立良好的沟通，注意服务礼仪和沟通技巧的运用。

●巩固拓展

参观社会药房，现场了解药师工作环境和内容，观看药师对患者的用药指导，学习药房工作规范，培养药学服务观念，强化药学服务意识。

任务二 正确使用药品说明书

● **任务目标**

通过本任务的学习,学生达到以下目标。

1. 掌握药品说明书的结构及内容。

2. 能够熟练解读药品说明书中的关键信息。

3. 能够帮助患者正确解读使用药品说明书。

● **任务描述**

药品说明书是指导怎样使用药物的依据之一,具有法律效力。在使用药物之前,正确解读说明书是安全合理用药的前提。通过对药品说明书主要结构及内容的学习,对药品说明书进行整体认识,学生会正确解读、使用药品说明书,特别是对 OTC 药物的使用。说明书具有重要指导意义,患者应该在药师的指导下,仔细阅读药品说明书,在说明书的指导下正确使用药品,以保证用药合理、安全、有效。

● **任务素材**

1. 实践场地:教学做一体化教室。

2. 药品说明书、计算机。

3. 阅读材料等。

● 任务实施

步骤一 药品说明书主要结构及内容解析

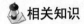 相关知识

 概述

　　药品说明书是指导怎样使用药物的依据之一，具有法律效力。在使用药物之前，正确解读说明书是安全合理用药的前提。我国《药品管理法》规定，药品包装盒内必须有说明书，进口药必须有中英文对照的说明书。药品说明书必须注明药品名称、主要成分、适应证或功能主治、用法用量、不良反应、禁忌证、注意事项、规格、有效期、贮存要求、批准文号以及生产企业地址、电话等信息。一般药品说明书有两种形式，一种是直接印制在药品包装盒或瓶签上；另一种是单独印制附于包装盒内。

一、药品名称

　　药品名称包括通用名、商品名、化学名等。通用名是经国家相关部门批准载入国家正式药品标准的药品法定名称，即国际非专利名称，指在全世界都可通用的名称。通用名在一定程度上可以反映出药物的主要化学成分，如对乙酰氨基酚，具有强制性和约束性。若药物制剂中含有两种以上成分、各药名不能全部简缩时，则在能简缩的成分前加"复方"二字，如复方氨酚烷胺片。商品名是药品生产厂商自己确定，经药品监督管理部门核准的由特定企业使用的某药品专用的名称，具有专有性，不得仿用。在

一个通用名下，由于生产厂家的不同，可有多个商品名，不同的商品名意味着不同厂家的产品。如头孢噻肟钠粉针剂的商品名有凯福隆、泰可欣、赛福隆等。商品名在商品经济环境下已不仅是一种产品区别于其他产品的符号，还具有参与市场竞争的特殊功能。有些药品的商品名就是商标名，是药品生产或经营企业为了树立自己的形象和品牌，给自己企业的产品注册的商标名，如芬必得。为用药安全，卫生部规定，自2007年5月1日开始，医生开具处方必须使用药品通用名。

二、主要成分

药品有单一成分和复方成分。西药以单方居多，其主要成分在大多数情况下与通用名相同。中成药则复方产品居多，如感冒清的主要成分为板蓝根、岗梅根、穿心莲、盐酸吗啉胍等。

三、适应证或功能主治

适应证也称为作用与用途，是指某一药物主要适宜于哪些病症的治疗。适应证乃是厂商所推荐的临床应用情况，由发证单位审查相关资料核准后才得以刊载的内容，缺乏充分文献作证的功能不应刊登于适应证栏。适应证一般列出该药能够治疗的病症或是疾病类别，如感染性疾病、植物神经功能紊乱等。此项在中成药的说明书中用"功能主治"表示。

四、用法

用法通常是指给药的次数、间隔时间及给药途径等。给药途径主要包含口服、含服、肌内注射、静脉注射、皮下注射、雾化吸入、肛用和外用等。药品的用法都是根据很多科学研究得到的实际数据而确定的，所以一定要严格按照用法服用。注意以下几个概念，有助于正确理解有关用法的说明。

1. 服药间隔

应严格按照说明书上的标示服用，如：每天1次、2次或3次等。每天3次：表示每8小时服药1次。每天2次：表示每12小时服1次。必须严格按要求服用，这样可避免药物在血液中的浓度出现较大波动，以获得最佳的治疗效果和减少药物的不良反应。每天1次：服药时间根据具体病情而定。如高血压患者的血压通常在上午开始上升较明显，后半夜到早晨比较低，所以上午服降压药比较好。镇静催眠药应该在睡前服，可达最佳效果。按点准时服药，药物才能最大限度发挥药效。

2. 饭前或饭后服用

药品饭前还是饭后服用主要考虑以下几点。

（1）药物的用途　如果是治疗消化系统疾病的药物，应该在饭前或空腹时服用，可以直接与胃黏膜接触，利于吸收。例如，胃黏膜保护剂枸橼酸铋钾。

（2）药物的化学性质　如果药物是碱性，遇到胃酸可能降低药物作用，这样的药物应该在饭后服用。

（3）对胃的刺激性　对胃黏膜有刺激的药物都应该在饭后服用，例如解热镇痛药阿司匹林。

3. 掰开服

随着药物制剂学的不断发展，临床上出现了很多新的剂型如缓释片、控释片。这些剂型的药物不能掰开服用，因为此类剂型的药有一个完整特殊结构，只有在此结构完整时药物才能起缓释、控释作用。一旦掰开破坏特殊结构，药物的释放速度达不到缓慢释放和控制释放的效果。肠溶片也不能掰开服。如果说明书有可以掰开服用的字样，则药片上可能有可掰开的划痕，服用时可在划痕处掰开，但不可咀嚼或碾碎服用。

4. 忌口

服药时最好用白开水送服，不能用茶、牛奶、酒及某些饮料（葡萄汁、柚汁）来送服药品。因为茶、牛奶、酒及某些饮料可能与药物在胃肠道内或血液中发生化学或物理反应，影响药物吸收或干扰体内药物代谢酶的正常功能，从而使药物疗效降低或毒性增加，使药物治疗达不到应有的效果。服药时一定要注意忌口，比如牛奶中含钙，与四环素类药物同服可使其发生反应，降低疗效。

五、用量

用量通常注明每次几片，每天几次。有时标明的是每次多少 mg（g）或每日多少 g（mg），分几次服，这时就要根据药品的规格计算出药粒（片、包、支）数。药物用量应根据年龄不同而区别，说明书上的用量大都为成人剂量，一般 18 岁以上使用成人剂量，60 岁以上老人通常用成人剂量的3/4，小儿用药量比成人的小，可根据年龄按成人剂量折算，也可按体重或按体表面积计算用药量。

注意正确的用量可使药物在血液中或组织部位达到治疗疾病有效的浓度，又不至于引起不良反应。特别要重视的是老年人和儿童，因为其生理、病理状态与成人大不相同，药物的用量要有相应的减量。

要清楚用量，首先应知道药品规格。药品规格是指单位制剂（如每片、每包或每支）内含有效成分的量，如安乃近每片为 0.5g，复方制剂有的只标主要成分，如复方阿司匹林（APC 片）只标明含阿司匹林等 0.42g；有的则标明所有成分含量，如维生素 C 片，其规格为 100mg×100 粒，表示每粒药物中含维生素 C 100mg，这瓶总共有 100 粒药物。药物用量常注明一天几次，每次多少量。如：每天 3 次，每次 5mg，如果规格为每片20mg，那么每次用量为 1/4 片，每天 3 次，一天的总用量为 3/4 片。如果规格为 2.5mg，则每次用量为 2 片，一天总用量为 6 片。

六、不良反应

药品不良反应是指合格药品在正常用法用量的情况下，出现对人体有害或意外的反应。

读药品说明书时应重视药品不良反应。药品说明书上所列的不良反应不是每个人都会发生，出现药品不良反应与很多因素有关，如身体状况、年龄、遗传因素、饮酒等。正常情况下药品生产企业会把可能发生的药品不良反应都写在说明书上，哪怕很少见的情况也不例外，真正没有不良反应的药品几乎没有。说明书上列出的不良反应并不是越少药品越安全，相反，不良反应列出越详细对患者越有利。一旦出现不适，患者或者医生可立即对照说明书上所列出的已知不良反应，采取停药或者对症处理，即可消除不适。但如果不良反应在说明书中没有标明出来，就可能导致医生诊断时走弯路，给患者带来身体上的痛苦，加重经济负担，甚至更严重的后果。

七、药物的相互作用

患者在就诊时医生常会开几种药，特别是多病老人，可能看过几个科的医生，每科的医生都会开出相应的药物，但患者取药后服用时很可能会出现一次将几种药同时服用的情况，这是不合理的。因为很多药物联合使用时会发生相互作用，有的相互作用是有益的，有的是有害的，有的是已知的，有的是未知的，联合用药可能对患者身体造成损害，使用时要特别注意。患者要遵医嘱，咨询药师，同时详细阅读药品说明书。

八、注意事项

注意事项主要是对服药和服药期间的相关要求，对自身疾病不利的地方，以及忌用的食品和药品。例如诺氟沙星宜空腹服用，并多饮水，服药期间避免过度暴露于阳光下。说明书上常列出慎用、忌用和禁用对象，要引起注意。

禁忌证是与适应证对立的，为不应使用此药之情况。"禁用"这是对用药的最严厉警告。禁用就是禁止使用。凡属禁用范围的人群一定要严格遵照说明书不用该药，如有青霉素药物过敏史及皮试阳性的患者绝对禁用该类药物；青光眼患者绝对不能使用阿托品。"慎用"指谨慎用药，提醒服药者服用本药时要小心谨慎，在服用之后要密切注意有无不良反应出现，发现问题及时停药。慎用不是说不能使用。比如哌甲酯对大脑有兴奋作用，高血压、癫痫患者应慎用。药物慎用的对象多见于老年人、儿童、孕妇及心、肝、肾等功能不全者等特殊人群。"忌用"比"慎用"进了一步，已达到不适宜使用或应避免使用的程度。标明"忌用"的药，说明其不良反应比较明确，发生不良后果的可能性很大，但因患者有个体差异而不能一概而论，故用"忌用"一词以示警告。比如患有耳蜗、前庭和肾功能障碍者忌用庆大霉素，就应尽量避免使用。

九、有效期

有效期指该药品被批准的使用期限，表示该药品在规定的贮存条件下能够保证质量的期限。药品的有效期应以药品包装说明上标明的有效期为准。对规定有效期的药品应严格按照规定的贮藏条件加以保管，尽可能在有效期内使用完。为了保证其质量，在有效期内使用时，要随时注意检查药品的性状，一旦发生不正常现象，如出现变色、发霉、异味、吸潮等，即使在效期内，也要停止使用。超过有效期的药品，一律不能再用。

有效期应当按照年、月、日的顺序标注，年份用四位数字表示，月、日用两位数表示。其具体标注格式为"有效期至XXXX年XX月"或者"有效期至XXXX年XX月XX日"；也可以用数字和其他符号表示为"有效期至XXXX.XX."或者"有效期至XXXX/XX/XX"等。

《药品说明书和标签管理规定》第三章药品的标签中明确指出：药品包装上有效期若标注到日，应当为起算日期对应年月日的前一天，若标注到月，应当为起算月份对应年月的前一月。举例说明，例：某化学药品，有效期24个月，生产日期2006年6月1日，标签中有效期可表达为"有效期至2008年5月31日"或者"有效期至2008年5月"等形式。

十、药品贮存

贮藏项下的规定，为避免污染和降解而对药品贮存与保管的基本要求，影响药品质量因素主要包括空气、温度、湿度、光线、时间等。需要避光或冷藏的药品，一般会在此处说明贮存要求。

贮藏通常用下列术语表示："避光"系指用不透光的容器包装，例如棕色容器或黑纸包裹的无色透明、半透明容器；"密闭"系指将容器密闭，以防止尘土或异物进入；"密封"系指将容器密封，以防止风化、吸潮、挥发或异物进入；"熔封或严封"系指将容器熔封或用适宜的材料严封，以防止空气与水分的侵入并防止污染；"阴凉处"系指不超过20℃；"凉暗处"系指避光并不超过 20℃；"冷藏"系指 2 ~ 10℃，主要包括抗生素、生物制品、血液制品、脏器制品等；"常温"系指 10 ~ 30℃。

步骤二 正确解读药品说明书

相关知识

重点阅读：药品的名称及主要成分、适应证、用法用量、注意事项。

谨慎阅读：药物不良反应、孕妇及哺乳期妇女等特殊人群用药及药物相互作用。

专业咨询：药理毒理、药代动力学。

一般浏览：有效期、贮藏、性状、批准文号。

做一做
教师导

教师以某感冒药药品说明书为例，带领大家一起认识药品说明书的结构及内容，然后根据药品说明书，使用恰当的沟通方式向患者或其家属交代清楚以下内容。

1.药品名称（商品名、通用名），理想的使用方法（给药途径、剂量、给药时间等）和疗效。

2.服药期间的注意事项，不良反应及其预防，药物治疗的自我监测方法，潜在的药物与药物、药物与食物之间的相互作用或其他禁忌证等。

学生做

根据各小组下发的 OTC 药品说明书，组长带领大家一起认识药品说明书的结构及内容，然后小组进行情景模拟，轮流角色扮演患者和药师，根据药品说明书，使用恰当的沟通方式向患者或其家属交代清楚以下内容。

1.药品名称（商品名、通用名），理想的用法用量（给药途径、剂量、给药时间等）和疗效。

2.服药期间的注意事项，不良反应及其预防，药物治疗的自我监测方法，潜在的药物与药物、药物与食物之间的相互作用或其他治疗禁忌证等。

● **巩固拓展**

利用模拟药店和社会药店，每位学生搜集化学制剂和中成药药品说明书，处方药和非处方药的说明书各10个，小组按照药理作用、功能用途进行分类整理和装订。主要用于第二课堂自主学习"正确解读药品说明书"项目训练使用。

任务三　处方调剂

●**任务目标**

通过本任务的学习,学生达到以下目标。

1. 了解处方基本知识。

2. 熟悉处方审核的基本原则要点,掌握用药适宜性审核要点。

3. 掌握处方调配的流程及主要事项。

●**任务描述**

通过对处方基本知识的认知,学生能讨论分析处方用药,掌握用药适宜性,根据处方准确调配药品,并进行安全用药指导,为患者提供及时合理用药咨询服务。

●**任务素材**

1. 实践场地:教学做一体化教室。

2. 处方签、计算机。

3. 附表1-6。

● **任务实施**

步骤一　处方基本知识认知

相关知识

概述

无论是医院，社区卫生服务中心，养老服务机构都设有药房，药房的基本的工作是药品调剂，但针对不同的人群和患者，调剂工作的侧重点或者关注的角度是有区别的。要有针对性地开展服务工作，了解服务对象，把药学服务融入日常工作中，在实践中提升药师的工作水平。

一、处方的概念和性质

处方是医疗活动中关于药品调剂的重要书面文件，原卫生部颁布的《处方管理办法》（2007 年版）中定义处方是指由注册的执业医师和执业助理医师（以下简称医师）在诊疗活动中为患者开具的、由执业药师或者取得药学专业技术职务任职资格的药学专业技术人员（以下简称药师）审核、调配、核对，并作为患者用药凭证的医疗文书。处方包括医疗机构病区用药医嘱单。处方是医生对患者用药的书面文件，是药剂人员调配药品的依据，具有法律性、技术性、经济性。

处方的性质有以下几点。

（一）法律性

1. 医师具有诊断权和开具处方权，但无调配处方权。

2. 药师具有审核、调配处方权，但无诊断、开具和修改处方权。

3. 因开具处方或调配处方造成医疗差错或事故，医师和药师分别负有相应的法律责任。

（二）技术性

1.开具处方或调配处方者必须由经资格认定的医药卫生技术人员担任。

2.医师对患者做出明确的诊断后，在安全、有效、经济的原则下开具处方。

3.药师对处方进行审核，并按医师处方准确、快速地调配，将药品发给患者使用。

（三）经济性

1.处方是药品消耗及药品经济收入结账的凭证和原始依据。

2.处方是患者在治疗疾病，包括门诊、急诊、住院全过程中用药报销的真实凭证。

二、处方的结构和种类

（一）处方结构

处方格式由以下三部分组成。

1.前记

前记包括医疗、预防、保健机构名称，费别（支付与报销类别），患者姓名、性别、年龄，门诊或住院病历号、科别或病区和床位号，临床诊断，开具日期等，并可添列特殊要求的项目。麻醉药品、第一类精神药品和毒性药品处方还应当包括患者身份证明编号，代办人姓名、身份证明编号。

2.正文

正文以 Rp 或 R（拉丁文 Recipe "请取" 的缩写）标示，分列药品名称、剂型、规格、数量和用法用量。

3.后记

后记有医师签名或加盖专用签章，药品金额及审核、调配、核对、发药的药学专业技术人员签名或加盖专用签章。审核、调配、核对、发药的药学专业技术人员签名的目的主要有三个：①明示药师的责任；②严格执行处方管理办法、优良药房工作管理规范；③统计工作量或绩效考核。

目前部分医疗单位已经使用计算机开具处方，原卫生部颁布的《处方管理办法》(2007年版)规定医师利用计算机开具、传递普通处方时,应当同时打印出纸质处方,其组成与手写处方一致;打印的纸质处方经签名或者加盖签章后有效。药师核发药品时,应当核对打印的纸质处方,无误后发给药品,并将打印的纸质处方与计算机传递处方同时收存备查。

(二)处方的种类

处方按其性质分为法定处方和医师处方。

1.法定处方

法定处方主要指《中华人民共和国药典》、国家食品药品监督管理总局颁布标准收载的处方,具有法律的约束力。

2.医师处方

医师处方是医师为患者诊断、治疗和预防用药所开具的处方。

《处方管理办法》还将处方分为麻醉药品处方、急诊处方、儿科处方、普通处方等。印刷用纸根据实际需要用颜色区分,并在处方右上角以文字注明。①普通处方的印刷用纸为白色。②急诊处方印刷用纸为淡黄色,右上角标注"急诊";③儿科处方印刷用纸为淡绿色,右上角标注"儿科";④麻醉药品和第一类精神药品处方印刷用纸为淡红色,右上角标注"麻、精一";⑤第二类精神药品处方印刷用纸为白色,右上角标注"精二"。

山东省处方签示例如图1-1和图1-2。

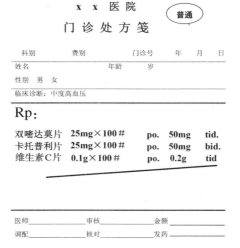

注:普通处方印刷用纸为白色,长19厘米,宽13厘米。

图1-1　山东省门诊普通处方格式

x x 医院　　　急诊

门 诊 处 方 笺

科别	费别	门诊号	年　月　日
姓名	年龄　岁(月、天)	性别 男　女	

临床诊断

Rp：

医师＿＿＿＿＿＿＿＿　审核＿＿＿＿＿＿＿＿　金额＿＿＿＿＿＿＿＿

调配＿＿＿＿＿＿＿＿　核对＿＿＿＿＿＿＿＿　发药＿＿＿＿＿＿＿＿

注：

急诊处方印刷用纸为淡黄色

儿科处方印刷用纸为淡绿色

第二类精神药品处方印刷用纸为白色

麻醉药品和第一类精神药品处方印刷用纸为淡红色

标题及右上角圆圈内提示做依次更改

图 1-2 山东省门诊急诊处方格式

电子处方如图 1-3。

电子处方：

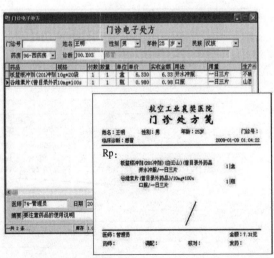

图 1-3 门诊电子处方格式

三、处方调剂操作规程

药师应该按照操作规程调剂处方药品，处方调剂的一般程序是认真审核处方，准确调配药品，正确书写药袋或粘贴标签，注明患者姓名和药品名称、用法、用量，包装；向患者交付处方药品时，按照处方用法或者药品说明书，进行用药交代和指导，包括每种药的用法、用量、注意事项等。

（一）处方审核

处方审核是处方调剂中的重要环节，药师应确定处方内容正确无误方可进行药品调配，具体审核包括以下几个方面。

1. 审核资质

执业药师中具有药师以上专业技术职务任职资格的人员负责处方审核、评估、核对、发药以及安全用药指导；未取得相应资格者（药士）应在药师指导下从事药品调配工作。

2. 审核内容

药学专业技术人员应当认真逐项检查处方前记、正文和后记书写是否清晰、完整，并确认处方的合法性，其中包括处方的类型、处方开具时间、处方的报销方式（公费医疗专用、医疗保险专用、自费等）、有效性、医师签字的规范性和与备案样的一致性等。

3. 审核用药适宜性

药师应当对处方用药适宜性进行审核，审核内容包括：

（1）规定必须进行皮试的药品，处方医师是否注明过敏试验及结果的判定；

（2）处方用药与临床诊断的相符性；

（3）剂量、用法的正确性；

（4）选用剂型与给药途径的合理性；

（5）是否有重复给药现象；

（6）是否有潜在临床意义的药物相互作用和配伍禁忌；

（7）其他用药不适宜情况。

药师经处方审核后，认为存在用药不适宜时，应该告知处方医师，请其确认或者重新开具处方。药师发现严重不合理用药或者用药错误，应该拒绝调配，及时告知处方医师，并应当记录，按照有关规定报告。

（二）药品调配

处方经药师审核后方可调配；药师对处方所列药品不得擅自更改或者代用，调配处方后经过核对方可发药；处方审核、调配，核对人员应当在处方上签字或者盖章，并按照有关规定保存处方或其复印件；销售近效期药品应当向顾客告知有效期。

药师调剂处方时必须做到"四查十对"：查处方，对科别、性别、年龄；查药品，对药名、剂型、规格、数量；查配伍禁忌，对药品性状、用法用量；查用药合理性，对临床诊断。

（三）发药及用药交代与指导

调剂药师拿到调配好的药品后先进行核对，以适当的方式标明用法用量等信息，将所调配的药品逐一发放给患者，并作用药交代与指导。

用药交代与指导是调剂的最后环节，药师应运用综合医药学知识，用简单明了、通俗易懂的语言或者其他方式指导患者正确使用药物。用药指导的内容包括所调配药品的用法、用量、适宜的用药时间、药物剂型的正确使用、注意事项、用药禁忌证、药品贮存、药品不良反应信息等。

步骤二　处方审核

相关知识

一、处方合法性审核

（一）处方规则

处方书写的基本要求有以下几方面。

1. 处方记载患者的一般情况、临床诊断，应明晰、完整，并与病历记载相一致。

2. 每张处方只限一名患者的用药。

3. 处方字迹应当清楚，不得涂改。如有修改，必须在修改处签名并注明修改日期。

4. 医师开具处方应当使用经国务院食品药品监督管理部门批准并公布的药品通用名称、复方制剂药品名称。医疗机构或医师、药师不得自行编制药品缩写名称或者使用代号；书写药品名称、剂量、规格、用法、用量要准确规范，药品用法可以用规范的中文、英文、拉丁文或者缩写体书写，但不得使用"遵医嘱""自用"等含糊不清字句等。

5. 年龄必须写实足年龄，新生儿、婴幼儿写日、月龄，必要时注明体重。西药、中成药可以分别开具处方，也可以开具一张处方。中药饮片应单独开具处方。

6. 化学药、中成药处方，每一种药品须另起一行。每张处方不得超过 5 种药品。

7. 一般应按照药品说明书中的常用剂量使用，特殊情况需超剂量使用时，应注明原因并再次签名。

8. 为便于药学专业技术人员审核处方，医师开具处方时，除特殊情况外必须注明临床诊断。

9. 开具处方后的空白处应画一斜线，以示处方完毕。

10. 处方医师的签名式样和专用签章必须与在药学部门留样备查的式样一致，不得任意改动，否则应重新登记留样备案。

11. 药品剂量与数量一律用阿拉伯数字书写。剂量应当使用法定剂量单位：重量以克（g）、毫克（mg）、微克（μg）、纳克（ng）、皮克（pg）为单位；容量以升（L）、毫升（mL）、微升（μL）为单位；有些以国际单位（IU）、单位（U）计算。片剂、丸剂、胶囊剂、散剂、颗粒剂分别以片、丸、粒、袋为单位；溶液剂以支、瓶为单位；软膏及乳膏剂以支、盒为单位；注射剂以支、瓶为单位，应注明含量；饮片以剂为单位。

12. 处方一般不得超过 7 日用量；急诊处方一般不得超过 3 日用量；对于某些慢性病、老年病或特殊情况，处方用量可适当延长，但医师必须注明理由。

13. 麻醉药品、精神药品、医疗用毒性药品、放射性药品的处方用量应当严格执行国家有关规定。开具麻醉药品处方时，应有病历记录。

（二）药品通用名

《处方管理办法》规定医生为患者开具处方必须使用药品通用名，每一种药品只有一个通用名，因此，使用通用名可避免重复用药的情况。

（三）药品分类

药物的分类方法很多，无论哪一种分类方法，其目的都应是为了便于药品研究、流通或使用管理等。药物常用的分类方法主要有以下几种。

1. 按药理作用分类

抗微生物药物；抗寄生虫药物；麻醉药；镇痛、解热、抗炎、抗风湿、抗痛风药；神经系统用药；中枢兴奋药；治疗精神障碍药；心血管系统用药；呼吸系统用药；消化系统用药；泌尿系统用药；血液系统用药；激素及影响内分泌药；抗变态反应药；免疫系统用药；抗肿瘤药；维生素、矿物质类药等。

2. 按剂型分类

注射剂、片剂、胶囊、颗粒剂、丸剂、糖浆剂、乳剂、合剂、软膏剂、眼膏、栓剂、酊剂、滴眼剂、滴耳剂、滴鼻剂、缓释制剂、控释制剂、脂质体等。

3. 按管理要求分类

（1）处方药与非处方药　根据药品品种、规格、适应证、剂量及给药途径不同，我国对药品分别按处方药与非处方药进行管理。根据药品的安全性，非处方药分为甲、乙两类。

（2）国家基本药物　临床应用的各类药品中经过科学评价而遴选出的在同类药品中具有代表性的药品，其特点是：临床必需、安全有效、质量稳定、价格合理、使用方便、中西药并重。

（3）基本医疗保险药品　列入国家基本医疗保险用药范围的药品，纳入标准为临床必需、安全有效、质量稳定、价格合理、使用方便、市场能保证供应的药品。

4. 按药品来源分类

（1）动物来源　如牛磺酸、甲状腺等。

（2）植物来源　如黄连素、长春碱、颠茄等。

（3）矿物来源　如芒硝、硫磺、硼砂等。

（4）生物来源　如微生态制剂、辅酶 A 等。

（5）合成或半合成来源　如阿司匹林、苯海拉明等。

5. 中药分类方法

按药物功能分类如解表药、清热药、理气药、理血药等。

（四）处方缩写词

医师在书写处方正文时，如药物的用法（包括剂量、服用时间及次数）和调配方法等内容，有时还会采用拉丁文缩写或者英文缩写表示。药师应掌握处方中常用的外文缩写，并理解其中文含义。处方中常见的外文缩写及其含义见附表 1。

二、用药适宜性审核

（一）处方用药与临床病症诊断的相符性

处方用药须与临床诊断密切相符，医师开具的处方在病情与诊断栏中明确记录对患者的诊断。药师应审查处方用药与临床诊断的相符性，即加强合理用药的监控。处方用药与临床诊断不相符的典型情况如下。

1. 无适应证用药

例如流感的病原体主要是流感病毒 A、B、C 型及变异型等（也称甲、乙、丙型及变异型），并非细菌。咳嗽的病因，可能由于寒冷刺激、花粉过敏、空气污染和气道阻塞所致，并非细菌感染，但在临床上无明显感染指征常被给予抗菌药物。例如患者咳嗽，但无感染诊断（白细胞计数不高，C 反应蛋白正常），给予阿奇霉素口服，一日 1 次，一次 0.5g。分析：由于上面所述原因，咳嗽的病因有多种可能，并非阿奇霉素的适应证，属于非适应证用药；又如 1 类手术切口应用第三代头孢菌素。

2. 无正当理由超适应证用药

用药超越药品说明书的适应证范围，既有盲目性，又易招致不良反应，同时也无法律保护。例如口服坦洛新用于降压、阿托伐他汀钙用于补钙等。如必须超适应证用药，一定要患者知情同意。例如患者诊断为输尿管结石，给予黄体酮，一日 2 次，一次 20mg，肌内注射。是因黄体酮可松弛平滑肌，扩大输尿管口径，使结石下移；同时可通过竞争性对抗醛固酮作用利尿，并增加管腔内压，促使结石排出。虽然药物本身有排石作用，但其说明书中并未提及用于结石，故属于超适应证用药。

3. 联合用药

不适宜联合应用药物而无明确的指征，表现在：①病因未明；②单一抗菌药已能控制的感染；③大处方，盲目而无效果应用肿瘤辅助治疗药；④一药多名，即一种通用名的药物活性成分有多种不同的商品名而导致重复用药；⑤联合应用毒性较大药物，药量未经酌减，增加了不良反应的发生概率。例如患者诊断为肠炎细菌感染性腹泻，给予小檗碱片、盐酸地芬诺酯片、蒙脱石散剂治疗。分析：小檗碱属于植物类抗感染药物，是治疗疟疾和大肠埃希菌引起的轻度急性腹泻的首选药。蒙脱石散剂用于激惹性腹泻以及化学刺激引起的腹泻。地芬诺酯仅用于急慢性功能性腹泻，不宜用于感染性腹泻。

4. 过度治疗用药

过度治疗用药表现在：①滥用抗菌药物、糖皮质激素、人血白蛋白、二磷酸果糖及肿瘤辅助治疗药等；②无治疗指征盲目补钙，过多的钙剂可引起高钙血症，并导致胃肠道不适、便秘、泌尿道结石等。例如患者诊断为食管癌，给予顺铂、氟尿嘧啶、表柔比星、依托泊苷治疗。分析：对于食管癌患者，在应用顺铂＋氟尿嘧啶的基础上，加用表柔比星、依托泊苷并不能明显提高疗效，反而会增加毒性，这些抗肿瘤药的滥用属于过度治疗用药。

5. 禁忌证用药

禁忌证用药表现在：①忽略药品说明书的提示；②忽略病情和患者的

基础疾病。如抗胆碱药和抗过敏药用于伴有青光眼、良性前列腺增生患者，导致尿失禁；治疗感冒的减轻鼻充血药伪麻黄碱用于伴有严重高血压患者，易致高血压危象；脂肪乳用于急性肝损伤、急性胰腺炎、脂质肾病、脑卒中、高脂血症患者，容易出现脂质紊乱；抗抑郁药司来吉兰用于伴有尿潴留、前列腺增生的抑郁症患者，可加重排尿困难等症状。

（二）剂量、用法和疗程的正确性

药师应掌握药品说明书推荐的剂量和用法，正确审核处方，老年人由于肝肾功能减退，对药物代谢能力下降，肾脏的排泄减慢，因此老年人用药剂量应比成年人有所减少，60～80岁老人用药剂量可为成人的3/4以下；80岁以上的老人用药剂量可为成人的1/2。

儿童用药剂量，应按药品说明书推荐的儿童剂量（每千克或每平方米用量）按儿童体重或体表面积计算。如药品说明书无儿童剂量，可根据儿童年龄、体重、表面积以成人剂量换算。

不同的疾病用药疗程不同，不同的药品使用的疗程也有不同，药师应掌握疾病治疗疗程，正确判断处方合理性。

（三）选用剂型与给药途径的合理性

药物剂型选择与临床疗效的关系非常密切，而药物剂型的选择与给药途径也密切相关。不同的药物剂型，对机体的作用特点不一样。不同的给药途径药物作用也不相同，例如硫酸镁肌内注射可用于治疗子痫，而口服则用于导泻，湿敷则消肿。使用不当不但达不到治疗目的，甚至导致严重的后果。因此药师应掌握各种剂型及不同给药途径的特点，正确审核处方。

正确的给药途径是保证药品发挥治疗作用的关键之一，也是药师审核处方的重点。根据临床治疗需要选择给药途径，选择的原则是"能吃药不打针，能打针不输液"。重症、急救治疗时，要求药物迅速起效，适宜选择静脉注射、静脉滴注、肌内注射、吸入及舌下给药方式。轻症、慢性疾病治疗时，因用药持久，适宜选用口服给药途径。皮肤疾病适宜选择外用溶液剂、酊剂、软膏剂、涂膜剂等剂型。腔道疾病治疗时宜选用局部用栓剂等。

按照药品说明书规定的使用途径使用药品。避免超说明书用药。

（四）是否有重复用药现象

1. 一药多名

我国药品一药多名的现象比较严重，同一通用名药品常有多种不同的商品名，少则几个，多则几十甚至上百，在临床用药上存在较大的安全隐患，易致重复用药、用药过量或中毒。

2. 中成药中含有化学药成分

在我国批准注册的中成药中，有两百多种是中西药复方制剂，即含有化学药的中成药。医师、药师及患者都必须清楚，这类制剂不能仅作为一般的中成药使用。

伴随着中药、化学药联合应用和复方制剂的出现，合并使用2种或多种药物的现象很多。若不注意其处方成分会导致重复用药。例如为了增强疗效，有些中成药中含有解热镇痛药（对乙酰氨基酚、吲哚美辛、阿司匹林）、降糖药（格列本脲）、抗组胺药（氯苯那敏、苯海拉明）、中枢兴奋药（咖啡因）、中枢镇静药（异戊巴比妥、苯巴比妥）、抗病毒药（金刚烷胺）、平喘药（麻黄碱）、利尿剂（氢氯噻嗪）等，在与化学药联合应用时，一定要先搞清成分，避免滥用和与化学药累加应用，以防出现不良反应及严重的功能和器官损害。中成药中含有化学药成分的品种见附表3。

（五）对规定必须进行皮试的药品，处方医师是否注明过敏试验及结果判定

有些药品如抗生素中β-内酰胺类的青霉素等，氨基糖苷类的链霉素，以及含碘对比剂、局麻药、生物制品（酶、抗毒素、类毒素、血清、菌苗、疫苗）等药品在给药后极易引起过敏反应，甚至出现过敏性休克。为安全起见，需根据情况在注射给药前进行皮肤敏感试验，皮试后观察15～20分钟，以确定阳性或阴性反应。对青霉素、头孢菌素、破伤风抗毒素等易致过敏反应的药品，注意提示患者在用药前（或治疗结束后再次应用时）进行皮肤敏感试验，在明确药品敏感试验结果为阴性后，再调配药品；对尚未进行皮试者、结果阳性或结果未明确者拒绝调配药品，同时注意提示有家族过敏史或既往有药品过敏史者在应用时提高警惕性，于注射后休息、

观察 30 分钟，或采用脱敏方法给药。头孢菌素类抗生素可引起过敏性反应或过敏性休克，与青霉素类抗生素存在交叉过敏，概率在 3% ~ 15%，但目前对头孢菌素应用前进行皮肤试验的临床意义尚有争议，《中华人民共和国药典临床用药须知》等相关著作尚无定论。

国外有文献报道：若以前发生过青霉素过敏性休克患者，应禁用头孢菌素；若过敏反应轻微，必要时可在严密监护下，给予头孢菌素类抗生素。另外，具体到药物是否需要进行药物皮肤敏感试验，请参照药品说明书和官方的药物治疗指南。鉴于各药品生产企业的产品质量标准不同而对皮肤试验的要求不一，在用药前宜仔细阅读药品说明书。《中华人民共和国药典临床用药须知》中规定必须进行皮肤敏感试验的药物见附表 4。

此外，在一些权威性较高的二次文献中，对部分常用药品也记载应进行皮肤敏感试验见附表 5。

另外，所有抗菌素，血清，半合成青霉素、青霉素或头孢菌素类、β-内酰胺酶抑制剂的复方制剂均应按说明书要求进行皮肤试验；除上述药品外，药师应根据各单位和药品说明书的具体要求，对皮试做具体规定。

（六）是否有潜在的临床意义的相互作用和配伍禁忌

1.药物相互作用的含义

药物相互作用是指两种或两种以上的药物合并或先后序贯使用时，所引起的药物作用和效应的变化。即一种药受另一种药的影响，或由于其与人体的作用，改变了药品原有的性质、体内过程和组织对药品的敏感性，改变了药品的效应和毒性。药物相互作用是双向的，既可能产生对患者有益的结果，使疗效协同或毒性降低，也可能产生对患者有害的结果，使疗效降低和毒性增强，有时会带来严重后果，甚至危及生命。药物相互作用有发生在体内的药动学、药效学方面的作用，亦有发生在体外的配伍变化，如引起理化反应使药品出现混浊、沉淀、变色和活性降低。

2.药物相互作用对药效学的影响

（1）作用相加或增加疗效　作用于不同的靶位点，产生协同作用。磺胺甲噁唑（SMZ）与甲氧苄啶（TMP）有协同抑菌或杀菌作用，磺胺药和甲氧苄啶分别作用于二氢叶酸合成酶和二氢叶酸还原酶，使细菌的叶酸代谢受到双重阻断。硫酸阿托品与胆碱酯酶复活剂（解磷定、氯磷定）联用，产生互补作用，可减少阿托品用量和不良反应，提高治疗有机磷中毒的疗效。普萘洛尔与美西律联用，对室性早搏及室性心动过速有协同作用，但联用时应酌减用量。

保护药品免受破坏，从而增加疗效。亚胺培南可在肾脏中被肾肽酶破坏，制剂中加入西司他丁钠，后者为肾肽酶抑制剂，保护亚胺培南在肾脏中不被破坏，阻断前者在肾脏的代谢，保证药物的有效性。在 β-内酰胺酶抑制剂与 β-内酰胺类抗生素复方制剂中，如阿莫西林/克拉维酸钾、替卡西林/克拉维酸钾、氨苄西林/舒巴坦、头孢哌酮/舒巴坦，它们的体外抗菌活性试验及体内抗菌疗效均表明，β-内酰胺酶抑制剂可竞争性和非竞争性抑制 β-内酰胺酶，使青霉素、头孢菌类免受开环破坏。这种复方制剂在体外的抗菌活性是单用 β-内酰胺类抗生素的几倍至几十倍，体内抗菌疗效亦显著优于单用 β-内酰胺类抗生素。

苄丝肼或卡比多巴为芳香氨基酸类脱羧酶抑制剂，可抑制外周左旋多巴脱羧转化为多巴胺的过程，使循环中左旋多巴含量增高 5 ~ 10 倍，进入脑中的多巴胺量也随之增多。当与左旋多巴合用时，可提高后者的血药浓度，增加进入脑组织的量，延长其半衰期，并可减少左旋多巴的用量，并降低外周性心血管系统的不良反应。

促进吸收，增加疗效。如铁剂与维生素 C 联合应用，维生素 C 作为还原剂可促使铁转变为 2 价铁剂，从而促进铁被人体吸收。

延缓或降低抗药性，以增加疗效。抗疟药青蒿素可诱发抗药性，与乙胺嘧啶、磺胺多辛联合应用可延缓抗药性的产生。磷霉素与 β-内酰胺类、氨基糖苷类、大环内酯类、氟喹诺酮类抗菌药物联合应用具有相加或协同作用，并减少耐药菌株的产生。

（2）减少药品不良反应　阿托品与吗啡合用，可减轻后者所引起的平滑肌痉挛而加强镇痛作用；普萘洛尔与硝酸酯类产生抗心绞痛的协同作用，并抵消和减少各自的不良反应；普萘洛尔与硝苯地平联用，可提高抗高血压疗效，并对劳力型和不稳定型心绞痛有较好疗效；普萘洛尔与阿托品合用，可消除普萘洛尔所致的心动过缓；普萘洛尔也可消除阿托品所致的心动过速。

（3）敏感化作用 一种药物可使组织或受体对另一种药物的敏感性增强，即为敏感化现象。如排钾利尿剂可使血浆钾离子浓度降低，从而使心脏对强心苷药物敏感化，容易发生心律失常；应用利血平和胍乙啶后能导致肾上腺素受体发生类似去神经性超敏感现象，从而使具有直接作用的拟肾上腺素药的升压作用增强。

（4）拮抗作用 两种药物在同一或不同作用部位或受体上发生拮抗即为拮抗作用，可分为竞争性、非竞争性拮抗作用。前者的拮抗发生在同一部位或受体，如甲苯磺丁脲的降糖作用是促进胰岛 β 细胞释放胰岛素的结果，可被氢氯噻嗪类药的作用所拮抗；吗啡拮抗剂纳洛酮、纳屈酮可拮抗阿片类药的作用，主要与阿片 μ 受体产生特异性结合，亲和力大于吗啡和阿片类药，可用于吗啡中毒的解救等。而非竞争性拮抗发生在不同作用部位或受体，且拮抗现象不被药物的剂量加大所影响。

（5）增加毒性或药品不良反应 肝素钙与阿司匹林、非甾体抗炎药、右旋糖苷、双嘧达莫合用，有增加出血的危险。氢溴酸山莨菪碱与哌替啶合用时可增加毒性。甲氧氯普胺与吩噻嗪类抗精神病药合用可加重锥体外系反应。氨基糖苷类抗生素与依他尼酸、呋塞米或万古霉素合用，可增加耳毒性和肾毒性，且停药后仍可能发展至耳聋。

3. 药物相互作用对药动学的影响

（1）影响吸收 抗酸药其复方制剂组分中通常含有 Ca^{2+}、Mg^{2+}、Al^{3+}、Bi^{3+}，与四环素类同服，可形成难溶性的配位化合物（络合物）而不利于吸收，影响疗效；改变胃排空或肠蠕动速度的药物，如阿托品、颠茄、丙胺太林等可延缓胃排空，增加药物的吸收；而甲氧氯普胺、多潘立酮等药物可增加肠蠕动，从而减少了药物在肠道中滞留时间，影响药物吸收。如以上药物同时在处方中应用，结果会影响疗效，应建议医师修改处方。

（2）影响分布 药物与血浆蛋白结合率的大小是影响药物在体内分布

的重要因素。与药物结合的血浆蛋白以白蛋白为主，也有少量 α 球蛋白和 β 球蛋白。这种结合是可逆的，结合与解离处于动态平衡。药物与血浆蛋白的结合型是没有药理活性的，也不能透过生物膜转运到靶组织或靶器官中。只有游离型药物才具有药理活性，能自由地在体内组织分布转运发挥药理作用。当药物与血浆蛋白结合达到饱和时，若再增加给药剂量，游离药物浓度骤增；当合并用药时，可产生药物与血浆蛋白结合置换作用，血浆蛋白结合力高的药物置换结合力低的药物，使血浆蛋白结合力低的药物的游离型增多，这些情况下产生剂量相关的作用增强和毒性反应增强。如阿司匹林、依他尼酸、水合氯醛等均具有较强的血浆蛋白结合力，与口服磺酰脲类降糖药、抗凝血药、抗肿瘤药等合用，可使后三者的游离型药物增加，血浆药物浓度升高。

（3）影响代谢　药物代谢相互作用主要包括酶诱导相互作用（interactions due to enzyme induction）和酶抑制相互作用（interactions due to enzyme inhibition）。因为药物的代谢是依赖于酶催化作用实现的，其中一类代谢酶为专一性药酶，如胆碱酯酶、单胺氧化酶，它们只代谢乙酰胆碱和单胺类药物。而另一类为非专一性酶，一般指肝微粒体混合功能氧化酶系统，这些酶系统能代谢数百种药品，其主要存在肝细胞的内质网中，所以称为肝药酶或药酶，肝药酶主要是指细胞色素 P450 酶系（cytochrome P450，CYP），CYP 具有许多同工酶，如 CYP1A2、CYP3A4、CYP2C9、CYP2C19、CYP2D6、CYP2E1 等。

肝药酶的活性个体差异大，如遗传、年龄、营养、机体状态和疾病等均可影响酶的活性。同时药酶的活性可被部分药品所增强或灭活，凡能增强肝药酶活性的药物，称为肝药酶诱导剂或酶促剂，如苯巴比妥、苯妥英钠、利福平等。由肝药酶代谢的药物（即酶的底物）与肝药酶诱导剂合用时，底物代谢加快，即产生酶诱导相互作用，因此肝药酶诱导剂底物合并用药时，底物剂量应适当增加。凡能抑制或减弱肝药酶活性的药物称药酶抑制剂，如咪唑类抗真菌药、大环内酯类抗生素、异烟肼、西咪替丁等。被肝药酶代谢的药物与肝药酶抑制剂合用时，底物代谢减慢，即产生酶抑制相互作用，因此肝药酶抑制剂与底物合并用药时，底物剂量应酌减。

（4）影响排泄 通过竞争性抑制肾小管的排泄、分泌和重吸收等功能，增加或减缓药品的排泄。如丙磺舒、阿司匹林、吲哚美辛、磺胺药可减少青霉素自肾小管的排泄，使青霉素的血浆药物浓度增高，血浆半衰期延长。

4. 药物理化配伍禁忌

药物理化配伍禁忌，主要表现在静脉注射、静脉滴注及肠外营养液等溶液的配伍方面。药物理化配伍禁忌指由于液体的 pH、离子电荷等条件的改变而引起包括药液的混浊、沉淀、变色和活性降低等变化。如青霉素与苯妥英钠、苯巴比妥钠、硫喷妥钠、阿托品、氨力农、普鲁卡因胺、拉贝洛尔、缩宫素、酚妥拉明、罂粟碱、精氨酸、麦角新碱、鱼精蛋白、促皮质素、氢化可的松、甲泼尼龙琥珀酸钠、苯海拉明、麻黄素、氨茶碱、维生素 B_1、维生素 B_6、维生素 K_1、维生素 C、异丙嗪、阿糖胞苷、辅酶 A、博来霉素等药品配伍可出现混浊、沉淀、变色或活性降低；与碳酸氢钠、氢化可的松混合可发生透明度不改变而效价降低的潜在性变化。

5. 药理配伍禁忌

药理配伍禁忌指配伍中出现不良反应增加、毒性增强的反应，是发生在患者体内的变化。如阿昔洛韦与齐多夫定注射液配伍可引起神经、肾毒性增加，亚胺培南与更昔洛韦配伍可引起癫痫发作等。

药师在审查处方时应严格审查药品的相互作用和配伍禁忌，对有益的相互作用宜给予支持；对有害的药物相互作用，应对处方医师提出建议或拒绝调配；对目前尚有争议的相互作用，宜提示医师注意，或在监护的条件下用药。

6. 化学药与中药的联合应用

中药和化学药虽属于不同体系，但其治病的目的是同样的。一种疾病非一药可治，随着中西医结合工作的开展，中医用化学药，西医用中药，乃至中药、化学药联合应用，概率呈上升趋势。如果联用得当、合理，可相互为用，取长补短。但联用不当会产生种种问题。

（1）化学药与中药联用的特点 许多中药与化学药物联用后，能使疗效提高，有时呈现很显著的协同作用。如黄连、黄柏与四环素、呋喃唑酮、磺胺甲噁唑合用治疗疟疾、细菌性腹泻有协同作用，常使疗效成倍提高；金银花能加强青霉素对耐药性金黄色葡萄球菌的杀菌作用；丙谷胺与甘草、白芍、冰片一起治疗消化性溃疡有协同作用，并已制成复方胃谷胺。

降低药品的不良反应。某些化学药物或提取的纯品单一成分，治疗作用明显但不良反应较大，与中药配伍后，在提高疗效的同时还能够减轻不良反应。肿瘤患者接受化疗后常出现燥热伤津所致的阴虚内热或气阴两虚，治以滋阴润燥清热或益气养阴中药而取效。氟尿嘧啶与环磷酰胺是抗肿瘤药，常产生呕吐、恶心等胃肠道反应。而海螵蛸粉和白及粉既能止血消肿，又能保护胃黏膜，现以氟尿嘧啶、鲨肝醇、环磷酰胺、奋乃静、白及、海螵蛸粉配合组成片剂，可防止出现严重的消化道反应，用于治疗消化道肿瘤有较好疗效。

减少剂量，缩短疗程。珍菊降压片（珍珠层粉、野菊花、槐花米、可乐定、氢氯噻嗪）有较好的降压及改善症状的作用，若以常用量一次 1 片，一日 3 次计，可乐定的剂量比单用减少 60%。

（2）中药、化学药合用的基本原则　中药是含有多种有效成分的天然药物，其汤剂更是成分复杂，但它同化学药一样具有疗效和毒性的两重性。众多中、化学药联合应用于同一机体，其药理作用相当复杂。据统计，5种药物合用（不包括单味中药）不良反应为 18%；6 种以上药物合用不良反应则为 80%。因此中药与化学药联合应用的基本原则是药简力专、取长补短，发挥独特疗效和各自优势。对单味中药或化学药疗效可靠的疾病，一般不应联用，更不应作为中成药与化学药联用的研究范围。此外应注意辨证与辨病用药相结合，联用必须建立在中西医双重诊断基础上，寻求中、化学药的最佳组合，以求协同增效、优势互补、减毒、降低不良反应。

（3）规避药物配伍禁忌　任何事物均有双重性，中药与化学药同服也会发生相互作用而引起不良反应，导致严重后果，应权衡利弊，避免盲目同服。

舒肝丸不宜与甲氧氯普胺合用，因舒肝丸中含有芍药，有解痉、镇痛作用，而甲氧氯普胺则能加强胃肠收缩，两者合用作用相反，会相互降低药效。

中成药止咳定喘膏、麻杏石甘片、防风通圣丸与化学药复方利血平片不能同服。因前3种中成药均含有麻黄素，会使动脉收缩，升高血压，影响降压效果。

中成药蛇胆川贝液与吗啡、哌替啶、可待因不能同服。因前者含有苦杏仁苷，与化学药的毒性作用一样，均抑制呼吸，同服易致呼吸衰竭。

中成药益心丹、麝香保心丸、六神丸不宜与化学药普罗帕酮、奎尼丁同服，因可导致心脏骤停。

中成药虎骨酒、人参酒、舒筋活络酒与苯巴比妥、氯苯那敏等药不宜同服，因可加强对中枢神经的抑制作用而发生危险。也不可与对乙酰氨基酚同服，因其损害肝脏，有敏感者发生肝坏死之报告。

抗结核药异烟肼不宜与昆布合用，昆布片中含碘，在胃酸条件下，与异烟肼发生氧化反应，形成异烟酸、卤化物和氮气，失去抗结核分枝杆菌的功能。

阿托品、咖啡因、氨茶碱不宜与小活络丹、香连片、贝母枇杷糖浆合用。因后者含有乌头、黄连、贝母等生物碱成分，同服易增加毒性，出现药物中毒。

强心药地高辛不宜与麻杏止咳片、通宣理肺丸、消咳宁片合用。因后3者均含有麻黄碱，对心脏有兴奋作用，能增强地高辛对心脏的毒性，引起心律失常。

阿司匹林不宜与风湿酒、国公酒、壮骨酒、骨刺消痛液同服。因为中药酒中含乙醇，合用会增加对消化道的刺激性，引起食欲缺乏、恶心，严重时可致消化道出血。

乳酶生不宜与黄连上清丸联合应用，因为黄连中的黄连素明显抑制乳酶生的活性，使其失去助消化能力。

碳酸氢钠、氢氧化铝、胃舒平、氨茶碱等不宜与山楂丸、保和丸、乌梅丸、五味子丸同用，因为后4种中成药含有酸性成分，与碱性化学药同服可发生中和反应，降低疗效。

助消化药胰酶、胃蛋白酶、多酶片不宜与麻仁丸、解暑片、牛黄解毒片同服，因为这些中成药中含大黄，可通过吸收或结合的方式，抑制胰酶、蛋白酶助消化的作用。

含雄黄类的中成药不能与硫酸盐、硝酸盐、亚硝酸盐及亚铁盐类西药合用，因雄黄所含硫化砷可与无机盐反应生成硫化砷酸盐沉淀，既阻止西药的吸收又使含雄黄类的中成药失去原有的疗效，并有导致砷中毒的可能。

金银花、连翘、黄芩、鱼腥草等及其中成药，不宜与乳酶生、培菲康等菌类制剂联用，因前者可降低后者的制剂活性。蜂蜜、饴糖等含糖较多的中药及其制剂，不可与胰岛素、格列本脲等降糖药同用，以免影响药效。

三、审核结果

（一）对审核结果的判读

处方审核结果分为合理处方和不合理处方。不合理处方包括不规范处方、用药不适宜处方及超常处方。

1.有下列情况之一的，应当判定为不规范处方：①处方的前记、正文、后记内容缺项，书写不规范或者字迹难以辨认的；②医师签名、签章不规范或者与签名、签章的留样不一致的；③药师未对处方进行适宜性审核的（处方后记的审核、调配、核对、发药栏目无审核调配药师及核对发药药师签名，或者单人值班调剂未执行双签名规定）；④早产儿、新生儿、婴幼儿处方未写明体重或日、月龄的；⑤化学药、中成药与中药饮片未分别开具处方的；⑥未使用药品规范名称开具处方的；⑦药品的剂量、规格、数量、单位等书写不规范或不清楚的；⑧用法、用量使用"遵医嘱""自用"等含糊不清字句的；⑨处方修改未签名并注明修改日期，或药品超剂量使用未注明原因和再次签名的；⑩开具处方未写临床诊断或临床诊断书写不全的；⑪单张门急诊处方超过5种药品的；⑫无特殊情况下，门诊处方超过7日用量，急诊处方超过3日用量，慢性病、老年病或特殊情况下需要适当延长处方用量未注明理由的；⑬开具麻醉药品、精神药品、医疗用毒性药品、放射性药品等特殊管理药品处方未执行国家有关规定的（包括处方颜色、用量、证明文件等）；⑭医师未按照抗菌药物临床应用管理规定开具抗菌药物处方的；⑮中药饮片处方药物未按照"君、臣、佐、使"的顺序排序，或未按要求标注药物调剂、煎煮等特殊要求的。

2.有下列情况之一的，应当判定为用药不适宜处方：①适应证不适宜的；②遴选的药品不适宜的；③药品剂型或给药途径不适宜的；④无正当理由不首选国家基本药物的；⑤用法、用量不适宜的；⑥联合用药不适宜的；⑦重复给药的；⑧有配伍禁忌或者不良相互作用的；⑨其他用药不适宜情况的。

3.有下列情况之一的，应当判定为超常处方：①无适应证用药；②无正当理由开具高价药的；③无正当理由超说明书用药的；④无正当理由为同一患者同时开具2种以上药理作用机制相同药物的。

（二）对审核结果的处理

药师在审查过程中发现处方中有不利于患者用药处或其他疑问时，应拒绝调配并联系处方医师进行干预，经医师改正并签字确认后，方可调配。对发生严重药品滥用和用药失误的处方，应拒绝调配并按有关规定报告。

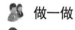 做一做

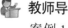 教师导

案例1

患者，男性，50岁。因发作性胸骨后疼痛1周就诊。既往有十二指肠溃疡病史5个月。心电图：前壁、下壁心肌缺血性改变。初步诊断：①冠心病心绞痛；②十二指肠溃疡。医生为其开具处方如下，请问该处方是否合理？若不合理请指出原因并提出合理建议。

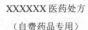

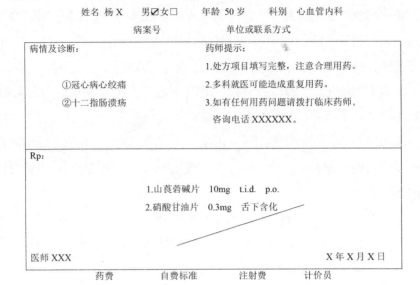

XXXXXX 医药处方

（自费药品专用）

姓名 杨X 　男☑女□ 　年龄 50 岁 　科别 心血管内科

病案号 　　　　单位或联系方式

病情及诊断：	药师提示：
	1.处方项目填写完整，注意合理用药。
①冠心病心绞痛	2.多科就医可能造成重复用药。
②十二指肠溃疡	3.如有任何用药问题请拨打临床药师，
	咨询电话XXXXXX。

Rp:

　　　　1.山莨菪碱片　10mg　t.i.d.　p.o.

　　　　2.硝酸甘油片　0.3mg　舌下含化

医师XXX 　　　　　　　　　　　　　X 年 X 月 X 日

药费　　　　自费标准　　　　注射费　　　　计价员

审核　　　　　　调配　　　　核对/发药

处方分析

处方书写不合理，不规范，原因如下：①该患者已发作性胸骨后疼痛1周就诊，通过心电图检查诊断为心绞痛，可给予硝酸甘油治疗，但处方中硝酸甘油片仅1次量；②该患者有十二指肠溃疡病史5个月，但目前患者是有溃疡、溃疡是否已经治疗或正在治疗，情况不清楚，不应该盲目用药；③如果需要用山莨菪碱片，处方中只给予1片，无法按1日3次服药；④山莨菪碱和硝酸甘油片不能同时服用，因为山莨菪碱可阻断M受体，减少唾液分泌，使舌下含化的硝酸甘油的作用减弱。舌下含化硝酸甘油或其他硝酸酯类（硝酸异山梨酯等）与其他M受体阻断药（阿托品、东莨菪碱、丙胺太林等）同时服用亦可发生类似相互影响。所以，心绞痛患者在含化硝酸甘油时应避免应用抗胆碱药，同时可根据患者情况选择其他药物替代山莨菪碱治疗十二指肠溃疡，如雷尼替丁。

案例2

患者，女性，28岁。咽痛2天就诊。既往有缺铁性贫血病史1个月，正在服硫酸亚铁，初步诊断：①急性咽炎；②缺铁性贫血。医生为其开具处方如下，请问该处方是否合理？若不合理请指出原因并提出合理化建议。

XXXXXX 医药处方

（自费药品专用）

姓名 孙X　　男□女☑　　年龄 28 岁　　科别 呼吸内科

病案号　　　　　　　　单位或联系方式

病情及诊断：	药师提示：
①急性咽炎 ②缺铁性贫血	1.处方项目填写完整，注意合理用药。 2.多科就医可能造成重复用药。 3.如有任何用药问题请拨打临床药师， 　咨询电话XXXXXX。

Rp:

　　1.硫酸亚铁片　　0.3g　　t.i.d.　　p.o.

　　2.牛黄解毒片　　3 片　　t.i.d.　　p.o.

医师XXX　　　　　　　　　　　　　　X 年 X 月 X 日

药费　　　　　自费标准　　　　　注射费　　　　　计价员

审核　　　　　　　　调配　　　　　　　核对/发药

处方分析

处方书写不规范、配伍不合理。理由：①两种药均没有调配药品数量、用法标志"Sig"、每次用量。②牛黄解毒片中含人工牛黄、黄芩、石膏等，其中石膏主要成分是硫酸钙，钙离子与铁离子在胃肠道形成溶解度低的复合物，降低铁吸收，影响疗效。所以应标明先服硫酸亚铁，隔 2 小时后再服牛黄解毒片。

案例 3

患者，女性，53 岁，有哮喘病史 5 年，今因支气管哮喘发作入院就诊，医生为其开具处方如下，请问该处方是否合理？若不合理请指出原因并提出合理化建议。

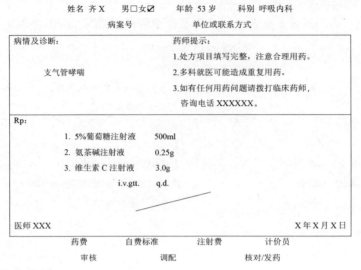

姓名 齐X   男□女☑   年龄 53 岁   科别 呼吸内科
病案号   单位或联系方式

病情及诊断:	药师提示:
支气管哮喘	1.处方项目填写完整，注意合理用药。
	2.多科就医可能造成重复用药。
	3.如有任何用药问题请拨打临床药师，
	咨询电话XXXXXX。

Rp:

 1. 5%葡萄糖注射液   500ml
 2. 氨茶碱注射液   0.25g
 3. 维生素 C 注射液   3.0g
         i.v.gtt.   q.d.

医师XXX   X 年 X 月 X 日

药费   自费标准   注射费   计价员

审核   调配   核对/发药

处方分析

氨茶碱注射液 pH 9.0 ~ 9.5，在 pH 为 8 以下时，氨茶碱不稳定，易变色，甚至形成结晶。维生素 C 注射液 pH 5.0 ~ 6.0，与氨茶碱混合后，一方面析出氨茶碱，另一方面又促使维生素 C 被氧化而破坏，同时可使氨茶碱的解离度增大，不易被肾小管重吸收，导致排泄增加，血药浓度降低。氨茶碱与维生素 C 在同一容器中混合静脉滴注，将促使两药效均下降。故处方中应注明氨茶碱与维生素 C 不可置于同一容器中混合静脉滴注。

学生做

某患者携下方要求药师调配，请对此进行分析。

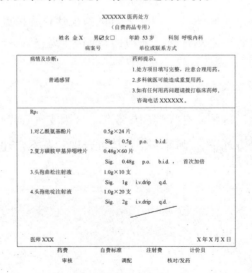

XXXXXX 医药处方
（自费药品专用）

姓名 金X   男□女☑   年龄 53 岁   科别 呼吸内科
病案号   单位或联系方式

病情及诊断:	药师提示:
普通感冒	1.处方项目填写完整，注意合理用药。
	2.多科就医可能造成重复用药。
	3.如有任何用药问题请拨打临床药师，
	咨询电话XXXXXX。

Rp:

1.对乙酰氨基酚片   0.5g×24 片
          Sig. 0.5g p.o. b.i.d.
2.复方磺胺甲基异噁唑片   0.48g×60 片
          Sig. 0.48g p.o. b.i.d.   首次加倍
3.头孢曲松注射液   1.0g×10 支
          Sig. 1g i.v.drip q.d.
4.头孢他啶注射液   1.0g×20 支
          Sig. 2g i.v.drip q.d.

医师XXX   X 年 X 月 X 日

药费   自费标准   注射费   计价员

审核   调配   核对/发药

步骤三　药品调配

相关知识

概述

　　《处方管理办法》中明确提出，在调剂处方过程中必须做到"四查十对"，即查处方，对科别、姓名、年龄；查药品、剂型、规格、数量；查配伍禁忌，对药品性状、用法用量；查用药合理性，对临床诊断。

　　药师在审查处方过程中发现不利于患者用药处或其他疑问时，应拒绝调配，并联系处方医师进行干预，经医师改正并签字确认后，方可调配。对发生严重药品滥用和用药失误的处方，应当按有关规定报告。

一、处方调配要点

　　1.调配处方前应仔细阅读处方所写的药品名称、剂型、规格与数量，按照药品的顺序逐一调配。有疑问时可咨询上级药师或电话与处方医师联系。

　　2.对贵重药品及麻醉药品等分别登记账卡。

　　3.调配药品时应检查药品的批号，并注意药品的有效期，以确保使用安全。

　　4.药品调配齐全后，与处方逐一核对药品名称、剂型、规格、数量和用法，准确规范地书写标签。

　　5.尽量在每种药品上分别贴上用法、用量、储存条件等标签，并正确书写药袋或粘贴标签。特别注意标识以下几点：① 药品通用名或商品名、剂型、剂量和数量；②用法用量；③患者姓名；④调剂日期；⑤处方号或其他识别号；⑥药品贮存方法和有效期；⑦有关服用注意事项，如餐前、餐后、冷处保存、司机不宜服用、需振荡混合后服用等；⑧药房的名称、地址和电话。

6.对需特殊保存条件的药品加贴醒目标签,提示患者注意,如置 2 ~ 8℃ 冷藏保存。

7.一张处方药品调配结束后再调配下一张处方,以免发生差错。

8.调配或者核对后签名或盖章。

9.注意法律、法规、医保、制度等有关规定的执行。

二、通过药品名称来确定药物

药品名称的表述方式有通用名、商品名、也曾有过别名、商标名,但每一种药品只有一个通用名,可以有多个商品名,调配药品时应加以区分防止调配错误。根据处方信息确定应该调配哪种药品。

(一)药品的商品名

药品商品名是指经国家药品监督管理部门批准的特定企业使用的该药品专有的商品名称,一种药品常有多个厂家生产,许多药品生产企业为了树立自己的品牌,往往给自己的药品注册独特的商品名以示区别,因此,同一药品可以有多个商品名,如阿卡波糖片商品名有拜唐苹(拜耳制药)和卡博平(中美华东制药)。

(二) 药品别名及商标名

药品的别名多为习用的俗称,如马来酸氯苯那敏别名为扑尔敏。常用药品通用名和别名见附表 6。

药品的品牌名常常被患者使用,品牌名常来源于药品的注册商标。注册商标属于商标范畴,需要在国家工商总局商标局核准注册。很多企业的商品名注册为商标名。

三、核查与发药

(一)核查

处方药品调配完成后由另一药师进行核查。内容包括再次全面认真地审核一遍处方内容,逐个核对处方与调配的药品、规格、剂量、用法、用量是否一致,逐个检查药品的外观质量是否合格(包括形状、色泽、嗅味和澄明度），有效期等均应确认无误，在处方上签名。

（二）发药

发药是处方调剂工作的最后环节，要使差错不出门，必须把好这一关。

1. 核对患者姓名，宜采用两种方式核对患者身份，如姓名、年龄，最好询问患者所就诊的科室，应确保药品发给相应的患者。

2. 逐一核对药品与处方的相符性，检查药品剂型、规格、剂量、数量、包装，并签字。

3. 如果核对人发现处方调配错误，应将药品和处方退回配方人，并提示配方人注意及时更正。

4. 发药时向患者交代每种药品的使用方法和特殊注意事项，同一种药品有 2 盒以上时，需要特别交代。向患者交代处方药品时，应当对患者进行用药指导。

5. 对理解服药标签有困难的患者，需耐心仔细地说明药品的用法并辅以更详细、明确的服药标签。

6. 如患者有问题咨询，应尽量解答，对较复杂的问题可建议到药物咨询窗口或者咨询室咨询。

7. 发药时应注意尊重患者隐私。

做一做

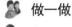 教师导

1. 处方调配案例

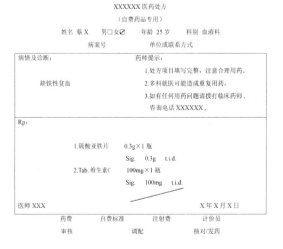

处方调配解析：处方经药师审查签字后，调配人员按处方中药品顺序逐一调配：先取规格为 0.3g 硫酸亚铁片 1 瓶，然后取规格为 100mg 维生素 C 片 1 瓶，并检查药品有无批准文号，是否在有效期内，药品是否变质，包括变色、风化、潮解、破碎等；调配完毕后与处方核对药品名称、剂型、规格、数量、用法用量等内容，合格后签名。处方调配完成后，将药品和处方交给发药人员，发药人员呼叫处方患者姓名，确认患者年龄、性别无误后，按处方顺序将药品逐个交予取药者，同时核对所取药品名称、剂型、剂量、数量与处方所载是否一致。并检查可打开的最小包装是否完整，数量是否准确，药品是否过期或变质。无误后向患者交代用法：硫酸亚铁片每天 3 次，每次 1 片；维生素 C 片每天 3 次，每次 1 片。交代用药注意事项：服用硫酸亚铁片需要和维生素 C 同服，并在饭后服用，以减少对胃肠道的刺激，在服药时不得和牛奶、蛋类、钙剂、茶水、咖啡同服，服用铁剂可能使大便颜色变黑，请勿担心。发药完毕后，告诉取药者药已配齐，可以装袋。

学生做

请叙述下列处方的调配过程。

XXXXXX 医药处方

（自费药品专用）

姓名 王X　　　男□女☑　　年龄 57 岁　　科别 内科

　　病案号　　　　　　单位或联系方式

病情及诊断：	药师提示：
原发性高血压	1.处方项目填写完整，注意合理用药。 2.多科就医可能造成重复用药。 3.如有任何用药问题请拨打临床药师， 　　咨询电话 XXXXXX。

Rp:

　　1.普萘洛尔片　　10mg×30 片

　　　　　　　　　　Sig.　　10mg　　t.i.d.　　p.o.

　　2.卡托普利片　　25mg×60 片

　　　　　　　　　　Sig.　　50mg　　t.i.d.　　p.o.

　　3.氢氯噻嗪片　　50mg×30 片

　　　　　　　　　　Sig.　　50mg　　t.i.d.　　p.o.

医师 XXX　　　　　　　　　　　　　X 年 X 月 X 日

药费	自费标准	注射费	计价员
审核		调配	核对/发药

利用第二课堂时间，各小组按顺序依次去学院大药房进行现场处方审核与调配操作，记录并分析问题所在，熟悉处方调配工作要点。

附表1 处方中常见的外文缩写及含义

英文缩写	中文含义	英文缩写	中文含义
Aa	各、各个	mL	毫升
Ac	饭前	NS	生理盐水
Add.	加至	OD.	右眼
Ad.	加	OS.	左眼
Am	上午、午前	OL	左眼
Aq.	水、水剂	OU.	双眼
Aq	dest. 蒸馏水	OTC	非处方药
bid.	每日 2 次	pc.	餐后
Cap	胶囊（剂）	pH	酸碱度
Cc	立方厘米、毫升	pm.	下午
Co.	复方的、复合的	po.	口服
Dil.	稀释的、稀释	prn	必要时
Dos.	剂量	sos.	必要时
g	克	qd.	每日
gtt.	滴、量滴、滴剂	qh	每时
H.	皮下的（尤指皮下注射）	q4h	每 4 小时
hs.	临睡时	qid.	每日 4 次
im.	肌肉注射	qn.	每晚
Inj.	注射剂	qod.	隔日 1 次
iv.	静脉注射	qs.	适量
gtt	静脉滴注	Sig.	标记（标明用法）
kg	千克	Sol	溶液
Liq.	液，溶液	ss.	一半
mg	毫克	St.	立即
mcg	微克	Tab	片剂
μg	微克	tid.	每日 3 次
Mist.	合剂	U	单位
ung.	软膏剂		

附表2 处方中容易混淆的中文药名对照表

阿拉明（间羟胺，抗休克的血管活性药）	可拉明（尼可刹米，中枢神经兴奋药）
安妥明（氯贝丁酯，调节血脂药）	安妥碘（普罗碘胺，眼科用药）
阿司咪唑（抗过敏药）	阿苯达唑（驱虫药）
普鲁卡因（局麻药）	普鲁卡因胺（抗心律失常药）
异丙嗪（抗组胺药）	氯丙嗪（抗精神病药）
乙酰胺（氨乙酸中毒解毒药）	乙琥胺（抗癫痫药）
氟尿嘧啶（抗肿瘤药）	氟胞嘧啶（抗真菌药）
阿糖腺苷（抗病毒药）	阿糖胞苷（抗肿瘤药）
他巴唑（甲巯咪唑，抗甲状腺药）	地巴唑（抗高血压药）
消心痛（硝酸异山梨酯，抗心绞痛药）	消炎痛（吲哚美辛，非甾体抗炎药）
潘生丁（双嘧达莫，抗心绞痛药）	潘特生（泛硫乙胺，调节血脂药）
止血芳酸（氨甲苯酸，止血药）	止血环酸（止血药）
舒必利（抗精神病药）	硫必利（用于舞蹈症、抽动秽语综合征及老年性精神病）
舒血宁（银杏叶制剂，脑血液循环改善药）	舒脑宁（属二氢麦角生物碱复合物，脑功能改善药）
山莨菪碱（解除平滑肌痉挛）	东莨菪碱（用于麻醉前给药，震颤麻痹，晕动病，躁狂性精神病，解除平滑肌痉挛），都是拟胆碱药
利福平（抗感染药物）	利血平（降压药物）
右旋糖酐（扩容药物）	右旋糖酐铁（补铁药物）
克拉霉素（大环内酯类抗感染药物）	克林霉素（林可霉素类抗感染药物）
磷霉素（抑制细胞壁合成的抗菌药物）	链霉素（氨基糖苷类抗菌药物）
布桂嗪（镇痛药）	布噻嗪（利尿剂）
普鲁卡因（局麻药）	普鲁卡因胺（抗心律失常药）
氯吡格雷（预防动脉粥样硬化血栓形成事件）	奥扎格雷（用于治疗急性血栓性脑梗死和脑梗死所伴随的运动障碍）
芦丁片、复方芦丁片（主要用于脆性增加的毛细血管出血症）	曲克芦丁片（用于闭塞性脑血管病中心性视网膜炎、梗死前综合症等）
特利加压素（用于胃肠道和泌尿生殖系统的出血）	去氨加压素（治疗中枢性尿崩症）
氟西汀（抗抑郁药）	长春西汀（周围血管舒张药）
左旋多巴（抗震颤麻痹药）	多巴胺（抗休克的血管活性药物）

安定（地西泮，抗焦虑药）	安坦（盐酸苯海索，抗帕金森病药）	安宁（甲丙氨酯，催眠药）
柔红霉素（抗肿瘤药物）	罗红霉素（抗感染药物）	地红霉素（抗感染药物）

司莫司丁、尼莫司丁、卡莫司丁、罗莫司丁均为抗肿瘤药	氟康唑、酮康唑、咪康唑均为抗真菌药物
泼尼松、泼尼松龙、甲泼尼龙均为肾上腺皮质激素	尼莫地平、尼群地平、尼卡地平、尼索地平均为钙离子拮抗剂

附表3　　常用含有化学药成分的中成药品种表

一、内科用药

1.抗感冒药		
品名	功效	含西药成分
扑感片	辛温解表，疏散风寒。用于风寒型感冒、流感所引起的头痛肢酸、畏寒发热、喷嚏、流涕、咳嗽痰稀白等症	对乙酰氨基酚、马来酸氯苯那敏
重感冒灵片	解表清热，疏风止痛。用于表邪未解、郁里化热引起的重症感冒，症见恶寒、高热、头痛、四肢酸痛、咽痛、鼻塞、咳嗽等症	安乃近、马来酸氯苯那敏
贯防感冒片	祛风，解毒，止痛。用于感冒初起出现的发热恶寒、鼻塞流涕等症	对乙酰氨基酚、马来酸氯苯那敏
速感康胶囊	清热解毒，消炎止痛。用于风热感冒、流行性感冒及上呼吸道感染引起的头痛、鼻塞流涕、咳嗽痰黄、咽喉肿痛、齿龈肿痛等症	对乙酰氨基酚、马来酸氯苯那敏、维生素C
速克感冒片（胶囊）	清热解毒，疏风止痛。用于外感风热、风温时毒所致的流行性感冒、上呼吸道感染等症	乙酰水杨酸、马来酸氯苯那敏、维生素C
维C银翘片	辛凉解表，清热解毒。用于流行性感冒引起的发热头痛、咳嗽、口干、咽喉疼痛等症	对乙酰氨基酚、马来酸氯苯那敏、维生素C
强力感冒片（强效片）	辛凉解表，清热解毒，解热镇痛。用于伤风感冒，发热头痛、口干咳嗽、咽喉疼痛等症	对乙酰氨基酚
感冒清片（胶囊）	疏风解表，清热解毒。用于风热感冒，发热、头痛、鼻塞流涕、喷嚏、咽喉肿痛、全身酸痛等症	对乙酰氨基酚、马来酸氯苯那敏、盐酸吗啉胍
速感宁胶囊	清热解毒，消炎止痛。用于感冒、流行性感冒、咽喉肿痛以及小儿腮腺炎等症	对乙酰氨基酚、马来酸氯苯那敏
菊兰抗流感片	清热解毒。用于风热感冒、疹腮、喉痹	乙酰水杨酸
感冒灵胶囊（冲剂）	解热镇痛。用于感冒引起的头痛、发热、鼻塞流涕、咽痛等症	对乙酰氨基酚、马来酸氯苯那敏、咖啡因
感特灵胶囊	清热解毒，清肺止咳。用于感冒初期引起的咳嗽、流清涕、头痛目眩等症	对乙酰氨基酚、马来酸氯苯那敏、咖啡因
治感佳片（胶囊）	清热、解毒、解表。用于温病初起、感冒发热、头痛	对乙酰氨基酚、马来酸氯苯那敏、盐酸吗啉胍
复方感冒灵片（胶囊）	辛凉解表，清热解毒。用于风热感冒及温病之发热、微恶风寒、头身痛、口干渴、鼻塞涕浊、咽喉红肿疼痛、咳嗽、痰黄黏稠	对乙酰氨基酚、马来酸氯苯那敏、咖啡因
金羚感冒片	辛凉解表，清热解毒。用于伤风感冒及上呼吸道感染	乙酰水杨酸、马来酸氯苯那敏、维生素C
银菊清解片	辛凉透表，清热解毒。用于外感风热、发热恶寒、头痛咳嗽、咽喉肿痛等症	对乙酰氨基酚、马来酸氯苯那敏

（续表）

新复方大青叶片	清瘟，消炎，解热。用于伤风感冒、发热头痛、鼻流清涕、骨节酸痛	对乙酰氨基酚、维生素C、咖啡因、异戊巴比妥
抗感灵片	解热镇痛、消炎。用于感冒引起的鼻塞、流涕、咽部痒痛、咳嗽头痛、周身酸痛、高热不退以及由感冒引起的扁桃体炎、淋巴结炎等合并症	对乙酰氨基酚
贯黄感冒颗粒	辛凉解表，宣肺止咳。用于风热感冒、发热恶风、头痛鼻塞、咳嗽痰多	马来酸氯苯那敏
感冒安片	解热镇痛。用于感冒引起的头痛发热、鼻塞、咳嗽、咽喉痛	对乙酰氨基酚、马来酸氯苯那敏、咖啡因
2.补虚药		
力加寿片	补脾益肾，滋阴养血，益智安神。用于因年老体衰出现的疲乏、心悸、失眠、健忘、尿频等症，并可用于慢性病恢复期的体质增强	维生素E
维尔康胶囊	健脾固本，益气扶正，安神益智，延缓衰老。用于年老体虚、健忘、妇人脏躁、老人面色黑斑，亦可作胁痛、虚劳、久喘气短诸症的辅助治疗	维生素E、维生素A、维生素C、维生素B_1
复方酸枣仁胶囊	养血安神。用于心神不安、失眠、多梦、惊悸	左旋延胡索乙素
健脾生血颗粒	健脾和胃，养血安神。用于小儿脾胃虚弱及心脾两虚型缺铁性贫血；成人气血两虚型缺铁性贫血。症见面色萎黄或㿠白，食少纳呆，腹胀脘闷，大便不调，烦躁多汗，倦怠乏力，舌胖色淡，苔薄白，脉细弱等	硫酸亚铁
维血康糖浆	补肾健脾，补血养阴，用于脾肾不足、精血亏虚、面色萎黄、眩晕耳鸣、腰膝酸软、倦怠体瘦；以及营养性贫血、缺铁性贫血属上述证候者	硫酸亚铁
参芪力得康片	补气养血，升阳益胃。用于气血不足、中气虚陷、体倦乏力、食欲不振、睡眠不良、大便溏泄	维生素E
益康胶囊	调节全身代谢，恢复细胞活力，改善心血管功能，健脑健身，延缓衰老，扶正固本。用于冠心病、高脂血症、脑动脉硬化、老年性视力减退。对甲状腺功能减退症和慢性老年性支气管炎患者有辅助治疗作用	维生素E、维生素A
抗脑衰胶囊	补肾填精，益气养血，强身健脑。用于因肾精不足、肝虚血亏所引起的精神疲惫、失眠多梦、头晕目眩、体乏无力、记忆力减退等	维生素E

（续表）

脑力宝丸	滋补肝肾，养心安神。用于肝肾不足、心神失养、健忘失眠、烦躁梦多、潮热盗汗、神疲体倦以及神经衰弱属上述证候者	维生素 E、维生素 B_1
更年舒片	滋补肝肾，养阴补血，化瘀调经，调气温肾，营养神经，调节代谢。用于更年期障碍引起的月经不调、头昏、心悸、失眠等	谷维素、维生素 B_6
更年灵胶囊	温肾益阴，调补阴阳。用于妇女更年期综合征属阴阳两虚者	谷维素、维生素 B_6、维生素 B_1
玉金方胶囊（片）	补益元气，滋补肝肾，调气和血。主治因元气亏虚，肝肾不足所致的心悸、胸痹。用于冠心病、动脉硬化、高脂血症、高血糖症以及精力不足、老年斑、早衰	盐酸普鲁卡因、苯甲酸、亚硫酸钾、维生素 B_1、维生素 E、磷酸二钙、维生素 C
3. 降压药		
珍菊降压片	降压。用于高血压病	盐酸可乐定、氢氯噻嗪
4. 消化用药		
复方田七胃痛片（胶囊）	制酸止痛，理气化瘀，温中健脾，收敛止血。用于胃酸过多、胃脘痛、胃溃疡、十二指肠球部溃疡及慢性胃炎	氧化镁、碳酸氢钠
神曲胃痛片（胶囊）	止痛生肌，理气，健脾消食。用于胃酸过多、胃痛、消化不良、食欲不振	氢氧化铝、碳酸氢钠
复方陈香胃片	行气和胃，止酸止痛。用于气滞型胃脘疼痛、脘腹痞满、嗳气吞酸等症，以及胃及十二指肠溃疡、慢性胃炎见上述证候者	碳酸氢钠、重质碳酸镁、氢氧化铝
珍黄胃片	芳香健胃，行气止痛，止血生肌。用于气滞血瘀、湿浊中阻所致的胃脘胀痛、纳差吞酸等症，以及消化性溃疡、慢性胃炎见上述证候者	碳酸钙
活胃胶囊（散）	理气和胃，降逆止呕。用于肝郁气逆、脾胃不和引起的胸胁胀满、胃脘疼痛、气逆嘈杂、呕吐吞酸、消化不良	碳酸氢钠、碳酸镁
胃宁散（心痛口服液）	和胃止痛。用于胃胀、腹痛、消化不良	碳酸氢钠、三硅酸镁
复方猴头冲剂	治疗消化性溃疡。用于胃溃疡、十二指肠溃疡、慢性胃炎	硫酸铝、次硝酸铋、三硅酸镁
溃疡宁片	制酸，解痉，止痛，止血，调整胃肠功能，促进溃疡面的愈合。用于胃及十二指肠溃疡	维生素 U、硫酸阿托品、氢氯噻嗪、盐酸普鲁卡因
谷海生片	补气健脾，行气止痛，活血和肌。用于脾虚、气滞血瘀所致的胃脘胀痛、食少体倦、嗳气吞酸以及消化性溃疡等病症	呋喃唑酮、甘珀酸钠、盐酸小檗碱

（续表）

痢特敏片	清热解毒，抗菌止痢。用于急性痢疾、肠炎与腹泻属湿热证者	甲氧苄氨嘧啶
消炎止痢灵片	清热燥湿，抗菌消炎。用于菌痢、胃肠炎等	甲氧苄氨嘧啶
正胃片	清热凉血，健脾和胃，制酸止痛。用于胃热烧灼、脘腹刺痛、呕恶吞酸、食少倦怠、慢性胃炎、胃及十二指肠溃疡属上述证候者	次硝酸铋、氧化镁、氢氧化铝
陈香白露片	健胃和中，理气止痛。用于胃溃疡、糜烂性胃炎、胃酸过多、急慢性胃炎、肠胃神经症和十二指肠炎等	碳酸氢钠、次硝酸铋、氧化镁、碳酸镁

5. 糖尿病药

消渴丸	滋肾养阴，益气生精。用于气血两虚型消渴病(非胰岛素依赖型糖尿病)。症见口渴喜饮、多尿、多食、易饥、消瘦、体倦无力、气短懒言等	格列本脲
消糖灵胶囊	益气养阴，清热泻火，益肾缩尿。用于糖尿病	格列本脲

6. 止咳、平喘、化痰药

痰咳净散	通窍顺气，消炎镇咳，促进排痰。用于急慢性支气管炎、咽喉炎、肺气肿等引起的咳嗽多痰、气促、气喘等症	咖啡因
安嗽糖浆	润肺化痰，止咳平喘。用于痰热阻肺、喘息气短、咳嗽痰黏、口渴咽干	盐酸麻黄碱、氯化铵
消咳散	清热解毒，化痰镇咳。用于痰热阻肺而致的急慢性咽喉炎、上呼吸道炎症引起的痰多咳嗽	盐酸溴己新
喘息灵胶囊	平喘，止咳，祛痰。用于急慢性支气管炎、支气管哮喘等	马来酸氯苯那敏、克仑特罗
舒咳枇杷糖浆	止咳祛痰。用于伤风引起的支气管炎	氯化铵
苏菲咳糖浆	祛痰镇咳。用于咳嗽、哮喘、多痰、支气管炎等病症	盐酸麻黄碱、氯化铵
舒肺糖浆	祛咳镇痰。用于急慢性支气管炎	盐酸麻黄碱、氯化铵
海珠喘息定片	平喘，祛痰，镇静，止咳。用于支气管哮喘、慢性气管炎	盐酸氯苯那敏、盐酸去氯羟嗪
情安喘定片	平喘，祛痰，止咳，消炎。用于慢性支气管炎、支气管哮喘	克仑特罗
咳喘膏	止咳平喘，利湿祛痰。用于单纯性慢性气管炎、喘息性慢性气管炎、哮喘(除心脏引起的)等病症	盐酸异丙嗪
散痰宁糖浆	清肺、止咳、平喘。用于支气管炎、咳嗽痰多	盐酸麻黄碱、氯化铵
天一止咳糖浆	止咳、化痰、平喘。用于感冒、咳嗽、多痰、支气管性气喘等症	盐酸麻黄碱、氯化铵

（续表）

芒果止咳片	宣肺化痰，止咳平喘。用于咳嗽、气喘、痰多	盐酸氯苯那敏
咳痰清片	清肺化痰，止咳平喘。用于痰热咳嗽、急慢性气管炎、哮喘	盐酸麻黄碱、氯化铵
化痰平喘片	清热化痰，止咳平喘。用于急慢性气管炎、肺气肿、咳嗽痰多、胸满气喘	盐酸异丙嗪
喘舒片	温肾纳气，化痰定喘。用于慢性支气管炎、支气管哮喘、肺气肿，尤适于喘息性气管炎	克仑特罗
镇咳宁糖浆	镇咳止痰。用于伤风咳嗽、支气管炎、哮喘等	盐酸麻黄碱、酒石酸锑钾
消咳宁片	止咳祛痰。用于感冒、咳嗽、气管炎、支气管哮喘等病症	盐酸麻黄碱、碳酸钙
咳特灵片（胶囊）	镇咳，祛痰，平喘，消炎。用于咳喘及慢性支气管炎	马来酸氯苯那敏
消痰咳片	清热祛痰，止咳平喘。用于急慢性支气管炎的痰热证之咳嗽，痰黄难咳，或兼喘息之证候	盐酸依普拉酮、甲氧苄啶、磺胺林
安喘片	止咳祛痰，宣肺平喘。用于痰浊犯肺，肺失宣降、胸闷、咳嗽、喘息、痰多、急慢性支气管炎见上述证候者	马来酸氯苯那敏、克仑特罗
肺气肿片	补肾益气，活血化瘀，止咳祛痰。用于肺肾不足、痰浊阻肺、胸闷憋气、动辄喘乏、咳嗽痰多、腰膝酸痛、慢性气管炎、阻塞性肺气肿属上述证候者。	克仑特罗
7. 心脑血管药		
脂降宁片	行气散瘀，活血通络，益精血，降血脂。用于胸痹心痛、眩晕耳鸣、肢体麻木、高脂血症或合并高血压病、冠心病、动脉硬化等	维生素 C、氯贝酸铝
冠通片	增加冠状动脉血流量，降低冠状动脉阻力，减少心肌耗氧量，并有降低血压的作用。用于冠状动脉粥样硬化、心肌梗死、心绞痛及高血压病等病症	维生素 C、异去氧胆酸
脉君安片	平肝息风，解肌止痛。用于高血压病、头痛眩晕、颈项强痛、失眠心悸、冠心病等病症	氢氯噻嗪
脉络通颗粒	益气活血，化瘀止痛。用于胸痹引起的心胸疼痛、胸闷气短、头痛眩晕及冠心病心绞痛具有上述诸症以及卒中引起的肢体麻木、半身不遂等症	维生素 C、碳酸氢钠
8. 肝胆用药		
复方五仁醇胶囊	清热利胆，平肝养血，降低丙氨酸转氨酶。用于迁延性、慢性肝炎	碳酸钙
胆益宁	舒肝止痛，清热利胆。用于急慢性胆囊炎、胆道感染、胆囊和胆道结石	胆酸钠

（续表）

9.理气、理血药		
心血宝胶囊	补血益气，健脾和胃。用于消化道出血、痔疮出血、月经过多，尤其适用于妊娠及偏食等所致的缺铁性贫血	硫酸亚铁
妇科十味片	疏肝理气，养血调经。用于肝郁血虚、月经不调、行经腹痛、闭经等症状	碳酸钙
二、五官科用药		
鼻舒适片	清热消炎，通窍。用于治疗慢性鼻炎引起的喷嚏、流涕、鼻塞、头痛、变应性鼻炎、慢性鼻窦炎	马来酸氯苯那敏
鼻炎康片	清热解毒，宣肺通窍，消肿止痛。用于急慢性鼻炎、变应性鼻炎等	马来酸氯苯那敏
康乐鼻炎片	舒风清热，活血祛瘀，祛湿通窍。用于外感风邪、胆经郁热、脾胃湿热而致的伤风鼻塞、鼻窒、鼻渊(急慢性鼻炎、变应性鼻炎、鼻窦炎)	马来酸氯苯那敏
苍鹅鼻炎片	清热解毒，疏风通窍。用于风热蕴毒而致的变应性鼻炎、慢性单纯性鼻炎及鼻窦炎引起的头痛、鼻塞、流涕等	马来酸氯苯那敏
三、儿科用药		
小儿解热栓	解热，消炎。用于小儿感冒和上呼吸道感染等小儿发热	安乃近
婴儿散胶囊	健脾，消食，止泻。用于消化不良、乳食不进、腹痛腹泻	碳酸氢钠
复方鹧鸪菜散	驱虫消积。用于小儿蛔虫病	盐酸左旋咪唑
临江风药	疏风清热，开窍豁痰，平肝息风，镇静止痉。用于小儿急慢性惊风；痰热壅盛、四肢抽搐等表里实热证	对乙酰氨基酚
龙牡壮骨颗粒	强筋壮骨，和胃健脾。用于治疗和预防小儿佝偻病、软骨病；对小儿多汗、夜惊、食欲不振、消化不良、发育迟缓等症也有治疗作用	维生素 D_2、葡萄糖酸钙
小儿止咳糖浆	祛痰，镇咳。用于小儿感冒引起的咳嗽	氯化铵
复方小儿退热栓	解热镇痛，利咽解毒，祛痰定惊。用于小儿发热、上呼吸道感染、支气管炎、惊悸不安、咽喉肿痛及肺热痰多咳嗽等病症	对乙酰氨基酚
四、外用药		
克痤隐酮乳膏	抑制皮脂腺分泌及痤疮杆菌生长。用于黑头、白头粉刺及脓疱型痤疮	甲氧苄啶、维生素 A、维生素 E

（续表）

坤净栓	清热燥湿，去腐生肌。用于湿热下注之阴道炎、宫颈糜烂、宫颈炎等	呋喃唑酮
盆炎清栓	清热解毒，活血通经，消肿止痛。用于毒瘀蕴结胞宫、少腹胀痛、月经不调、痛经、白带过多；以及盆腔炎、附件炎见上述证候者	吲哚美辛
蜈蚣追风膏	拔毒生肌，消肿止痛。用于毒疮恶疮、痈疽发背、鼠疮瘰疬、乳腺炎	盐酸苯海拉明
伤可贴	止血，消炎，愈创。用于小面积外科创伤	氧化钙、呋喃西林、对羟基苯甲酸乙酯
麝香活血化瘀膏	活血化瘀，消炎止痛。用于关节扭伤、软组织挫伤、急性腰扭伤、腰肌劳损、肩周炎、未溃冻疮、结节性红斑	盐酸苯海拉明、盐酸普鲁卡因
顽癣净	驱风止痒，保湿杀虫。用于手癣、脚癣、股癣、体癣等各种皮肤癣症	苯甲酸、水杨酸
筋骨宁膏	活血化瘀，消肿止痛，疏筋活络。用于闭合性骨折及跌打损伤	水杨酸甲酯、盐酸苯海拉明
化痔栓	止血，止痛，消炎，解毒，收敛。用于内外痔疮、混合痔疮	次没食子酸铋
骨友灵贴膏	活血化瘀，消肿止痛。用于骨质增生引起的功能性障碍、软组织损伤及大骨节病所引起的肿胀疼痛	马来酸氯苯那敏
复方鼻炎膏	消炎，通窍。用于变应性鼻炎、急慢性鼻炎及鼻窦炎	盐酸麻黄碱、盐酸苯海拉明
烂耳散	杀菌，消炎，防腐。用于耳肿、流脓、烂耳边、耳底溃疡	氧化锌、磺胺二甲嘧啶
海呋龙散	杀菌，消炎，收敛止痛。用于耳郭湿疹、外耳道炎及创伤出血	呋喃西林
止咳灵气雾剂	舒张支气管。用于治疗支气管哮喘、哮喘型支气管炎等病证	克仑特罗
障翳散	行滞祛瘀，退障消翳。用于老年性白内障及角膜薄翳	黄连素、核黄素
五、其他类用药		
消痔灵注射液	收敛，止血。用于内痔出血、各期内痔、静脉曲张性混合痔	低分子右旋糖酐注射液
腰息痛胶囊	舒筋活络，去瘀止痛，活血祛风。用于风湿性关节炎、肥大性腰椎炎、肥大性胸椎炎、颈椎炎、坐骨神经痛、腰肌劳损	对乙酰氨基酚
新癀片	清热解毒，活血化瘀，消肿止痛。用于热毒瘀血所致的咽喉肿瘤、牙痛、胁痛、黄疸、无名肿毒等病症	吲哚美辛
强力康颗粒	扶正固本，滋补强壮。用于各种肿瘤放化疗期、急慢性肝炎、白细胞低下及慢性病	维生素 E

附表 4　　《中华人民共和国药典临床用药须知》中规定必须进行皮肤敏感试验的

药物浓度与给药方法

药物名称	皮试药液浓度（mL）	给药方法与剂量
细胞色素 C 注射剂	0.3mg(皮内),5mg(滴眼)	皮内 0.03 ~ 0.05mL；划痕 1 滴；滴眼 1 滴
降纤酶注射剂	0.1BU	皮内注射 0.1mL
门冬酰胺酶注射剂	20U	皮内注射 0.02mL
青霉素钾注射剂	500U	皮内注射 0.1mL
青霉素钠注射剂	500U	皮内注射 0.1mL
青霉素 V 钾片	500U	皮内注射 0.1mL
普鲁卡因青霉素注射剂 – 青霉素	500U	皮内注射 0.1mL
普鲁卡因青霉素注射剂 – 普鲁卡因	2.5mg	皮内注射 0.1mL
苄星青霉素注射剂	500U	皮内注射 0.1mL
抑肽酶注射剂	2500KU	静脉注射 1mL
胸腺素注射剂	25μg	皮内注射 0.1mL
白喉抗毒素注射剂	50 ~ 400IU（稀释 20 倍）	皮内注射 0.1mL
破伤风抗毒素注射剂	75IU（稀释 20 倍）	皮内注射 0.1mL
多价气性坏疽抗毒素注射剂	250U（稀释 20 倍）	皮内注射 0.1mL
抗蛇毒血清注射剂	50 ~ 200U（稀释 20 倍）	皮内注射 0.1mL
抗炭疽血清注射剂	稀释 20 倍	皮内注射 0.1mL
抗狂犬病毒血清注射剂	20U（稀释 20 倍）	皮内注射 0.1mL
肉毒抗毒素注射剂	稀释 10 倍	皮内注射 0.05mL
玻璃酸酶注射剂	150U	皮内注射 0.02mL
α – 糜蛋白酶注射剂	500μg	皮内注射 0.1mL
鱼肝油酸钠注射剂	1mg	皮内注射 0.1 ~ 0.2mL

附表5　　部分常用药品应做皮肤敏感试验表

药物名称	皮试药液浓度（mL）	给药方法与剂量
链霉素注射剂	1mg	皮内注射 0.1mL
头孢菌素类注射剂	300μg 或 500μg	皮内注射 0.1mL
甲氧西林钠注射剂	250μg	皮内注射 0.1mL
氯唑西林钠注射剂	250μg	皮内注射 0.1mL
苯唑西林钠注射剂	500μg	皮内注射 0.1mL
萘夫西林钠注射剂	250μg	皮内注射 0.1mL
氨氯西林钠注射剂	250μg	皮内注射 0.1mL
氟氯西林钠注射剂	500μg	皮内注射 0.1mL
磷酸组胺注射剂	0.1mg	皮内注射 0.1mL
右旋糖酐注射剂	原液	皮内注射 0.1mL
维生素 B_1 注射剂	5mg	皮内注射 0.1mL
普鲁卡因注射剂	2.5mg	皮内注射 0.1mL
促皮质素注射剂	1U	皮内注射 0.1mL
人绒毛膜促性腺激素注射剂	500U	皮内注射 0.1mL
胰蛋白酶	0.5mg	皮内注射 0.1mL
胸腺 5 肽	0.1mg	皮内注射 0.1mL
胸腺肽 α_1	6mg	皮内注射 0.05～0.1mL
甘露聚糖肽	2.5mg	皮内注射 0.1mL
蕲蛇酶	0.75U	皮内注射 0.1mL
鲑降钙素注射剂	10IU	皮内注射 0.1mL
天花粉蛋白	0.5μg	皮内注射 0.1mL
有机碘对比剂	30% 溶液	静脉注射 1mL；皮内注射 0.1mL

　　所有抗毒素，血清，半合成青霉素、青霉素或头孢菌素类、β - 内酰胺酶抑制剂的复方制剂均应按说明书要求进行皮肤敏感试验。

附表 6　　常用药品别名一览表

通用名	别名
15AA	肝安
9AA	肾安
阿苯达唑	史克肠虫清、丙硫咪唑
阿咖酚散	解热止痛散、头痛粉
阿卡波糖	拜糖苹
阿米卡星	丁胺卡那霉素
阿莫西林	羟氨苄青霉素、强必林、阿莫仙、再林、阿莫灵、舒萨林、强必灵
阿莫西林克拉维酸钾	强力阿莫仙、安奇、奥格门汀
阿奇霉素	维宏、联邦赛乐欣、舒美特、赛金沙
阿司咪唑	息斯敏
阿司匹林	拜阿司匹灵
阿替洛尔	胺酰心安
阿魏酸钠	川芎素
阿魏酸哌嗪	保肾康
阿昔洛韦	无环鸟苷、丽珠克毒星
艾司唑仑	舒乐安定
氨苄青霉素	氨苄西林、安必仙
氨酚葡锌	康必得
氨基比林咖啡因	脑清
氨基酸螯合钙	乐力
氨甲苯酸	止血芳酸
氨咖黄敏胶囊	速效伤风胶囊
氨林酚咖胶囊	去痛胶囊
氨溴特罗	易坦静
奥美拉唑肠溶胶囊	罗丹、洛赛克
奥硝唑	衡博来、傲宁
板蓝根	201
胞磷胆碱	胞二磷胆碱
倍氯米松樟脑乳膏	无极膏
倍他司汀	培他啶
苯巴比妥钠	鲁米那
苯丙氨酯	强筋松
苯丙哌林	咳快好
苯海索	安坦
苯妥英钠	大伦丁
苯溴马隆	立加利仙
苯乙双胍	降糖灵
苯扎溴铵	新洁尔灭
吡拉西坦	脑复康

（续表）

吡硫醇	脑复新
吡罗昔康	炎痛喜康
吡诺辛克	白内停
吡嗪酰胺	异烟酰胺、PZA
苄星青霉素	长效青霉素
丙基硫氧嘧啶	丙噻优
丙酸睾丸素	丙酸睾酮
丙酸氯倍他索乳膏	恩肤霜
布桂嗪	强痛定
布洛芬颗粒	安瑞克
醋酸甲萘氢醌	维生素 K4
醋酸甲羟孕酮	安宫黄酮
大观霉素	壮观霉素、淋必治、奇霉素、卓青
大黄碳酸氢钠	大黄片
低精蛋白锌胰岛素	中效胰岛素
地芬尼多	眩晕停
地塞米松	氟米松
地西泮	安定
地衣芽孢杆菌活菌	整肠生
丁酸氢化可的松	尤卓尔、尤乐洁
对乙酰氨基酚	散利痛、散列通、扑热息痛
多潘立酮	吗丁啉、路得啉、麦达啉
多西环素	强力霉素、长效土霉素
厄贝沙坦	安博维、科苏、若朋、伊达力
二甲硅油片	消胀片
二甲双胍	德艾欣、格华止、立克糖、美迪康
二羟丙茶碱	喘定
二氧丙嗪	克咳敏
伐昔洛韦	万昔洛韦、丽珠威
返魂草	肺宁
非洛地平	波依定、康宝得维
非那雄胺	葆列止、保列治、普洛平、逸舒升
酚氨咖敏	扑感敏、克感敏
酚苄明	竹林胺
酚磺乙胺	止血敏
酚酞	果导
酚妥拉明	利其丁
呋喃妥因	呋喃坦啶、硝呋妥因
呋喃唑酮	痢特灵
呋塞米	速尿
氟桂利嗪	西比林

（续表）

氟罗沙星	多氟沙星、多米特定、天方罗欣
复方氨酚烷胺	可立克、快克、感康、感叹号、盖克
复方氨基比林	安痛定、复方氨林巴比妥
复方苯乙哌啶	止泻宁
复方甘草合剂	棕色合剂
复方甘草酸单胺	强力宁
复方肝浸膏	肝铁片（力勃隆）
复方磺胺甲噁唑	复方新若明（SMZ）
复方铝酸铋	胃必治
复方鲜竹沥液	祛痰灵
复方吲哚美辛酊	舒肤特
复方愈创木酚磺酸钾口服溶液	伤风止咳糖浆、止咳露、非那根止咳糖浆、复方异丙嗪伤风止咳糖浆
甘草浙贝氯化铵	咳停、克解
甘露聚糖肽	多抗甲素
高锰酸钾粉	P.P 粉
格列本脲	优降糖
格列吡嗪	迪沙、灭特尼、美吡达
格列喹酮	糖适平
汞溴红溶液	红药水
枸橼酸铋钾颗粒	丽珠得乐
枸橼酸喷托维林	咳必清
固肠止泻丸	结肠炎丸
桂利嗪	脑益嗪
过氧化氢	双氧水
哈西奈德液	乐肤液
核黄素	维生素 B_2
琥乙红霉素	利君沙、严停、科特加
环丙沙星	悉复欣、悉复明、悉保康、林青
茴三硫	胆维他
己烯雌酚	乙底酚、求偶素、女性素
加替沙星	珈力、百科沙、严达
甲磺酸倍他司汀	敏使朗
甲基睾丸素	甲睾酮
甲巯咪唑	他吧唑
甲硝唑	灭滴灵
甲氧苄氨嘧啶	甲氧苄啶、磺胺增效剂、TMP
甲氧氯普胺	胃复安、灭吐灵
甲紫溶液	紫药水、兰药水
间羟胺	阿拉明
精制破伤风抗毒素	TAT

（续表）

酒精	乙醇
酒石酸美托洛尔	倍他乐克
卡托普利	巯甲丙脯酸
糠酸莫米松	艾洛松、芙美松
可待因	甲基吗啡
克拉霉素	卡斯迈新、康美诺沙、克尼邦、科曼欣
克拉维酸钾	安奇
克林霉素	氯洁霉素
克仑特罗	克喘素
枯草杆菌肠球菌二联活菌	妈咪爱
苦参水杨酸散	足光散
拉米夫定	贺普丁
拉西地平	司乐平
利巴韦林	病毒唑、新博林、同欣、安替林
利福平	力复平、甲哌力复霉素
利血平氨苯蝶啶	降压 O 号
利血生	利可君
联苯苄唑	霉克、美克、治癣必妥、孚琪
林可霉素	洁霉素
林可霉素利多卡因凝胶	绿药膏
硫酸庆大霉素碳酸铋	肠炎灵
硫糖铝	胃溃宁
龙胆碳酸氢钠	龙胆苏打
铝碳酸镁	达喜、威地美
氯苯那敏	扑尔敏
氯化钠	生理盐水、N.S
氯雷他定	百为乐、开瑞坦、息斯敏、伊利欣、亿菲
氯米芬	克罗米芬
氯哌丁	咳平
氯已定	洗必泰
罗红霉素	亚力希、罗迈新、严迪、美加达、泰罗
罗痛定	颅痛定
螺内酯	安体舒通
洛贝林	山梗菜碱
洛美沙星	罗氟酸
洛哌丁胺	易蒙停
马来酸曲美布汀片	双迪
吗啉胍	病毒灵、ABOB、吗啉双胍
美西律	慢心律
门冬酰胺	天冬素
蒙脱石散	思密达、思克特、必奇、肯特令、司迈特

（续表）

咪康唑	达克宁、霉可唑
米非司酮	后定诺、息隐
米若环素	美满霉素
蜜炼川贝枇杷膏	潘高寿、念慈
灭菌结晶磺胺	消炎粉
莫匹罗星	百多邦
尼可刹米	可拉明
尼莫地平	尼膜同
诺氟沙星	氟哌酸、FPA
哌替啶	杜冷丁
培氟沙星	倍泰、倍宁、达福明、甲氟哌酸
泼尼松	强的松
葡醛内酯	肝泰乐
葡萄糖	G.S
葡萄糖氯化钠	G.N.S
普罗帕酮	心律平、心得安
普萘洛尔	心得安
羟苄西林	羟苄青霉素、卡比西林
羟甲烟胺	利胆素
氢化可的松	皮质醇
氢化泼尼松	强的松龙、泼尼松龙
氢氯噻嗪	双克
氢氧化铝	胃舒平
清喉利咽	慢咽舒宁
曲安奈德	康宁克通
曲安奈德益康唑	派瑞松、益富清
曲克芦丁	维脑路通
去甲肾上腺素	正肾素
去痛片	索密痛
去乙酰毛花苷	西地兰 D
人工牛黄甲硝唑	牙痛安
乳酶生	表飞鸣
沙丁胺醇	舒喘灵
珊瑚癣净	脚癣一次净
伤筋正骨酊	正骨水
肾上腺色综	安络血
肾上腺素	副肾素
施帕沙星	帕氟沙星、司巴乐、世保扶、司帕沙星
十一烯酸锌曲安奈德软膏	新脚气膏
双氯芬酸二乙胺	扶他林
双氯芬酸钠	双氯灭痛、英太青、扶他林、路林、英太青、戴芬

（续表）

双氯西林钠	凯立达
双嘧达莫	潘生丁
双歧杆菌活菌胶囊	丽珠肠乐
双氢克尿噻	双克、氢氯噻嗪
水杨酸苯酚贴膏	鸡眼膏
水杨酸苯甲酸松油	灭丝菌
羧甲司坦片	化痰片
缩宫素	催产素
他莫昔芬	三苯氧胺
碳酸氢钠	小苏打
特比萘芬	兰美抒、疗霉舒、三并萘芬
特布他林	博利康尼
特非那定	敏迪
替硝唑	普洛施、希普宁
酮康唑	里素劳、力素劳、霉康灵、皮康王
头孢氨苄	先锋4号、头孢力新
头孢呋辛酯	西力欣、力复乐、达力新、立健新、联邦赛福欣、司佩定
头孢克洛	新达罗、希刻劳、恒迪克
头孢克肟	达力芬、立健克、克沃莎、世福素
头孢拉定	先锋6号、泛捷复、君必青
头孢来星	先锋霉素3号
头孢哌酮	先锋必
头孢羟氨苄	先锋9号、欧意、赛复喜
头孢曲松	菌必治、菌得治、罗氏芬
头孢曲松钠	曲而松、凯塞欣、诺塞芬
头孢噻啶	先锋2号
头孢噻吩	先锋1号
头孢噻肟钠	治菌必妥
头孢他定	头孢塔齐定、复达欣、凯复定
头孢唑林钠	先锋5号
妥布霉素	托百士
妥英麻黄茶碱	肺宝三效
维U颠茄铝	胃得宁、斯达舒、比比舒
维胺酯维E乳膏	痤疮王
维拉帕米	异博定
维磷葡钙	钙素母
维生素AD滴剂	贝特令、伊可新
维生素C	抗坏血酸
胃蛋白酶	消食灵
乌洛托品溶液	西施兰夏露
西咪替丁	甲氰咪胍、泰胃美

（续表）

西替利嗪	比特力、仙利特
消旋山莨菪碱	654-2
硝苯地平	心痛定、拜新同、伲福达、得高宁
硝酸咪康唑	达克宁、达舒克、达伊宁
硝酸戊四醇酯	长效硝酸甘油
硝酸异山梨酯	消心痛
小檗碱	黄连素
小儿氨酚黄那敏	乖娃娃、护彤、库克、小快克、小当家
小儿氨酚烷胺	好娃娃、优卡丹
小儿复方磺胺二甲嘧啶	小儿安
辛伐他汀	京必舒新、舒降之、苏之
溴化丙胺太林	普鲁本辛
溴己新	必嗽平
亚硫酸氢纳甲萘醌	维生素 K_3
亚硫酸氢钠甲萘醌	维生素 K_3
盐酸氨溴索	沐舒坦、沐舒坦、平坦、安普索
盐酸苯乙双胍	降糖灵
盐酸小檗胺	升白安
氧氟沙星	氟嗪酸、泰利必妥、康泰必妥、奥复星、盏洛仙
叶绿醌	维生素 K_1
伊曲康唑	伊他康唑、斯皮仁诺
依托泊苷	足叶乙甙
依托红霉素	无味红霉素
乙胺丁醇	EMB、EB
乙酰水杨酸	阿司匹林、APC
异丙酚	丙泊酚
异丙嗪	非那根
异丙肾上腺素	喘息定
异烟肼	雷米封、异烟酰肼、INH
吲哚美辛	消炎痛
愈创甘油醚片	祛咳片
愈创木酚磺酸钾	非那根
左炔诺孕酮	安婷、毓婷
左炔诺孕酮炔雌醚	悦可婷、晶婷
左氧氟沙星	可乐必妥、左克、恒奥、来立信、利复星、汇瑞克、瑞科沙

任务四　　药学服务相关技术规范

● **任务目标**

通过本任务的学习,学生达到以下目标。

1. 了解药历制度。

2. 熟悉药品不良反应报告程序和要求,能够收集并记录药品不良反应信息,进行药品不良反应上报。

3. 了解相关药学服务规范。

● **任务描述**

通过了解药历制度,学生熟悉国内住院药历的基本格式要求,熟悉药品不良反应基本知识,能够收集并记录药品不良反应信息,进行不良反应上报。

● **任务素材**

1. 实践场地:教学做一体化教室。

2. 计算机。

3. 阅读材料:《药品零售企业药学服务规范(试行)》。

● 任务实施

步骤一 药历制度认知

 相关知识

 概述

> 　　随着我国医药卫生体制改革的不断推进,临床药师全程化药学服务和药店咨询中的药学服务是药学发展的必然趋势。药历是临床药师和执业药师开展药学服务的必备资料,是药师以药物治疗为中心,发现、分析和解决药物相关问题的技术档案,是为患者提供具体的个体化服务的重要依据。目前关于药历书写的形式、内容不一,格式繁多,真正适合我国国情的标准化药历还处于实践探讨、完善和最后形成中。

　　药历是药师为用药的患者建立的药品使用个人档案,是患者的用药档案,是由药师填写的动态、连续、客观、全程掌握用药情况的记录。主要记录使用药品的名称、剂量、用法、时间、用药过程中出现的问题和结果等,不仅让患者了解自己的用药情况,更重要的是可以让药师了解这些情况,帮助患者正确、安全地用药。

　　药历的作用有:①记录历次所购药品名称、剂量等基本信息,避免重复购买和使用;②记录消费者对药物的不良反应和禁忌,做到安全用药;③为药学服务提供理论依据;④普及疾病常识和用药知识,解决用药隐患;⑤介绍最新药品的CCMI(中国消费者用药信息),提高消费者安全用药观念。

　　国外临床药师已经取得了建立药历的经验,国内临床药师也进行了大量的探索。《中国药历书写原则与推荐格式(2012年版)》为中国药学会医院药学专业委员会推出的药历书写标准格式,具有重要指导意义。主要内容包括门诊药历、住院药历、交给患者使用的药历。临床药师通过药历可整理和了解患者发病和药物治疗的整个过程,提供必要的药物咨询,指导个体化给药，以提高药物疗效，减少药品不良反应，降低药物治疗费用，促进临床合理用药，为患者提供优质的药学服务。

中国药学会医院药学专业委员会推荐格式，具体如下。

1. 基本情况

包括患者姓名、性别、年龄、出生年月、体重或体重指数、婚姻状况、病案号或病区病床号、医疗保险和费用情况、生活习惯和联系方式。

2. 病历摘要

既往病史、体格检查、临床诊断、非药物治疗情况、既往用药史、药物过敏史、主要实验室检查数据、出院或转归。

3. 用药记录

药品名称、规格、剂量、给药途径、起始时间、停药时间、联合用药、不良反应与解救措施。

4. 用药评价

用药问题与指导、药学干预内容、药物监测数据、对药物治疗的建设性意见、结果评价等。

实例：住院患者的药历参考格式（表 1–1）

表 1–1　住院患者药历

姓名	房某	性别	男	年龄	77	病区/床号	3B-**	住院号/ID号	****66/*****305
基本诊断	两肺炎；桥脑、延髓脑梗死；心律失常；高血压病（极高危组）；右眼白内障；右下肢深静脉栓塞								
既往史	1959年行阑尾切除术，1992年行鼻炎手术，否认其他外伤、手术史，预防接种史同社会。无药物过敏史，无输血史。								
现病史	患者2003年11月23日，体检发现脑梗死，在外院期间，27日中午突发广泛脑梗塞，后一直处于昏迷状态。2004年3月27日来院就诊，给予高压氧治疗，当时查血常规：WBC 15.4×10⁹/L，给予先锋必、甲硝唑静滴7天，并给予甘油果糖，韦司太、氯酯醒治疗，4月4日患者出现发热，体温波动于37.5℃~38.4℃，痰量明显增多，给予左旋氧氟沙星及庆大霉素静滴，10日加用凯复定、大扶康抗感染，痰培养示金黄色葡萄球菌。								
TDM及相关检验记录									
日期	4月28日	4月29日	4月30日	5月1日	5月3日	5月5日	5月7日	5月8日	5月9日
凯复定	2.0g+0.9%NaCl 100ml bid								
大扶康	0.2g　qd								
稳可信	稳可信1g+5%GS 500 ml bid			稳可信0.5g+5%GS 250ml bid					0.5g+
速尿			速尿10mg [illegible] bid						
亚星									
力确兴									
泰能									
血常规									
WBC(×10⁹)	9.7					7.03			
GRAN	82.2					69.5			
生化									
尿素	16.8		18.4	15.9	8.8	7.7			
肌酐	110		107	96	86	73			
葡萄糖	13.8		9.9	9.9	8.2	6.1			
钾(mmol/L)	3.2		4.5	4.3	3.4	4.3			
钠(mmol/L)	152		143	143	139	138			
氯(mmol/L)	106		102	102	97	98			
肝功									
总蛋白(g/L)		61				52			51
白蛋白(g/L)		33				25			28
ALT（U/L）		140				48			39
AST（U/L）		55				38			33
γ-GT（U/L）		241				107			79
万古霉素监测									
万古谷浓度			46.05				19.11	14.22	
万古峰浓度			56.73				19.49		
干预			建议减量1半				建议停药1次复查，以估算	建议减量	

（续表）

日期	5.12	5.14	5.17	5.18		5.21			
凯复定									
大扶康									
稳可信	0.5g+5%GS 250ml. qd								
速尿									
亚胺		2.25g+0.9% NaCl 100ml bid							
力确兴	0.2g+5%GS 250ml qd改用+0.9% NaCl 100ml bid								
泰能				0.5g q8h					
血常规									
WBC(×10⁹)	10.94	9.78							
GRAN	75.7	71.8							
生化									
尿素	3.9					6.7			
肌酐	55					76			
葡萄糖	6.3					5.3			
钾(mmol/L)	5					5			
钠(mmol/L)	1.4					1.38			
氯(mmol/L)	102					101			
肝功									
总蛋白(g/L)									
白蛋白(g/L)									
ALT (U/L)		16							
AST (U/L)		19							
r-GT (U/L)		58							
万古霉素监测									
万古谷浓度									
万古峰浓度									
总体评价	患者入院前曾连续使用万古霉素（2g/d）和庆大霉素近1周，入院后肾功能即出现不良，后连续再次使用万古霉素后出现浓度蓄积，经过临床药师建议多次监测血药浓度，调整给药方案，后浓度控制较好，肾功能指标趋于正常。患者感染控制出院并转外院神经内科进行原发病治疗。								

临床药师：王章

药历的书写模式是反映临床药师对患者用药的整个过程的监测依据，是临床药师进行规范化药学服务的具体体现，建立规范化药历可促进临床合理用药，临床药师进一步研究规范化药历的书写及推广具有重要的意义。

步骤二　药品不良反应报告制度认知

相关知识

一、药品不良反应基本知识

药品不良反应（ADR）是指合格药品在正常用法用量下出现的与用药目的无关的或意外的有害反应。主要包括副作用、毒性作用、后遗效应、变态反应、继发反应、特异质反应、药物依赖性、致癌致畸致突变作用。

药品不良反应主要分为 A、B、C 三种类型。

A 型（量变型异常）：由于药物的药理作用增强所致，其特点为可以预测，通常与剂量有关，停药或减量后症状很快减轻或者消失，发生率高，重现性高，但死亡率低。包括副作用、毒性反应、后遗效应、继发反应等。

B 型（质变型异常）：指与正常药品本身药理作用无关的一种异常有害反应，与剂量不相关，一般很难预测，常规毒理学不能发现，发生率低，但死亡率高。B 型 ADR 包括过敏反应、特异质反应等。

C 型：一类比较少见的不良反应，不能归为 A 型或者 B 型。此类 ADR 往往表现在自发报告系统中，其特点有：背景发生率高，反应不典型；非特异性（指药物）；用药与反应发生没有明确的时间关系；潜伏期较长，如妊娠期服用己烯雌酚，子代女婴至青春期后患阴道腺癌；发生机制难以确定，反应不可重现，如某些基因突变致癌、畸胎的发生。

二、药品不良反应报告程序和要求

我国《药品不良反应监测办法》中明确指出"为了加强上市药品的安全监管，严格药品不良反应工作的管理，确保人体用药安全有效，根据《中华人民共和国药品管理法》的有关规定，制定药品不良反应监测管理办法。"因此加强对上市药品的安全监管，确保人体用药安全有效就是药品不良反应监测的目的。

我国药品不良反应报告原则为可疑即报，报告者不需要待有关药品与不良反应的关系肯定后才作呈报。我国药品不良反应的监测范围：①对于上市 5 年以内的药品和列为国家重点监测的药品，应报告该药品引起的所有可疑不良反应；②对于上市 5 年以上的药品，主要报告该药品引起的严重、罕见或新的不良反应。

药品不良反应报告的时限：不同级别 ADR 其报告时限不同。

一般病例逐级、定期报告，应在发现之日起三个月内完成上报工作。

新的、严重的 ADR 应于发现之日 15 日内报告。

死亡病例须及时报告，必要时越级报告。

　　报告方法及内容登陆国家药品不良反应监测网（网址：http：//www.adrs.org.cn）填报。

　　对于发现药品不良反应，应及时登陆各省药品不良反应中心网站，填写药品不良反应公众报告并提交。如山东省药品不良反应中心的网站地址为：http：//www.sdadr.gov.cn/。

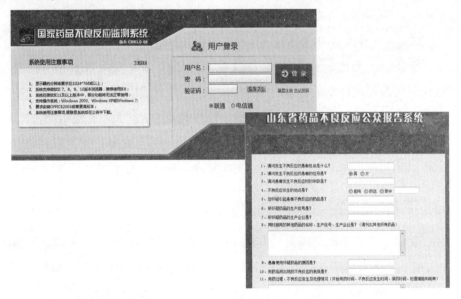

步骤三 填写"药品不良反应／不良事件"报告表

相关知识

　　ADR 报告采用国家食品药品监督管理总局制订的统一格式。一份填报较好的 ADR/ADE 报告内容应包括事件（不良反应）的发生、发展的完整过程，即不良反应表现、动态变化、持续时间、相关治疗和有关的实验室辅助检查结果；要能反应出事件的时间联系、病程进展、合并用药、既往病史、撤药和再次用药以及其他混杂因素。

　　填写药品不良反应的过程既要简明扼要，又要包括整个反应过程的动态变化，同时注意使用规范的医学术语。表格中所提供的内容，必须达到足以使评价人对该报告进行药源性疾病的诊断和鉴别诊断，才是填写合格的报表。

　　填报药品不良反应／事件报告表时的注意事项如下。

　　1. 药品不良反应报告表是药品安全性监察工作的重要档案资料。电子报表中的内容必须填写齐全和确切，不能缺项。

　　2. 不良反应／事件过程描述主要是对不良反应的主要临床表现和体征进行明确、具体的描述，如过敏性皮疹的类型、性质、部位、面积大小等。

　　3. 引起不良反应的怀疑药品为报告主要填写人认为可能引起不良反应的药品，如认为有几种药品均有可能，可将这些药品的情况同时填上；药品名称要求填写通用名和商品名；生产厂家要求填写全名；一定要有批号；用法用量准确明确，用法应填口服、肌内注射、静脉滴注或静脉注射等。

　　4. 用药起止时间是指药品同一剂量的起止时间，均需填写 X 月 X 日。用药过程中剂量改变时应另行填写或在备注栏中标明，如某药只用一次或只用一天可具体写明。

　　5. 用药原因应填写具体，如患卵巢囊肿合并肺部感染注射头孢曲松引起不良反应，此栏应填写肺部感染。

　　6. 并用药品主要填写可能与不良反应有关的同时并用的药品。

　　7. 不良反应／事件的结果是指本次药品不良反应经采取相应的医疗措施后的结果，不是指原患疾病的结果，例如患者的不良反应已经好转，后又死于原患疾病或与不良反应无关的并发症，此栏仍应填"好转"，如有后遗症，需填写其临床表现。

　　8. 关联性评价一栏中，评价结果、报告人的职业和签名、日期均须填写齐全。

做一做

填报《药品不良反应／事件报告表》示例

制表单位：国家食品药品监督管理总局

首次报告□　　跟踪报告□　　　　　　　编码：

报告类型：新的□　严重□　一般□

报告单位类别：医疗机构□　经营企业□　生产企业□　个人□　其他□

患者姓名：	性别：男□女□	出生日期：年　月　日或年龄：	民族：	体重（kg）：		联系方式：
原患疾病：		医院名称：重庆协和医院病历号/门诊号：	既往药品不良反应/事件：有□_____　　无□不详□家族药品不良反应/事件：有□_____　　无□不详□			
相关重要信息：吸烟史□　饮酒史□　妊娠期□　肝病史□　肾病史□过敏史□_____　其他□						

药品	批准文号	商品名称	通用名称（含剂型）	生产厂家	生产批号	用法用量（次剂量、途径、日次数）	用药起止时间	用药原因
怀疑药品								
并用药品								

不良反应/事件名称：	不良反应/事件发生时间：年　月　日

不良反应/事件过程描述（包括症状、体征、临床检验等）及处理情况（可附页）：

不良反应/事件的结果：
痊愈□　好转□　未好转□　不详□　有后遗症□　表现：_____
死亡□　直接死因：_____　死亡时间：　年　月　日

（续表）

停药或减量后，反应 / 事件是否消失或减轻？ 是□ 否□ 不明□ 未停药或未减量□ 再次使用可疑药品后是否再次出现同样反应 / 事件？ 是□ 否□ 不明□ 未再使用□		
对原患疾病的影响：不明显□ 病程延长□ 病情加重□ 导致后遗症□ 导致死亡□		
关联性 评价	报告人评价： 肯定□ 很可能□ 可能□ 可能无关□ 待评价□ 无法评价□ 签名： 报告单位评价： 肯定□ 很可能□ 可能□ 可能无关□ 待评价□ 无法评价□ 签名：	
报告人 信息	联系电话： 职业：医生□ 药师□ 护士□ 其他□	
	电子邮箱： 签名：	
报告单 位信息	单位名称： 联系人： 电话： 报告日期： 年 月 日	
生产企 业请 填写信 息来源	医疗机构□ 经营企业□ 个人□ 文献报道□ 上市后研究□ 其他□	
备 注		

严重药品不良反应，是指因使用药品引起以下损害情形之一的反应：①导致死亡；②危及生命；③致癌、致畸、致出生缺陷；④导致显著的或者永久的人体伤残或者器官功能的损伤；⑤导致住院或者住院时间延长；⑥导致其他重要医学事件，如不进行治疗可能出现上述所列情况的。

新的药品不良反应：

药品说明书中未载明的不良反应。说明书中已有描述，但不良反应发生的性质、程度、后果或者频率与说明书描述不一致或者更严重的，按照新的药品不良反应处理。

报告时限

新的、严重的药品不良反应应于发现或者获知之日起 15 日内报告，其中死亡病例须立即报告，其他药品不良反应 30 日内报告。有随访信息的，应当及时报告。

其他说明

怀疑药品：指患者使用的怀疑与不良反应发生有关的药品。

并用药品：指发生此药品不良反应时患者除怀疑药品外的其他用药情况，包括患者自行购买的药品或中草药等。

用法用量：包括每次用药剂量、给药途径、每日给药次数，例如，5mg，口服，每日 2 次。

报告的处理

所有的报告将会录入数据库，专业人员会分析药品和不良反应／事件之间的关系。根据药品风险的普遍性或者严重程度，决定是否需要采取相关措施，如在药品说明书中加入警示信息，更新药品如何安全使用的信息等。在极少数情况下，当认为药品的风险大于效益时，药品也会撤市。

步骤四 自主学习相关药学服务规范

知识拓展

北京市药品零售企业药学服务规范（试行）2014 年

第一条 药品零售企业的经营场所、设施设备、人员配备、计算机系统等应当符合《北京市开办药品零售企业暂行规定》和新修订《药品经营质量管理规范》的要求。

第二条 药品零售企业店堂内除保证规定面积的药品经营区域外，可以经批准经营医疗器械、保健食品、婴幼儿配方乳粉等相关健康产品，但不得经营其他类别商品。企业应建立相应制度并采取物理措施保证药品、医疗器械销售区域与其他类别商品区域有效隔离。

第三条 药品零售企业应建立相应制度并采取物理措施，保证中药饮片区和处方药销售区域在营业时间内，除具备处方审核、调配及核对资格的人员外，其他人员不得进入。

第四条 药品零售企业店内药品广告宣传应规范，不得宣传未取得批准文号的药品广告。

第五条 药品零售企业在营业时间内应有执业药师或药师在岗，为公众提供药学服务，提供的药学服务应与企业的经营范围相适应。

第六条 药品零售企业店内应具备必要的药学服务硬件条件，至少包括相对独立的药学服务咨询台或咨询区，备有药学工具书及资料，具备药学服务信息管理系统。从事处方调剂业务的门店还应具备处方调剂信息管理系统。

第七条 药品零售企业店内应配备血压计、体重计、腰围测量尺等服务设施。

第八条 药品零售企业应在店内公示顾客服务电话，方便公众电话咨询、接受顾客投诉，对投诉内容应及时跟踪处理并反馈。

第九条 药品零售企业应按照《北京市开办药品零售企业暂行规定》的要求配备销售单据打印设备，为顾客提供打印的销售凭证，销售凭证内容应符合《药品流通监督管理办法》和新修订《药品经营质量管理规范》的相关要求。

第十条 药品零售企业药学服务信息管理系统应至少具备以下功能：标准化药学咨询流程、药品词典（药品基础数据库）、药品基本信息查询、药品词典维护、用药安全信息查询、选药指导、药品说明书查询功能，用药咨询问题记录、维护、统计分析、查询功能，用药指导单打印功能。

第十一条 药品零售企业处方调剂信息管理系统应能对处方输入、审核、核对、调剂全程进行管理和记录，实现处方调剂流程标准化。并至少具备以下功能：处方输入、审核、调配环节管理和记录功能，处方风险提示功能，处方审核人员身份及签名记录功能。

第十二条 药品零售企业应根据经营规模和经营范围配备相应数量执业药师、药师，保证营业时间内执业药师、药师在职在岗。离岗时应出示"药师不在岗，停止销售处方药和甲类非处方药"的告知牌。

第十三条 药品零售企业需对店面标识和药学服务人员着装进行统一管理。应在店面外统一悬挂绿十字标识，应为药学服务人员配备统一的工作服装，服装颜色可在白、粉、绿三种颜色中选取。从事中药调剂岗位的人员，在工作时应佩戴帽子与口罩。

第十四条 参与处方药销售的药学服务人员均应在工服明显位置佩戴统一的身份标识，不得遮挡。身份标识至少应包括佩带者姓名、岗位、单位名称、职称、本人免冠照片。

第十五条 执业药师及药师应当按照标准化咨询流程，就药品的科学合理使用为患者提供专业指导。

第十六条 执业药师及药师提供药学服务时应当举止文明、言语礼貌、服务热心、平等对待患者，不得有任何歧视性或其他不道德的行为，应当尊重患者隐私，对在执业过程中知晓的患者隐私，不得泄露。

第十七条 处方调剂人员应当对顾客所持的医师处方内容进行审核、调配、核对。对认为存在用药不适宜，或发现严重不合理用药或者用药错误的处方，应当拒绝调剂。

第十八条 处方调剂人员在处方调剂时，在完成处方审核、调配、核对、发药工作后，应在处方相应位置及处方调剂信息管理系统中签章。

参与处方调剂的各岗位人员的签名或者专用签章样式应当在药品零售企业留样备查。

第十九条 处方调剂人员不得擅自更改处方，对于含麻醉药品、精神药品、医疗用毒性药品的处方和不能判定其合法性的处方，不得调剂。

第二十条 执业药师应当在职在岗，不得将自己的《执业药师资格证书》《执业药师注册证》、身份标识、印鉴交于其他人或机构使用；不得在药品零售企业、医疗机构只挂名而不现场执业；不得同意或授意他人使用自己的名义向公众推销药品或提供药学服务。

上述行为造成违法违规或其他后果的，由原证书、印鉴、身份标识持有人承担责任。

第二十一条 药品零售企业除应按新修订《药品经营质量管理规范》建立相应的质量管理制度外，还应建立以下制度。

（一）用药咨询与指导制度。

（二）处方药销售管理制度。

（三）药学信息（情报）收集制度。

第二十二条 执业药师及药师应当积极主动参加食品药品监督管理部门、行业协会等组织的各类培训，不断拓展知识面，完善和扩充药学服务专业知识，关注与执业活动相关的法律法规的变化，提高药学服务能力。

第二十三条 各辖区食品药品监督管理部门应当负责监督本辖区药品零售企业及其药学服务行为，应将药品零售企业的药品质量和药学服务质量管理水平与企业分级分类管理相结合。

第二十四条 推动药品零售企业药学服务能力提升，加强药品零售企业和药学服务人员自律管理。积极发挥协会等社会团体的作用，加大宣传和培训工作，提升药学服务人员药学专业水平。

上海市药品零售企业药学服务规范（试行）

第一章 总则

第一条 为提升本市药品零售企业（以下简称药店）的药学服务水平，进一步保障人民群众用药安全有效，制订本规范。

第二条 本规范所称的药学服务是指药店直接从事药品销售的人员应用药学专业知识和工具向公众提供直接的，与药品使用有关的服务。

第三条 上海市食品药品监督管理局鼓励和支持药店开展药学服务；鼓励上海市相关协会指导药学服务工作。

第四条 药店可根据本企业的实际情况，制订本企业实施药学服务细则，实施细则的要求可以高于本规范。

第二章　药店药学服务

第五条　药店要按规定配备药师，营业时间内要有药师在岗，并佩戴标明姓名、药师类别和工作地点等内容的胸卡；药师离岗时要出示"药师不在，暂停销售处方药"的告示牌。

第六条　药店要设立药师咨询服务区（台），安排药师接受购药者的药学咨询，解答购药者疑问。

第七条　有条件的药店要为特定的患者建立药历，及时跟踪用药信息，提供合理用药的指导，并严格保护其隐私。

第八条　鼓励药店主动为社区服务，在社区开展保健知识和合理用药的宣传；对特殊患者，提供送药上门服务；指导和帮助社区居民清理家庭小药箱。

第九条　药店要有专人收集并记录药品不良反应，以及实施药学服务中的各类信息，建立不良反应报告制度和台账，并按规定上报。

第十条　药店要在店堂内明示药学服务公约和监督电话。药店的负责人必须确保药学服务在本店的顺利开展。

第三章　药师药学服务

第十一条　药师是直接面向患者实施药学服务的主体，药师要严格按照处方或病历卡上医嘱调配处方药，提供合理用药指导和药学咨询服务，进行药品不良反应报告等工作。

药师要全面实行服务承诺制，服务承诺应悬挂于店堂的显著位置，接受群众的监督，营造良好的服务氛围。

第十二条　药师在药学服务中承诺。

（一）掌握药品知识。正确介绍药店内所经营药品的功效、不良反应、配伍禁忌、注意事项、同类药品的不同特点。

（二）开展信息咨询。主动了解病情、病史、用药情况、过敏史等；熟悉常见疾病的预防知识，提供用药指导。

（三）合理推荐药品。帮助购药者正确选购非处方药，告知购药者如何使用药品和避免不良反应的发生。

（四）接受公众投诉。受理投诉并及时跟踪处理与向公众反馈。

（五）提高服务技能。参加相关政策法规和专业知识培训，提高自身实施药学服务的技能。首席药师要负责指导、督促其他药师开展药学服务。

第十三条　调配处方药。

（一）审核处方或病历卡。药师要做好对处方或病历卡上医嘱的审核，主要审核有无配伍禁忌，用法用量，医生签字等内容。对有配伍禁忌、超剂量或医嘱中字迹不清、涂改的处方或病历卡，要拒绝调配、销售；必要时，需经原处方医师更正或重新签字。

（二）正确配药。药师或药店营业员要按处方或病历卡上医嘱配药，并在销售处方药登记本上进行登记并签字或盖章，处方及相关的登记本要按有关规定保存备查。

（三）发药复核。药师或药店营业员要检查所调配的药品有无质量问题，外包装是否破损；核对姓名、性别、年龄是否相符；药袋和瓶签是否书写准确。

（四）用药指导。药师或药店营业员要详细交代用法、用量以及注意事项。

第十四条　药师和药店营业员在销售非处方药时要进行合理用药的指导。应通过了解用药者的具体病情，推荐安全、有效、经济、适当的药品。正确介绍药品的性能、用途、使用剂量、使用方法、有效期、配伍禁忌、注意事项等内容，并提醒用药者注意用药过程中可能出现的不良反应；必要时提出去医院就诊的建议。

第十五条　药师和药店营业员不得借药学服务的名义推销药品。

第四章　药学服务的培训

第十六条　药学服务的培训是食品药品监管部门、相关行业协会、执业药师协会和企业内部组织的以药学服务为主要内容的各类教育与考核。培训可以采用多种方式，包括相关协会组织的药师与药店营业员关于药学知识和药学服务能力的技能大赛培训。

第十七条　培训要有完整的年度计划，针对不同的培训对象制订相应的培训大纲和培训教材，并实施考核。举办培训的部门和企业应保存培训记录备查。

第十八条　培训要根据适用于药店药学服务的相应的药学服务技术培训手册或教材进行，并按照考核标准进行考核。

第十九条　药师或药店营业员要根据有关的规定，参加必要的继续教育，并获得规定的学分。直接从事药品销售的药学人员，每年要接受有关部门组织的有关药学知识和服务技能的培训，要建立个人培训档案。

第二十条　未参加培训的药师或药店营业员，或三次（含三次）培训考核不及格的，不宜参与药学服务工作。

第五章　药学服务的评价

第二十一条　药学服务的评价标准和评价方法由市医药商业协会会同中药行业协会和市执业药师协会制订并在实施中不断完善，评价标准另行制订。

第二十二条　每年定期或不定期地开展对药店药学服务的评价工作。评价方式包括企业自查、相关协会评价。药店要接受行风检查员和社会公众的监督。

第二十三条　综合评价结果通过行业协会网站向社会公布。

第六章　附则

第二十四条　药店按照处方药与非处方药分类管理的有关要求、《药品经营质量管理规范》和《上海市城镇职工基本医疗保险定点零售药店管理暂行办法》的规定配备执业药师和药师，并注册到位。

第二十五条　本规范所指的药品零售企业包括本市药品零售连锁企业的门店和单体零售药店（不包括仅销售乙类非处方药的药品经营企业）。

第二十六条　本规范所指的药师是指依法经过资格认定，并在上海市食品药品监督管理局注册或登记的药学技术人员，包括执业药师、从业药师、药师；药店营业员是指经过专业培训，获准上岗的医药商品购销员和中药调剂员。

第二十七条　本规范自 2006 年 5 月 1 日起实施。

● **巩固拓展**

1.患者张某，在急性尿道炎后遵医嘱口服磺胺嘧啶 0.5g tid，首剂加倍，服药 1 天后出现周身荨麻疹，从面颈部开始，依次波及上肢、躯干和下肢，伴有轻度发热和剧烈瘙痒，自行停药后缓解，请分析该患者荨麻疹原因。

如为药品不良反应，属于哪种类型，该如何填写不良反应报告?

2.一位顾客在药店选用了某药厂生产的藿香正气水，服用 3 小时后出现了全身皮肤过敏，顾客到药店询问，药学人员仔细阅读了药品说明书，在药物主要成分中写明含有乙醇，但在药品注意事项中并没有提示对酒精过敏者须慎用，结果造成这位曾对酒精过敏的顾客服用后出现严重的皮肤过敏症状。

分析以上案例，填报"药品不良反应 / 事件报告表"。

任务五　实用医学检查指标解读技术 （自主学习任务）

● **任务目标**

通过本任务的学习,学生达到以下目标。

1. 了解常用血生化检查指标。

2. 熟悉肝功能检查、肾功能检查、粪常规检查指标。

3. 掌握血常规检查、尿常规检查、乙型肝炎血清免疫检查指标。

● **任务描述**

医学检查指标为诊断疾病的重要依据,亦是疾病治疗中需要监控的指标。药师在参与药学服务、用药方案设计和调整时,要善于学习和掌握常用的医学检查的指标,并了解其主要的临床意义,以便于与医师沟通,观察疾病的病理状态和进程,对药物治疗方案和疾病的监测指标做出判断,以提高疗效和减少药品不良反应的发生率。该项目为小组自主学习任务,由各组小组长带领,通过学习教材,计算机网络信息查询,翻阅参考书等途径,最后将学习重点做成PPT,进行小组演示汇报。

● **任务素材**

1. 实践场地: 教学做一体化教室。

2. 计算机、多媒体。

3. 阅读材料等。

● **任务实施**

步骤一　血常规检查

📖 **相关知识**

一、红细胞计数(RBC)

（一）正常参考区间

新生儿：（6.0 ~ 7.0）× 10^{12}/L

婴　儿：（5.2 ~ 7.0）× 10^{12}/L

成　人　男性：（4.0 ~ 5.5）× 10^{12}/L

　　　　　女性：（3.5 ~ 5.0）× 10^{12}/L

（二）检查结果的临床意义

1.增多

相对性增多：大量失水，血浆量减少，血液浓缩。

绝对性增多：①生理性：缺氧和高原生活、新生儿、剧烈运动或体力劳动、骨髓释放红细胞速度加快等；②病理代偿性和继发性：先心病、慢性肺源性心脏病、肺气肿、高原性心脏病、慢性一氧化碳中毒和肿瘤（肾癌、肾上腺肿瘤）患者；③真性红细胞增多：为原因不明的慢性骨髓功能亢进，红细胞计数可达（7.0 ~ 12.0）× 10^{12}/L。

2.减少

造血物质缺乏：慢性胃肠道疾病、酗酒、偏食等引起铁、叶酸缺少或蛋白质、铜、维生素 C 不足均可导致贫血。

骨髓造血功能低下：药物、放射等多种理化因素导致再生障碍性贫血、白血病、癌症骨转移等。

红细胞破坏或丢失过多：先天性失血或者后天获得性溶血性贫血、急慢性失血性贫血、出血。

继发性贫血：各种炎症、结缔组织病、内分泌病。

二、血红蛋白（Hb）

血红蛋白运输 O_2 和 CO_2，测定血红蛋白量减少是诊断贫血的重要指标。

（一）正常参考区间

新生儿：70 ~ 200g/L

成年男性：120 ~ 160g/L

　　女性：110 ~ 150g/L

（二）检查结果的临床意义

1. 增加

（1）疾病　慢性肺心病、先天性心脏病、真性红细胞增多症、高原病和巨幼细胞贫血。

（2）创伤　大量失水，大面积烧伤等。

（3）用药　对氨基水杨酸钠、伯氨喹、维生素 K、硝酸甘油等。

2. 减少

（1）出血　血红蛋白量减少的程度与红细胞相同，见于大出血，再生障碍性贫血，类风湿关节炎及急、慢性肾炎所致的出血。

（2）疾病　血红蛋白量减少的程度比红细胞严重，见于缺铁性贫血，由慢性和反复性出血引起，如胃溃疡、胃肠肿瘤、妇女月经过多、痔疮出血等；红细胞减少的程度比血红蛋白量严重，见于巨幼细胞贫血，如缺乏维生素 B_{12}、叶酸的营养不良性贫血及慢性肝病所致的贫血。

三、白细胞计数（WBC）

白细胞包括中性粒细胞、嗜酸性粒细胞、嗜碱性粒细胞、淋巴细胞和单核细胞。

（一）正常参考区间

新生儿　（15.0 ~ 20.0）× 10^9/L

6 个月 ~ 2 岁婴幼儿　（11.0 ~ 12.0）× 10^9/L

成人末梢血　（4.0 ~ 10.0）× 10^9/L

成人静脉血　（3.5 ~ 10.0）× 10^9/L

（二）检查结果的临床意义

1. 白细胞计数

（1）减少 疾病：①某些病毒性疾病，如流行性感冒、病毒性肝炎、流行性腮腺炎；②某些原虫感染如疟疾、黑热病等，以及伤寒、结核病，及极严重的败血症等；③某些血液病如再生障碍性贫血、粒细胞缺乏症、脾功能亢进等；④自身免疫性疾病，如系统性红斑狼疮。

用药：应用磺胺药、解热镇痛药、部分抗生素、抗甲状腺制剂、抗肿瘤药等。

其他：放射线、化学品（苯及其衍生物）等的影响。

（2）增加 生理性：月经期，妊娠、分娩、哺乳期妇女，剧烈运动，兴奋激动，饮酒以及新生儿和婴儿。

病理性：①急性细菌性感染：如扁桃体炎、肺炎等；②某些病毒性疾病：如乙型脑炎、流行性出血热、传染性单核细胞增多症等；③某些螺旋体病：如钩端螺旋体病、回归热等；④慢性白血病，恶性肿瘤、尿毒症、糖尿病酮症酸中毒以及有机磷农药、催眠药等化学药物的急性中毒。

2. 中性粒细胞（N）

（1）增多 急性感染或化脓性感染：中度感染可 > 10.0×10^9/L；重度感染可 > 20.0×10^9/L，伴核左移。

中毒：糖尿病酮症酸中毒。代谢性酸中毒（如尿毒症）、早期汞中毒、铅中毒，或催眠药、有机磷中毒。

其他疾病：出血、急性溶血、手术后、恶性肿瘤、粒细胞白血病、严重组织损伤、心肌梗死和血管栓塞等。

（2）减少 疾病：伤寒、副伤寒、疟疾、布氏杆菌病、某些病毒感染（如乙肝、麻疹、流感）、血液病、过敏性休克、再生障碍性贫血、高度恶病质、粒细胞减少症或缺乏症、脾功能亢进、自身免疫性疾病等。

中毒：重金属或有机物中毒、放射线损伤等。

用药：抗肿瘤药等。

3. 嗜酸性粒细胞（E）

可释放组胺酶，抑制嗜酸性粒细胞及肥大细胞中活性物质的合成与释放，或灭活上述物质。

（1）增多　过敏性疾病：支气管哮喘、荨麻疹等。

皮肤病与寄生虫病：牛皮癣、湿疹、天疱疮、疱疹样皮炎、真菌性皮肤病、肺吸虫病、钩虫病等。

血液病：慢性粒细胞白血病、嗜酸性粒细胞白血病等。

（2）减少　疾病或创伤：见于伤寒、副伤寒、大手术后、严重烧伤等。

用药：长期应用肾上腺皮质激素。

4. 嗜碱性粒细胞（B）

无吞噬功能，颗粒中含有肝素、组胺、慢反应物质、血小板激活因子等，与过敏反应有关。

（1）增多　疾病：慢性粒细胞白血病、淋巴网状细胞瘤、红细胞增多症、罕见嗜碱性粒细胞白血病、骨髓纤维化或转移癌等。

创伤及中毒：脾切除术后，铅中毒、铋中毒以及注射疫苗也可见增多。

（2）减少　疾病：荨麻疹、过敏性休克等。

用药：促皮质素、肾上腺皮质激素过量及应激反应。

5. 淋巴细胞（L）

B淋巴细胞在抗原刺激下转化为浆细胞分泌抗体，参与体液免疫。

（1）增多　某些细胞及病毒感染（百日咳、传染性单核细胞增多症）；淋巴细胞性白血病；移植排斥反应等。

（2）减少　传染病的急性期、放射病、细胞免疫缺陷病、长期应用肾上腺皮质激素。

此处，发生各种中性粒细胞增多症时，淋巴细胞相对减少。

6. 单核细胞（M）

变形运动和吞噬功能，吞噬抗原，传递免疫信息，活化T、B淋巴细胞，在特异性免疫中起重要作用。

（1）增多　传染病或寄生虫病，如疟疾、结核病。

血液病：单核细胞性白血病、粒细胞缺乏症恢复期。

亚急性感染性心内膜炎。

（2）减少 一般无临床意义。

四、血小板计数（PLT）

血小板功能：营养和支持毛细血管、止血、凝血。

（一）正常参考区间

（100 ~ 300）× 10^9/L

（二）检查结果的临床意义

1. 减少

生成减少：骨髓造血障碍、再生障碍性贫血、急性白血病、骨髓瘤、巨大血管瘤、全身性红斑狼疮、恶性贫血、巨幼细胞性贫血。

破坏过多：特发性血小板减少性紫癜、肝硬化、脾功能亢进、体外循环等。

分布异常：脾肿大、各种原因引起的血液稀释。

其他疾病：弥散性血管内凝血、阵发性睡眠血红蛋白尿症、某些感染（伤寒、黑热病、麻疹、出血热多尿期前、传染性单核细胞增多症、肺结核和败血症）、出血性疾病（血友病）、坏血病、阻塞性黄疸。

用药：抗肿瘤药及其他骨髓抑制药物反应，抗血小板药、抗生素。

2. 增多

创伤：急性失血，脾摘除术后、骨折。

其他：原发性血小板增多症、慢性白血病、真性 RBC 增多症、骨髓瘤、类白血病反应、霍奇金病、恶性肿瘤早期、溃疡性结肠炎等。

五、红细胞沉降率（ESR）

ESR 也称血沉，是指红细胞在一定条件下，在单位时间内的沉降距离。

（一）正常参考区间

Westergren 法（魏氏法）：　男性 0 ~ 15mm/h

女性 0 ~ 20mm/h

（二）检查结果的临床意义

1. 血沉增快

生理性：见于月经期、妊娠 3 个月以上至分娩后 3 周内略增快。

病理性：①炎症：风湿病、结核病、急性细菌感染；②组织损伤及坏死：急性心肌梗塞、手术创伤，持续 2 ～ 3 周；③恶性肿瘤：增长迅速的恶性肿瘤；④高球蛋白血症：多发性骨髓瘤、慢性肾炎、肝硬变、系统性红斑狼疮、贫血、高胆固醇血症。

2. 病理性减慢

红细胞增多症；弥散性血管内凝血时，由于纤维蛋白原减少，血沉减慢。

👥 **做一做**

病例 1

患者，女性，18 岁，每月经期长达十余天，量多，现乏力，面色苍白，测红细胞计数 2.5×10^{12}/L，血红蛋白 80g/L。

思考：患者初步诊断是什么？可采用哪些药物进行治疗。

病例 2

患者，男性，30 岁，工人。入院情况：3 天前开始周身不适，不发烧，无咳嗽、咳痰；1 天前开始咽痛，自觉发热，今日加重。既往史：健康。查体：体温 39.5℃，呼吸 30 次 / 分，脉搏 132 次 / 分。BP 120/80mmHg。呼吸急促，声音嘶哑。颌下淋巴结肿大，双侧扁桃体Ⅲ度大，充血、水肿。有米粒大至黄豆粒大脓点 3 个。心、肺、肝、脾无异常。实验室检查：RBC 4.80 $\times 10^{12}$ / L，HGB 140g/L，WBC 12.0 $\times 10^{9}$ / L，Sg 0.72，St 0.08，L 0.19，E 0.01，PLT 320 $\times 10^{9}$ / L。

思考题：

1. 考虑该患者患有何种疾病？根据是什么？

2. 请分析实验室检查结果。

3. 结合临床病史、体格检查及实验室检查结果，你认为最后诊断是什么？

病例 3

患者，小儿，7 岁，感冒后发烧第四天，体温 39℃，咳嗽近半个月，

X 光影像诊断双肺纹理略增多，未见明显实质性病变，肺门影尚清，心影及膈肌未见异常。血常规检查结果如下图，请结合临床病史，实验室检查结果，你认为最后的诊断是什么？

步骤二 尿常规检查

相关知识

（一）尿液的酸碱度（pH）

1. 正常参考区间

晨尿 pH 5.5 ～ 6.5

随机尿 pH 4.5 ～ 8.0

2. 检查结果的临床意义

尿液 pH 在很大程度上取决于饮食种类、服用的药物及疾病类型。

（1）增高 ①疾病：代谢性或呼吸性碱中毒、高钾血症、感染性膀胱炎、长期呕吐、草酸盐和磷酸盐结石症、肾小管性酸中毒等。②应用碱性药物：如碳酸氢钠、乳酸钠、氨丁三醇等。

（2）降低　①疾病：见于酸中毒、糖尿病酮症酸中毒、痛风、尿酸盐和胱氨酸结石、尿路结核、肾炎、失钾性的代谢性碱中毒、严重腹泻、饥饿状态。②应用酸性药物：如维生素 C、氯化铵等。

（二）尿比重（SG）

1. 正常参考区间

成人晨尿 1.015 ~ 1.025

成人随机尿 1.003 ~ 1.030（一般为 1.010 ~ 1.025）

新生儿 1.002 ~ 1.004

2. 检查结果的临床意义

增高：急性肾小球肾炎、心力衰竭、糖尿病、蛋白尿、脱水、高热、休克、腹水、周围循环衰竭、泌尿系统梗阻、妊娠高血压综合征等。

降低：慢性肾炎、慢性肾功能不全、慢性肾盂肾炎、肾小球损害性疾病、急性肾衰多尿期、尿毒症多尿期、胶原性疾病、尿崩症、蛋白质营养不良、恶性高血压、低钙血症、肾性或原发性、先天性或获得性肾小管功能异常等。

（三）尿蛋白（PRO）

尿中蛋白质：一般正常尿液中仅含微量蛋白质，尿液中蛋白质含量超过 150mg/24h，蛋白质进入尿液中，产生蛋白尿。

1. 正常参考区间

尿液蛋白质定性试验：阴性

定量试验：< 100 mg/L，< 150 mg/24h 尿。

2. 检查结果的临床意义

（1）肾小球性：肾炎症、肾病综合征、肾肿瘤、糖尿病肾小球等肾损害。

（2）肾小管性：肾炎、肾小管重金属损伤。

（3）生理性：剧烈运动、发热、低温刺激、精神紧张或妊娠期妇女也会有轻微蛋白尿。

（4）混合性：肾小球、肾小管同时受损，慢性肾炎。

（5）溢出性：肾脏正常，而血液中有多量异常蛋白质，见于多发性骨髓瘤、原发性巨球蛋白血症出现的本周蛋白尿、骨骼肌严重损伤及大面积心肌梗死时的肌红蛋白尿。

（6）药物肾毒性：氨基糖苷类（庆大霉素）、多肽类（多黏菌素）、抗肿瘤药（氨甲蝶呤）、抗真菌药（灰黄霉素）、抗精神病药（氯丙嗪）等。

（7）其他：如泌尿道感染（膀胱炎、尿道炎）所出现的蛋白尿为假性蛋白尿。

（四）尿葡萄糖

1. 正常参考区间

尿糖定性试验：阴性

定量：成人 <0.56 ~ 5.0mmol/24h 尿

　　　　新生儿 <1.11mmol/L

　　　　儿童 <0.28mmol/L

2. 检查结果的临床意义

正常人尿中含糖量甚少，尿糖增加超过正常值则属病态反应。

疾病（持续性）：糖尿病、垂体和肾上腺疾病如肢端肥大症、功能性胰腺肿瘤、胰腺炎等疾病。

饮食性：高糖饮食。

暂时性：剧烈运动、应激后。

药物：肾上腺皮质激素、口服避孕药、蛋白同化激素。

（五）尿胆红素

1. 正常参考区间

定性：阴性

2. 检查结果的临床意义

尿胆红素阳性：肝细胞性黄疸如病毒性肝炎、肝硬化、酒精性肝炎、药物性肝损伤；阻塞性黄疸如化脓性胆管炎、胆囊结石、胆道肿瘤、胰腺肿瘤、原发性肝癌、手术创伤所致的胆管狭窄等。

（六）尿隐血（BLD）

BLD 反映尿液中存在血红蛋白和肌红蛋白，正常人尿液中不能测出。

1. 正常参考区间

尿血红蛋白：试管法阴性

尿肌红蛋白：试管法阴性

2. 检查结果的临床意义

尿血红蛋白阳性：创伤如严重烧伤、剧烈运动、经尿道前列腺切除术等，疾病如肾炎、肾结石、肿瘤、感染、疟疾等。服用阿司匹林、磺胺药、伯氨喹、硝基呋喃类、吲哚美辛、他汀类调血脂药、秋水仙碱、吡罗昔康等药物。

尿肌红蛋白阳性：创伤如原发性肌肉疾病，创伤挤压综合征、电击伤、手术创伤，代谢性疾病如糖尿病酸中毒，酒精、药物（两性霉素 B、海洛因、巴比妥类）中毒。

（七）尿沉渣白细胞（LEU）

尿液中出现的白细胞超过一定数量，出现白细胞尿。

1. 正常参考区间

定性：阴性

2. 临床意义

泌尿系统感染、慢性肾盂肾炎、膀胱炎、前列腺炎，女性白带混入尿液时，也可发现较多的白细胞。

（八）尿沉渣管型

尿沉渣管型是尿液中的蛋白在肾小管内聚集而成，尿液中出现管型是肾实质性病变的证据。常见的管型种类有透明管型、细胞管型（白细胞、红细胞、上皮细胞）、颗粒管型、蜡样管型、脂肪管型和细菌管型。

1. 参考区间

0 或偶见（0 ~ 1/HPF 透明管型）

2. 临床意义

急性肾小球肾炎、慢性肾小球肾炎、肾病综合征、急性肾盂肾炎、慢性肾盂肾炎、应用多黏菌素、磺胺嘧啶、磺胺甲噁唑、顺铂等药物所致。

（九）尿沉渣结晶

1. 正常参考区间

正常的尿液中有少量磷酸盐结晶、草酸盐结晶和尿酸盐结晶等。

2.检查结果的临床意义

磷酸盐结晶常见于 pH 碱性的感染尿液。

大量的尿酸和尿酸盐结晶提示核蛋白更新增加，特别是在白血病和淋巴瘤的化疗期间。

尿酸盐结晶常见于痛风。

大量的草酸盐结晶提示严重的慢性肾病，或乙二醇、甲氧氟烷中毒。草酸盐尿增加提示小肠疾病。

胱氨酸结晶可见于某些遗传病、肝豆状核变性。

酪氨酸和亮氨酸结晶常见于严重肝病患者。

胆红素结晶见于黄疸、急性肝萎缩、肝癌、肝硬化、磷中毒等患者的尿液中；脂肪醇结晶见于膀胱尿滞留、下肢麻痹、慢性膀胱炎、前列腺增生、慢性肾盂肾炎患者的尿液中。

药物性结晶：服用磺胺药、氨苄西林、巯嘌呤、扑米酮等药物，可出现结晶尿。

（十）尿酮体（KET）

1.正常参考区间

定性：阴性

2.检查结果的临床意义

尿酮体增高多见于：①非糖尿病酮尿：剧烈运动后紧张状态、妊娠期、呕吐、消化吸收障碍、脱水等。②糖尿病酮尿。

（十一）尿肌酐

1.正常参考区间

婴儿：88 ～ 177μmol·kg^{-1}/24h 尿

儿童：71 ～ 195μmol·kg^{-1}/24h 尿

成人：男性 7.1 ～ 17.7mmol/24h 尿

　　　女性 5.3 ～ 15.9mmol/24h 尿

2.检查结果的临床意义

（1）尿肌酐病理性增高　内分泌或代谢系统疾病：甲状腺功能减退、

糖尿病、肢端肥大症、巨人症。

消耗性疾病：伤寒、破伤风。

（2）尿肌酐病理性减少 疾病：肌肉萎缩、肌肉营养不良、甲状腺功能亢进、贫血、瘫痪等。

其他：碱中毒、肾衰竭。

（十二）尿尿酸

1. 正常参考区间

磷钨酸还原法：1.5 ~ 4.4mmol/24h

2. 检查结果的临床意义

（1）尿酸增高 疾病：痛风

核蛋白代谢增强：如粒细胞性白血病、骨髓细胞增生不良、溶血性贫血、红细胞增多症、甲亢、一氧化碳中毒、牛皮癣等。

生理性：高嘌呤的饮食、木糖醇摄入过多、剧烈运动、禁食。

药物：应用噻嗪类及氨苯喋啶等利尿剂，肾上腺皮质激素使血尿酸减少，尿尿酸增多。

（2）尿酸减少 疾病：肾功能不全、痛风发作前期。

饮食：高糖、高脂肪饮食。

（十三）尿淀粉酶

1. 正常参考区间

0 ~ 1200U/L，80 ~ 300 苏氏单位 / 小时

2. 检查结果的临床意义

尿淀粉酶升高：多见于急性胰腺炎，其他疾病如胰腺癌、腮腺炎、急性胆囊炎、胃肠道穿孔等。

尿淀粉酶降低：见于重症肝病、糖尿病等。

步骤三 粪常规检查

相关知识

（一）一般检查

1. 颜色

正常参考区间：黄褐色

黑色：上消化道出血，服中药、铁剂、活性炭等。

鲜红色：下消化道出血如痢疾、痔疮、肛裂、直肠息肉、直肠癌等。

灰白色：胆管阻塞、胆汁缺乏、服用钡剂等。

绿色：食用大量绿色蔬菜、婴儿消化不良等。

果酱色：见于阿米巴痢疾。

2. 性状

正常人为软便且成形，婴儿便是糊状。

脓血便：多见于细菌性痢疾、溃疡性结肠炎、血吸虫病。

黏液便：见于肠炎、阿米巴痢疾和细菌性痢疾、急性血吸虫病、结肠癌。

米泔水便：见于霍乱或副霍乱等。

蛋花样便：多见于婴儿消化不良。

羊粪样便：见于痉挛性便秘。

水样便：见于消化不良、急性肠炎。

（二）显微镜检验

1. 正常参考区间

无红细胞、虫卵、原虫、偶见少量白细胞或上皮细胞。

2. 临床意义

红细胞增多见于溃疡性结肠炎、痢疾、结肠或直肠肿瘤、息肉等。

白细胞增多常见于肠道炎症、溃疡性结肠炎、阿米巴痢疾、肠寄生虫病、细菌性痢疾。

寄生虫卵多见于肠道及肝胆寄生虫患者，如蛔虫病等。

步骤四 肝功能检查

相关知识

（一）酶学检查

1. 丙氨酸氨基转移酶 ALT，又称谷丙转氨酶。肝脏含量最多。

正常参考区间：速率法 成人小于 40U/L。

ALT 升高常见于：传染性肝炎、慢性肝炎、肝硬化活动期、肝癌；胆管疾病；心肌炎、心肌梗死；脑血管疾病。

2. 天冬氨酸氨基转移酶 AST，又称谷草转氨酶。心肌细胞含量最多。

正常参考区间：速率法 成人小于 40U/L。

AST 升高常见于：急性心肌梗死、急性肝炎、慢性肝炎、肝硬化、肝癌、心肌炎、胆管疾病、胸膜炎、皮肌炎、脑血管疾病等。

（二）乙型肝炎血清免疫学检查

HBsAg 和抗 –HBs（HBsAb）；HBeAg 和抗 –HBe（HBeAb）；抗 –HBc（HBcAb）

1. HBsAg（＋）说明乙肝感染期。

2. HBsAb（＋）说明机体有一定的免疫力。

3. HBeAg（＋）乙肝处于活动期，提示传染性强。

4. HBeAb（＋）说明大部分乙肝病毒被清除，复制减少，传染性降低。

5. HBcAb–IgM（＋）说明患者正处于感染期，有传染性。

6. 大三阳：HBsAg（＋）、HBeAg（＋）、 HBcAb（＋），表面抗原、e抗原、核心抗体阳性。

7. 小三阳：HBsAg（＋）、HBeAb（＋）、HBcAb（＋），表面抗原、e抗体、核心抗体阳性。

（三）乙肝五项指标分项解析

1. 乙型肝炎病毒表面抗原（HBsAg）

HBsAg 为乙型肝炎病毒（HBV）表面的一种精蛋白，是感染早期（1～2个月）血清里出现的一种特异血清标记物，可维持数周至数年，甚至终生。

正常参考值：阴性。

阳性意义：慢性或迁延性乙肝活动期。

慢性 HBsAg 携带者（肝功能已恢复正常而 HBsAg 尚未转阴），或 HBsAg 阳性持续 6 个月以上，而携带者既无乙肝症状也无 ALT 异常者。

2. 乙型肝炎病毒表面抗体（HBsAb）

针对 HBsAg 产生的中和抗体，为一种保护性抗体，表明人体具有一定的免疫力。

正常参考值：阴性。

阳性意义：乙肝恢复期，或既往曾感染过 HBV，现已恢复，且对 HBV 具有一定的免疫力。接种乙肝疫苗已产生效果。

3. 乙型肝炎病毒 e 抗原（HBeAg）

HBV 复制的指标之一。

正常参考值：阴性。

阳性意义：活动期乙肝。若持续阳性为慢性乙肝。

乙肝加重前，HBeAg 即有升高，有助于预测肝炎病情。

HBsAg 和 HBeAg 均为阳性的妊娠期妇女，可将乙型肝炎病毒传播给新生儿，其感染的阳性率为 70%～90%。

4. 乙型肝炎病毒 e 抗体（HBeAb）

HBeAb 是 HBsAg 的非中和抗体，不能抑制 HBV 的增殖，出现于 HBsAg 转阴之后。

正常参考值：阴性。

阳性意义：HBeAg 转阴，HBV 部分被清除或抑制，病毒复制减少，传染性降低。

部分慢性乙肝、肝硬化、肝癌患者可检出抗 –HBe。

在 HBeAg 和抗 –HBs 阴性时，如能检出抗 –HBe 和抗 –HBc，能确诊为乙肝近期感染。

5. 乙型肝炎病毒核心抗体（HBcAb）

HBcAb 为乙肝核心抗原（HBcAg）的非中和抗体，不能抑制 HBV 的增殖，却是反映肝细胞受到 HBV 侵害后的一项指标，为急性感染早期标志性抗体，常紧随 HBsAg 和 HBeAg 之后出现于血清中，包括 IgM 和 IgG 两型。

正常参考值：阴性。

阳性意义：抗 HBc–IgM 阳性是诊断急性乙肝和判断病毒复制活跃的指标（有较强的传染性）。抗 HBc–IgM 阳性还可见于慢性活动性乙肝患者。

抗 HBc–IgG 阳性，高滴度表示正在感染 HBV，低滴度则表示既往感染过 HBV。

+	(1) HBsAg	(2) 抗–HBs	(3) HBeAg	(4) 抗HBe	(5) 抗–HBc	
	−	−	−	−	−	过去和现在均未感染HBV
	−	−	−	−	+	曾感染HBV，急性感染恢复期
	−	−	−	+	+	过去和现在已感染过HBV
	−	+	−	−	−	预防注射疫苗；或HBV感染已康复
	−	+	−	+	+	既往感染；急性HBV感染恢复期
	−	+	−	−	+	既往感染；急性HBV感染已恢复
	+	−	−	−	+	急性HBV感染；慢性HBsAg携带者
	+	−	−	+	+	急性HBV感染趋向恢复；慢性HBsAg携带者，传染性弱，长期持续易癌变
	+	−	+	−	−	急性或慢性乙肝，传染性极强
	+	−	+	−	+	急性HBV感染早期，HBsAg携带者
	+	−	+	−	−	急性HBV感染早期，传染性强
	−	−	+	+	+	急性感染中期
	+	−	+	+	+	急性感染趋向恢复；慢性携带者
	+	−	−	+	−	急性感染趋向恢复
	−	−	−	+	−	急性感染趋向恢复
	−	+	−	+	−	HBV感染已恢复

HBV 五项指标检测结果的临床意义

做一做

病例

患者，男性，43 岁，因乏力、食欲减退伴右上腹胀痛 5 年，加重 1 年为主诉前来就诊。腹软，肝肋下 2cm，质软，有压痛和叩击痛。辅助检查如下。

1. 乙肝病毒标志物：HBsAg（+）、HBeAg（+）、抗 HBc（+）。

2. 肝功能：ALT500U/L。

3. 肝脏超声：肝实质光点增粗。

思考：该患者可能患有的疾病是什么？

步骤五　肾功能检查

相关知识

肾生理功能：①分泌和排泄尿液、废物、毒物和药物；②调节和维持体液容量和成分；③维持机体内环境的平衡。

（一）血清尿素氮（BUN）

测定尿素氮，可了解肾小球的滤过功能。

1. 正常参考区间

婴儿、儿童 1.8 ～ 6.5 mmol/L

成人 3.2 ～ 7.1 mmol/L

2. 临床意义

（1）肾脏疾病　慢性肾炎、严重的肾盂肾炎等。BUN 值高于正常值时说明有效肾单位的 60% ～ 70% 已受损害。尿素氮测定对于肾功能衰竭，尤其是尿毒症的诊断有特殊价值。

（2）泌尿系统疾病　结石、肿瘤、尿路结石、前列腺增生、尿路梗阻等引起尿量显著减少或尿闭（肾后性氮质血症）。

（3）其他　脱水、高蛋白饮食、蛋白质分解代谢增高、水肿、腹水、血循环功能衰竭、胆道手术后、妊娠后期妇女、磷、砷等中毒等。

（二）血肌酐（Cr）

1. 正常值参考区间

酶法：成年男性：59 ～ 104 μmol/L，

　　　　成年女性：45 ～ 84 μmol/L；

　　　　儿童：0 ～ 7 天：53 ～ 97 μmol/L

　　　　　　　1 周 ～ 1 月：27 ～ 62 μmol/L

　　　　　　　1 月 ～ 1 岁：18 ～ 35 μmol/L

1 岁 ~ 16 岁：18 ~ 62 μmol/L

2.临床意义

血肌酐增高见于急性或慢性肾小球肾炎等肾脏疾病，所以，在早期或轻度损害时，血肌酐浓度可以表现为正常。

步骤六 其他常用血生化检查

🔖 **相关知识**

（一）血脂检查

血脂是胆固醇（CHO）、三酰甘油（TG）、磷脂（PL）和游离脂肪酸（FFA）的总称。

1.血清总胆固醇（TC）测定

正常参考区间：成人 2.84 ~ 5.17mmol/L

TC 升高见于长期高脂饮食；胆道梗阻如胆管结石、胰头癌等致胆汁排出减少；冠心病、动脉粥样硬化；糖尿病；甲状腺功能减退、肾病综合征、脂肪肝等。

TC 降低见于重症肝病、慢性消耗性疾病、营养不良、甲亢等。

2.血清三酰甘油（TG）测定

正常参考区间：0.56 ~ 1.70mmol/L

TG 升高见于食入过多脂肪；肝病后释放过多的脂肪；遗传性家族性高脂血症；心脑血管疾病；肥胖症、体力活动减少、酗酒后；肾病综合征、甲状腺功能减低、糖尿病、胰腺炎、妊娠及口服避孕药等。

TG 降低见于甲亢、甲状旁腺功能亢进、肾上腺皮质激素功能减退、肝功能严重障碍等。

3.脂蛋白检查

脂质与蛋白质结合成脂蛋白。根据密度不同可分为乳糜颗粒、极低密度脂蛋白、低密度脂蛋白、高密度脂蛋白四类。

（1）低密度脂蛋白（LDL）测定　正常参考区间：2.1～3.1mmol/L

临床意义：LDL 被认为是动脉粥样硬化的主要致病因子，其增高与冠状动脉粥样硬化性心脏病（冠心病）发病呈正相关。

（2）高密度脂蛋白（HDL）测定　正常参考区间：1.2～1.65mmol/L

HDL 可除去沉积于血管壁上的胆固醇，是一种保护性因子，有抗动脉粥样硬化的作用。

临床意义：HDL 降低见于脑血管病、糖尿病重症、肝炎、肝硬化等。高甘油三酯血症、肥胖症患者常常 HDL 偏低；吸烟者 HDL 可降低，少量饮酒、长期体力活动又可使 HDL 升高。

（二）血淀粉酶（AMY）

淀粉酶是一种水解淀粉、糊精和糖原的水解酶，主要来自胰腺和腮腺。

正常参考区间：速率法 血清 80～220U/L

活性增高：胰腺炎、胰腺癌、非胰腺疾病（腮腺炎、消化性溃疡穿孔、机械性肠梗阻、急性胆囊炎等）。

活性降低：可见肝癌、肝硬化、糖尿病等，胰腺组织破坏严重或肿瘤压迫时间过长。

●巩固拓展

各小组通过自主学习该任务要点，掌握关键检测指标含义，以小组为单位，制作该任务知识要点 PPT，下次课进行各小组 PPT 汇报展示。注意：①PPT 制作要简洁精美，幻灯片之间有层次性和连贯性，逻辑顺畅；②整体风格流畅，模板协调，合理使用 PPT 新功能新技术及其他软件；③涵盖关键知识点，重点突出，难点解析恰当，能够引入具体实例演示；④小组分工明确，整合优势，选出代表汇报时注意演讲仪态，环节完整，表达流畅。

测验一 综合测试与检验

测一测

1. 药学服务最基本的要素是（ ）

A. 与药物有关的服务 B. 处方调配的服务

C. 药品供应的服务 D. 药品检验的服务

2. 药学服务的对象是（ ）

A. 患者 B. 家属 C. 广大公众 D. 医护工作者

3. 药学服务的核心是（ ）

A. 患者 B. 家属 C. 广大公众 D. 医护工作者

4. 投诉应对处理中下列不合适地点场所是（ ）

A. 办公室 B. 会议室 C. 大堂内 D. 休息室

5. 下列不属于用法范畴的是（ ）

A. 给药的次数 B. 每次几片 C. 间隔时间 D. 给药途径

6. 下列药品剂型可掰开服用的是（ ）

A. 缓释片 B. 控释片 C. 肠溶片

D. 说明书有可掰服字样，药片上有可掰开的划痕

7. 某化学药品，有效期 24 个月，生产日期 2015 年 6 月 1 日，标签中有效期可表达为（ ）

A. 有效期至 2017 年 5 月 B. 有效期至 2017 年 6 月

C. 有效期至 2017 年 5 月 1 日 D. 有效期至 2017 年 6 月 1 日

8. 老年人由于肝肾功能减退，对药物代谢能力下降，肾脏的排泄减慢，用药剂量应比成人有所减少，一般来讲 60 ~ 80 岁老年人用药剂量可为成人的（ ）

A.3/4 以下 B.2/4 以下 C.2/5 以下 D.3/5 以下

9. 有下列情况，应当判定为超常处方的是（ ）

A. 无正当理由超说明书用药 B. 重复给药

C. 开具处方未写临床诊断或临床诊断书写不全

D. 早产儿、新生儿、婴幼儿处方未写明体重或日、月龄

10. 下列处方缩写代表"每天一次"的是（　　）

A.qh　　　　　B.qd　　　　　C.bid　　　　　D.tid

11. 下列处方缩写代表"肌内注射"的是（　　）

A.H.　　　　　B.po　　　　　C.im　　　　　D.iv gtt

12. 下列关于药品不良反应报告的时限，表述不正确的是（　　）

A. 不同级别 ADR 其报告时限不同

B. 一般病例逐级、定期报告，应在发现之日起三个月内完成上报工作

C. 新的、严重的 ADR 应于发现之日 15 日内报告

D. 死亡病例须及时报告，但不能越级报告

13. 下列哪项（　　）不属于使用药品引起"严重药品不良反应"损害的

A. 导致死亡　　　　　　　　B. 致癌、致畸、致出生缺

C. 胃肠道反应呕吐　　　　　D. 危及生命

14. 我国药品不良反应监测范围中属于国家重点监测的药品是（　　）

A. 上市 5 年以内的药品　　　B. 上市 5 年以上的药品

C. 处方药　　　　　　　　　D. 特殊管理药品

答案：1～5：ACACB　　6～10：DAAAA　　11～14：CDCA

项目二 呼吸系统常见疾病用药指导

任务一 感冒

● **任务目标**

通过本任务的学习，学生达到以下目标。

1. 熟悉感冒的概念、发病机制。

2. 掌握感冒的临床表现、诊断方法和中西药治疗。

● **任务描述**

感冒是一种常见的呼吸系统疾病，多由病毒入侵引起，属于自愈性疾病。用于治疗感冒的药物品种多而复杂，主要针对感冒典型症状对症组方。通过对本任务的学习，学生能够在掌握感冒的临床表现、主要症状基础上，对患者进行疾病问询、诊断评估，据此向患者推荐安全、有效、适宜的药品，并进行合理用药指导及健康提示，为患者提供完整的药学服务。

● **任务素材**

1. 实践场地：教学做一体化教室。

2. 计算机。

3. 相关药品实样或包装盒塑封卡片。

●任务实施

步骤一　问病诊断

相关知识

感冒概述

感冒分为普通感冒和流行性感冒（简称流感）。

1.普通感冒，俗称"伤风"，属于急性上呼吸道感染，简称"上感"，有时也直接称为"感冒"。感冒的主要病原体是病毒（包括鼻病毒、腺病毒、柯萨奇病毒、冠状病毒、副流感病毒等），少数是细菌。

2.流感系由流感病毒（甲、乙、丙及变异型等）引起的急性呼吸道传染病。

感冒病原体通过喷嚏、咳嗽等产生的飞沫传播，或通过手与手、被污染的碗筷等日常用具的直接接触而传播。

一、感冒、流感临床表现

（一）感冒的临床表现

感冒潜伏期一天左右，发病较急，初期常有卡他症状（肺感染的局部症状），后期会出现全身症状。严重时可继发细菌感染，但不会造成大的流行，亦少见并发症。病程3～7天。其临床表现有以下几点。

1.局部症状

鼻腔：鼻塞、流涕、打喷嚏、流眼泪。

咽喉：咽干、咽痒或灼烧感、咽痛、轻度咳嗽、声音嘶哑。

2.全身症状

发热、头痛、头胀、头晕，身体疲倦乏力，肌肉酸痛，可伴有恶心、呕吐、腹胀、腹痛、腹泻。

（二）流感的临床表现

流感发病急骤，有明显的流行和暴发。

全身症状表现较重，高热、头痛、全身酸痛、乏力、眼结膜炎等中毒症状明显，局部鼻咽部症状较轻。

1. 单纯型（典型流感）

有全身酸痛、周身不适、食欲缺乏、乏力、高热、头痛、畏寒等全身症状，并伴有流涕、鼻塞、喷嚏、咽痛、干咳、胸背后痛和声音嘶哑等上呼吸道卡他症状，典型病程约 1 周。

2. 肺炎型

在流感流行期间多见于小儿及老年体弱患者，除有典型流感症状外，1 ~ 2 日病情加重，临床可见持续高热、气急、剧咳、发绀及咯血等。肺部可听到湿性啰音。X 线摄片显示两肺可有散在絮状阴影。少数可因心衰或者周围循环衰竭而死亡。

3. 胃肠型

除典型流感症状外，尚有恶心、呕吐、腹痛、腹泻等胃肠道症状，典型病程 2 ~ 4 日，可迅速康复。

4. 神经型（中毒型）

高热不退、头痛、谵妄以致昏迷。儿童可见抽搐及脑膜刺激症状。

二、感冒、流感的诊断与鉴别方法

（一）西医诊断方法

1. 感冒的诊断与鉴别

（1）血常规检查　因多为病毒性感染，白细胞计数正常或偏低，淋巴细胞百分比可升高；细菌感染者可有白细胞计数与中性粒细胞升高。

（2）可根据临床症状和体征进行诊断。

（3）普通感冒的鉴别有以下几方面。

1）流感：起病急，全身中毒症状重，局部卡他症状较轻。

2）变应性鼻炎：反复发作，有过敏史或者季节性。

3）麻疹、百日咳、白喉、猩红热等急性传染病的初期症状和普感相似，一定要注意询问病史、当地的流行情况并做短期观察随访以便鉴别。

2. 流感的诊断与鉴别

（1）血常规检查　白细胞计数偏低，淋巴细胞相对偏高，当并发细菌性感染时，则白细胞会增多。

（2）可根据接触史、流行史和临床表现进行诊断。

（3）流感的鉴别有以下几方面。

1）普通感冒：起病较缓，全身中毒症状轻，卡他症状明显。

2）流行性脑脊髓膜炎（简称流脑）：与流感早期症状相似，但流脑有明显的季节性（冬春多发）且儿童多见，有突发高热、剧烈头痛，皮肤黏膜有瘀斑、脑膜刺激征可与流感鉴别。

3）其他：麻疹，病后2～3天颊黏膜出现科氏斑，发热3～5天出现红色皮疹。

（二）中医诊断方法

中医将感冒分为风寒型感冒、风热型感冒、暑湿型感冒和时行感冒（流行性感冒）四种类型。根据辨证施治的原则，不同类型的感冒应选用不同的中成药治疗。

1. 风寒型感冒

冬季感寒而致。症状：恶寒重、发热轻、鼻塞流清涕，无汗，周身酸痛，咳嗽、痰白质稀，舌苔薄白，脉浮紧。通常要穿很多衣服或盖厚被子才觉得舒服一些。

2. 风热型感冒

为春、夏、秋感受风热之邪发病。症状：发热重、恶寒轻，有汗，头痛，鼻塞、浊涕、口渴、咽痛，咳痰稠或黄，舌苔发黄腻，脉浮数。

3. 暑湿型感冒

多为夏秋发病。症状：发热恶寒、体温不高、头痛、胃脘满闷、恶心、呕吐、眩晕、腹痛、泻下。

4.时行感冒

症状：患者的症状与风热感冒的症状相似。

但时行感冒患者较风热感冒患者的症状重。患者可表现为突然畏寒、高热、头痛、怕冷、寒战、头痛剧烈、全身酸痛、疲乏无力、鼻塞、流涕、干咳、胸痛、恶心、食欲缺乏，婴幼儿或老年人可能并发肺炎或心力衰竭等症状。

三、疾病查询需要注意的问题

1.首先应当确认患者是谁、年龄、性别、职业，然后进一步查询。

2.有哪些具体的症状，有没有 *** 等其他症状?

3.症状持续了几天?

4.注意询问四史：用药史、疾病史、过敏史、就医史（诊断史）。

做一做

案例

患者主诉：最近工作太忙，过度疲劳，昨日淋雨，现头痛、咽干、全身不舒服，怀疑是感冒，需要用什么药品?

根据以上案例，进行角色扮演，模拟店员进行问病查询，并对疾病进行评估诊断。

步骤二 感冒常用药品介绍

相关知识

一、化学药品

西医目前尚无特效抗病毒药物，以对症处理为主，主要成分如下。

1.解热镇痛药

治表，退热，缓解头痛、关节及全身肌肉酸痛。常用阿司匹林、对乙酰氨基酚、双氯芬酸、布洛芬、人工牛黄等。

2. 鼻黏膜血管收缩药

治表，收缩鼻黏膜的血管，减轻鼻塞症状，使鼻涕减少，如伪麻黄碱。

3. 抗过敏药

治表，主治打喷嚏、鼻塞、流鼻涕，如氯苯那敏（扑尔敏）、苯海拉明、氯雷他定、二氧丙嗪（兼镇咳）。

4. 中枢兴奋药

加强解热镇痛效果，拮抗抗组胺药物的嗜睡作用，如咖啡因。

5. 蛋白水解酶

改善体液循环，促进药物的渗透和扩散，如菠萝蛋白酶。

6. 抗病毒药

治本，抑制病毒复制增殖，并抑制病毒从细胞中释放，减轻病毒感染的严重程度，如金刚烷胺、金刚乙胺、病毒神经氨酸酶抑制剂（达菲）、阿昔洛韦、利巴韦林等。

常用的抗病毒西药都是针对某一种或某一类病毒的，并且有白细胞减少、皮疹、恶心、呕吐等不良反应；中药抗病毒不是只针对某几种病毒，而是有着广谱的抑杀作用，通俗表达为"通杀"。所以建议使用抗感冒病毒的中成药。例如：双黄连口服液、抗病毒口服液。

7. 镇咳药

如右美沙芬、二氧丙嗪等。

表 2－1　　感冒常用西药

商品名	通用名	主要成分	厂家
新康泰克	美扑伪麻片/氨麻美敏片	本品为复方制剂，每片含主要成分对乙酰氨基酚 500mg、氢溴酸右美沙芬 15mg、盐酸伪麻黄碱 30mg 和马来酸氯苯那敏 2mg。	中美天津史克制药有限公司
爱菲乐（扑风清）	布洛伪麻片	布洛芬和盐酸伪麻黄碱。	山东新华制药股份有限公司

（续表）

白加黑	氨酚伪麻美芬片Ⅱ（日片）/氨麻苯美片（夜片）	日片：每片含对乙酰氨基酚325mg，盐酸伪麻黄碱30mg，氢溴酸右美沙芬15mg。 夜片：每片含对乙酰氨基酚325mg，盐酸伪麻黄碱30mg，氢溴酸右美沙芬15mg，盐酸苯海拉明25mg。	拜耳医药保健有限公司启东分公司
日夜百服咛	氨酚伪麻美芬片（日片）/氨麻美敏片Ⅱ（夜片）	日片：每片含对乙酰氨基酚500mg，氢溴酸右美沙芬15mg，盐酸伪麻黄碱30mg。 夜片：每片含对乙酰氨基酚500mg，氢溴酸右美沙芬15mg，盐酸伪麻黄碱30mg，马来酸氯苯那敏2mg。	中美上海施贵宝制药有限公司
感康/感叹号	复方氨酚烷胺片	本品为复方制剂，其组分为：每片含对乙酰氨基酚250mg，盐酸金刚烷胺100mg，咖啡因15mg，人工牛黄10mg，马来酸氯苯那敏2mg。	吉林吴太感康/长春海外
快克/仁和可立克	复方氨酚烷胺胶囊	本品为复方制剂，每粒含对乙酰氨基酚250mg，盐酸金刚烷胺100mg，马来酸氯苯那敏2mg，人工牛黄10mg，咖啡因15mg。	海南亚洲制药/江西铜鼓仁和制药
银得菲	氨酚伪麻那敏片(Ⅱ)	每片含对乙酰氨基酚320mg，盐酸伪麻黄碱30mg，马来酸氯苯那敏2mg。	深圳海王药业有限公司
泰诺	酚麻美敏片	每片含对乙酰氨基酚325mg，盐酸伪麻黄碱30mg，氢溴酸右美沙芬15mg，马来酸氯苯那敏2mg。	上海强生制药有限公司
康必得	复方氨酚葡锌片	每片含对乙酰氨基酚100mg，葡萄糖酸锌70mg，盐酸二氧丙嗪1mg，板蓝根浸膏粉250mg。	河北恒利集团制药公司
力克舒	复方酚咖伪麻胶囊	每粒含对乙酰氨基酚150mg，马来酸氯苯那敏1.25mg，盐酸氯哌丁6mg，盐酸伪麻黄碱15mg，咖啡因12.5mg，菠萝蛋白酶1.6万单位。	四川杨天生物药业股份有限公司

二、中成药

（一）风寒型感冒

治疗：辛温解表，宣肺散寒。

用药：患者可选用风寒感冒冲剂、感冒清热颗粒、九味羌活丸、通宣理肺丸、感冒软胶囊、荆防冲剂、午时茶颗粒等药物治疗。若患者兼有内热便秘的症状，可服用防风通圣丸治疗。风寒型感冒患者忌用桑菊感冒片、银翘解毒片、羚翘解毒片、复方感冒片等药物。

治疗风寒感冒的关键就是需要出汗（中医称辛温解表），有很多方法，包括桑拿、用热水泡脚（最好加点酒）、盖上两层被子、喝姜糖水、喝姜粥等等。风寒感冒主治方是桂枝汤，伤寒论首方，也称和剂之王（麻黄汤也主治风寒感冒，但在南方慎用）。

（二）风热型感冒

治疗：宜辛凉解表，宣肺清热。

用药：风热感冒冲剂、双黄连口服液、桑菊感冒片、银翘解毒片、柴胡颗粒、羚翘解毒丸、银黄口服液、板蓝根冲剂、苦甘冲剂等。风热型感冒患者忌用九味羌活丸、理肺丸等药物。

（三）暑湿型感冒

治疗：解表化湿。

用药：藿香正气胶囊（口服液）、银翘解毒丸等。

联合用药：藿香正气类 + 猴耳环（穿王消炎）。

藿香正气类的功效：中暑，暑湿感冒，急性胃肠炎，晕车，晕船，水土不服，是家庭常备药。其中藿香正气水含有酒精不主张给儿童用。

如果患者胃肠道症状较重，不宜选用保和丸、山楂丸、香砂养胃丸等药物。

（四）时行感冒

治疗：应以清热解毒、疏风透表为主。

用药：患者可选用解热消炎胶囊、抗病毒口服液、防风通圣丸、重感灵片、重感片等药物。如果时行感冒的患者单用银翘解毒片、强力银翘片、夏桑菊感冒片或牛黄解毒片等药物治疗，则疗效较差。

中毒型流感患者则表现为：高热、谵语、昏迷、抽搐，有时能致人死亡。因此病极易传播，故应及早隔离和治疗。

做一做

利用任务素材，按照学习小组为单位，对感冒常见的化学药品和中成药进行分类识别。

步骤三　感冒合理用药指导

相关知识

一、小儿感冒用药

两岁以下小儿注意禁用含伪麻黄碱的抗感冒药和含抗过敏成分的镇咳药。部分成人感冒药，如"速效伤风胶囊""感冒通"等药，含有扑热息痛、非那西丁、氨基比林、咖啡因等成分，这些成分对小儿有危害，对骨髓造血系统可产生抑制作用，影响小儿血细胞的生成和生长，导致白细胞减少及粒细胞缺乏，降低小儿的免疫力，有的可引起中毒性肝损坏。复方阿司匹林有兴奋作用，婴幼儿的神经抑制机制尚未健全，婴幼儿高热时使用复方阿司匹林，容易诱发惊厥，还会因大量出汗引起虚脱，甚至因血液中游离胆红素堆积而出现黄疸，同时这种药对消化系统和肝肾功能有损害，有的可能引起瑞氏综合征，造成白细胞、血小板降低，尤其是3岁以下的幼儿，一般不主张使用这种药品。

二、孕妇，司机，患有糖尿病、高血压等慢性病患者用药

孕妇，司机，患有糖尿病、高血压等慢性病的患者服用感冒药要慎重。重点成分禁忌及注意事项：有的感冒药孕妇服用后会导致胎儿畸形（右美沙芬头3个月妊娠妇女禁用）；有的感冒药中含有抗过敏成分，司机、机器操作、高空作业等特殊职业人群服用后容易困倦而发生事故；服用阿司匹林等解热镇痛药时，禁止同时饮酒，消化道溃疡患者禁用；含伪麻黄碱成分的感冒药，老年人，高血压、心脏病、甲亢、前列腺增生、青光眼、肺气肿患者，孕妇哺乳期妇女慎用。

三、避免抗生素滥用

严格控制抗生素，不轻易使用抗生素。一般普通感冒，上呼吸道感染，

以病毒感染为主，除非出现不能进食、脱水症状，一般不需要输液，特别不要轻易使用抗生素。抗生素对病毒没有任何效果，反而会增加身体对抗生素的耐药性。除非发生合并细菌感染、肺炎，一般不需要使用抗生素。

四、其他注意事项

注意不要重复给药，以免产生严重的不良反应；连续服药不得超过 7 天，如症状不缓解，发烧、咳嗽加重、胸闷，建议就医。

步骤四　健康提示

相关知识

无严重症状者以一般疗法为主，多喝水，注意休息。多喝水对预防感冒也有一定的作用。患者晚上睡觉前和早晨起床后最好能喝一杯水，使身体保持足够的水分，饮食应以清淡为主，多吃一些新鲜的蔬菜和水果。气温较低时，尽量减少在室外活动时间，注意保暖。

感冒重在预防，加强自身锻炼，增强免疫力和抵抗疾病的能力。感冒具有一定传染性，有疾病的患者、老年人、儿童或体弱者，不要到人多的场合，以免交叉感染。

做一做
教师导

1. 案例描述

患者，男性，32 岁，公司职员，主诉头痛、发热、咽痛、流黄鼻涕、咳黄痰。患者发病前两天因天气突然转凉，未及时添加衣服，感到浑身发冷，而后出现发热、流清鼻涕，鼻塞等症状，自行服用了感冒药，但是这两天症状越发严重。

2. 案例分析

患者主诉头痛、发热、流黄涕、咳黄痰，应该是普通感冒未控制住合并了细菌感染。

3. 用药指导

针对发热症状可选用解热镇痛药如对乙酰氨基酚片或阿司匹林片等；针对病因可使用抗病毒口服液和抗生素类药物如青霉素 V 等。

学生做

根据本任务学习的感冒相关知识，同学们分小组进行角色扮演，"患者"主诉症状，"店员"进行疾病查询和评估，推荐合适的药品并进行合理用药指导。

●巩固拓展

1. 患者，男性，30 岁，司机，主诉鼻塞很严重，流清水样鼻涕，恶寒，不发热，喉咙干、痒，但不痛，无咳嗽症状。患者两天前去大江游泳，当时觉得江水较凉，游了一会儿即上岸。次日清晨开始打喷嚏，鼻塞，流涕，咽痒。今来我店买药，请分析以上案例，为患者制订用药方案，进行用药指导并提出合理的建议。

2. 患者，女性，18 岁，因感冒后身体极度不适到药店咨询购药。患者在一周前感冒，主要表现为乏力、头痛、咽痛、寒战、发热、恶心及呕吐等症状。因未得到充分休息，病情加重，呈现刺激性阵咳，咳脓性黏痰等呼吸道症状，体温 39℃。请根据病例设计药店用药咨询情景。

任务二　咽炎

● **任务目标**

通过本任务的学习,学生达到以下目标。

1. 熟悉急、慢性咽炎的概念。

2. 掌握急、慢性咽炎的临床表现,中西药治疗,合理用药。

● **任务描述**

咽炎是咽部黏膜,黏膜下组织的炎症,常为上呼吸道感染的一部分。依据病程的长短和病理改变性质的不同,分为急性咽炎和慢性咽炎两大类。通过对本任务的学习,学生能够在掌握咽炎的临床表现、主要症状基础上,对患者进行疾病问询、诊断评估,据此向患者推荐安全、有效、适宜的药品,并进行合理用药指导及健康提示,为患者提供完整的药学服务。

● **任务素材**

1. 实践场地:教学做一体化教室。

2. 计算机。

3. 相关药品实样或包装盒塑封卡片。

● 任务实施

步骤一　问病诊断

相关知识

咽炎概述

　　咽炎（别名：咽喉炎）是咽部黏膜，黏膜下组织的炎症，常为上呼吸道感染的一部分，多由病毒感染引起。依据病程的长短和病理改变性质的不同，分为急性咽炎、慢性咽炎两大类。急性咽炎为咽部黏膜及黏膜下组织的急性炎症。以秋冬及冬春之交较常见。慢性咽炎表现为咽部黏膜慢性充血。多见成年人，病程长，易复发。

一、急、慢性咽炎发病原因及临床表现

（一）发病原因

1. 急性咽炎

常因受凉，过度疲劳，烟酒过度等致全身及局部抵抗力下降，病原微生物乘虚而入而引发。

2. 慢性咽炎

（1）局部因素　急性咽炎反复发作或延误治疗转为慢性；慢性鼻部炎症、慢性扁桃腺炎、龋齿等影响所致。

（2）外界因素　如果生活地域气候寒冷、干燥，工作环境空气被粉尘、化学气体污染，或者咽喉长期受烟酒、辛辣食物的刺激，易得慢性咽炎。

（3）身体因素　慢性咽炎也可以是某些全身性疾病的局部表现，如贫血、消化不良、大便长期秘结、心脏病、支气管炎、哮喘、肝脏病变、糖

尿病及慢性肾炎等。

（4）职业因素　主要多发于嗓音工作者，如教师、演员等。因长时间说话和演唱，可刺激咽部，引起慢性充血而致病。

（二）临床表现

急性咽炎起病急，患者喉内干痒有灼烧感，或有轻度喉痛，迅速出现声音粗糙或嘶哑，并常伴有发热、干咳，或咳出少量黏液，且有吸气困难，尤以夜间明显。患者咽部红肿充血，颈部淋巴结肿大。严重者甚至引起水肿，常因水肿而阻塞咽喉，导致呼吸困难。

慢性咽炎可有咽喉部不适、干燥、发痒、疼痛或有异物感；有时晨起后常会咳出微量稀痰，伴有声音嘶哑，可有刺激性咳嗽、声音嘶哑，多在疲劳和使用声带后加重，但不发热。病程长，症状常反复，不易治愈。

二、疾病查询需要注意的问题

1. 首先应当确认患者是谁、年龄、性别、职业，然后进一步查询。

2. 有哪些具体的症状，有没有 *** 等其他症状？

3. 症状持续了几天？

4. 询问用药史、疾病史、过敏史、就医史。

做一做

案例

患者主诉：吹风以后咽喉发痒，总想咳嗽，多穿些衣服或加盖被子保暖后症状减轻。检查可见咽部水肿、水样分泌物增多，并可见舌体肿胀、悬雍垂水肿等。

根据以上案例，进行角色扮演，模拟店员进行问病查询，并对疾病进行评估诊断。

步骤二 咽炎常用药品介绍

相关知识

一、非处方药品

中成药：清喉咽合剂、猴耳环颗粒、复方青果冲剂、清咽丸、双黄连口服液、穿心莲片、金莲花片、咽炎片、复方草珊瑚含片、西瓜霜、慢严舒柠、银黄颗粒（胶囊）等。

化学药：西地碘片（华素片）、度米芬含片、溶菌菌含片等。

为及时清除口腔内潜伏的条件致病菌，可含漱甲硝唑（0.2%～0.5%）含漱剂（早晚刷牙后含漱）、氯己定（0.1%～0.2%）含漱剂等。

喉炎：咽喉干痒、声音嘶哑、刺激性咳嗽。药物：喉症丸、玄麦柑橘颗粒、黄氏响声丸。

二、处方药

可使用肾上腺糖皮质激素，严重感染者可建议服用抗菌药物，如青霉素类、头孢类和磺胺类等药物。急性咽炎一般由感冒引起，都伴有一部分感冒症状，如发热、头痛等，可服用相应解热镇痛药物，如对乙酰氨基酚、布洛芬、阿司匹林等。

表 2-2　咽炎常用药物

商品名	通用名	主要成分	厂家
	西瓜霜润喉片	西瓜霜、冰片、薄荷素油、薄荷脑。辅料为糊精、蔗糖、枸橼酸、硬脂酸镁、滑石粉、胭脂红、桔子香精、二氧化硅	桂林三金药业股份有限公司
	复方草珊瑚含片	肿节风、薄荷脑、薄荷素油	江中药业股份有限公司
	清咽丸	寒水石、薄荷、青黛、硼砂(煅)、冰片、桔梗、诃子(去核)、乌梅(去核)、甘草	北京同仁堂科技发展股份有限公司制药厂
	双黄连口服液	金银花、黄芩、连翘。辅料为蔗糖、香精	哈药集团三精制药股份有限公司
	黄氏响声丸	薄荷、浙贝母、连翘、蝉蜕、胖大海、川芎	无锡济民可信

（续表）

	穿心莲片	穿心莲。辅料为淀粉、糊精、硬脂酸镁	广州白云山和记黄埔中药有限公司
	金莲花片	金莲花。辅料为淀粉、硬脂酸镁、滑石粉、色素、柠檬黄	承德颈复康药业集团有限公司
	咽炎片	玄参、板蓝根、天冬、麦冬、牡丹皮、百部（制）、青果、款冬花（制）、木蝴蝶、地黄、蝉蜕、薄荷油。辅料为：硬脂酸镁、滑石粉、包衣粉	吉林吴太感康药业有限公司
慢严舒柠	清喉利咽颗粒	黄芩、西青果、桔梗、竹茹、胖大海、橘红、枳壳、桑叶、香附（醋制）、紫苏子、紫苏梗、沉香、薄荷脑。辅料为乳糖、蛋白糖	桂龙药业（安徽）有限公司
	银黄颗粒	金银花提取物，黄芩提取物	四川三精升和制药
敬修堂	喉症丸	板蓝根、人工牛黄、冰片、猪胆汁、玄明粉、青黛、雄黄、硼砂、蟾酥（酒制）、百草露	广州白云山敬修堂药业股份有限公司
九寨沟	玄麦甘桔颗粒	玄参、麦冬、甘草、桔梗	九寨沟天然药业集团有限责任公司
华素片	西地碘含片	本品主要成分为分子碘，每片含分子碘1.5mg。辅料为蔗糖、西地脑、硬脂酸镁、羟丙甲纤维素	北京华素制药股份有限公司
宇宙	溶菌酶含片	本品每片含溶菌酶20mg(12.5万单位)	上海长城药业有限公司
飞云岭	度米芬含片	本品每片含主要成分度米芬0.5mg	贵州飞云岭药业股份有限公司
云中莲	甲硝唑含漱液	其化学名为2-甲基-5-硝基咪唑-1-乙醇	山西云中制药有限责任公司

做一做

利用任务素材，按照学习小组为单位，对急、慢性咽炎常见的化学药品和中成药进行分类识别。

步骤三 咽炎合理用药指导

相关知识

1.早发现、早预防、早治疗。慢性咽炎一般不需要使用抗生素治疗，因为慢性咽炎多数并非细菌感染。无论是急性期还是慢性期的咽炎，在发现后都要积极采取治疗措施进行治疗，不可延误治疗时机，如急性咽炎不及时治疗会转入慢性期，治疗难度增加；慢性咽炎如不及时治疗，日后更难以治愈。

2. 注意咽炎用药的不良反应，常为恶心、呕吐、胃部不适，偶有过敏、皮疹等，一旦发现应停药。

3. 度米芬、氯己定等杀菌含漱剂，切勿与阴离子表面活性剂（牙膏）同时使用，刷牙后含漱，含漱时不宜咽下，幼儿、恶心呕吐患者不宜含漱，要按照说明书要求正确稀释溶液，含漱后不宜马上饮水和进食。

4. 含片含服时宜把药物置于舌根，尽量贴近喉部，2小时一次或者4～6次/日，注意含服时间越长疗效越好，含服时不宜咀嚼或吞咽，含后30分钟内不宜进食或饮水，5岁以下幼儿含片最好选用圈式中空的含片。

5. 西瓜霜中含有西瓜霜、冰片等孕妇慎用的成分，草珊瑚、金嗓子类似的药物同上。

6. 西地碘中的碘对口腔黏膜组织的刺激性很大，不宜长期含服，碘过敏者、妊娠哺乳期妇女禁用；对碘可能过敏者慎用；长期应用可出现口内铜腥味、喉部烧灼感、鼻炎、皮疹等，停药后即可消失。

步骤四 健康提示

相关知识

日常生活应注意不吃辛辣食物，如辣椒、大蒜、大葱及生姜、芥末、胡椒粉等；多饮水，多吃清淡的食物；避免进食过烫、过冷的食物；吸烟的患者要坚决戒除；避免过度疲劳，保证睡眠；注意居室清洁，减少灰尘，保持居室有一定的湿度；注意保暖，尤其是冬季，冷空气的刺激常是咽炎的诱发因素；注意保持口腔卫生；注意提高自身免疫力。

做一做

教师导

1. 案例描述

患者，男性，教师。主诉咽部不适。只要稍微吃一些热性的食物或稍微受冷，甚至多说些话，咽部就非常不舒服。咽部有疼痛感、灼热感、干燥感，而且咽部有较黏稠的分泌物。三年前的一天，患者不小心淋雨，随后发热，头痛，咽痛，当时以为患感冒，并没有在意，自己服用感冒药无效，后到医院经医生诊断为急性咽炎，用药三天后好转，自行停药。没想到却发生了上述的情况。

2. 案例分析

从上述症状分析该患者应该是患了慢性感染性咽炎。慢性感染性咽炎临床表现为咽部有疼痛感、灼热感、干燥感，而且咽部有较黏稠的分泌物。检查可见咽部黏膜弥漫性充血，呈暗红色。咽后壁常有黏性分泌物附着，咽后壁淋巴滤泡增生、散在或融合，咽侧索也有充血肥厚。

3. 用药指导

本病多由细菌和病毒感染引起，可因咽部直接受感染引起，也可由邻近组织蔓延而来。主要致病菌为溶血性链球菌、金黄色葡萄球菌、流感嗜血杆菌等。治疗时可选择对其敏感的抗生素，如青霉素 V、阿莫西林、头孢菌素类等。当然，如果是病毒感染，则要选择抗病毒药，如利巴韦林。局部可使用含漱剂及含片，还可以选用抗菌、抗病毒作用的中药治疗。

学生做

根据本任务学习的急、慢性咽炎的相关知识，同学们分小组进行角色扮演，"患者"主诉症状，"店员"进行疾病查询和评估，推荐合适的药品并进行合理用药指导。

巩固拓展

患者，男性，52 岁，吸烟 7 年，近段时间感觉喉咙除了发干、灼热外，每天早上都会出现干呕，咽部异物感，好像被什么东西堵住一样。请根据病例设计药店用药咨询情景。

任务三　支气管炎

●任务目标

通过本任务的学习，学生达到以下目标。

1. 熟悉支气管炎的概念。

2. 掌握支气管炎的临床表现、中西药治疗和合理用药。

●任务描述

支气管炎是指气管、支气管黏膜及其周围组织的慢性非特异性炎症，多是由于病毒和细菌的反复感染。通过对本任务的学习，学生能够在掌握支气管炎的临床表现、主要症状基础上，对患者进行疾病问询、诊断评估，据此向患者推荐安全、有效、适宜的药品，并进行合理用药指导及健康提示，为患者提供完整的药学服务。

●任务素材

1. 实践场地：教学做一体化教室。

2. 计算机。

3. 相关药品实样或包装盒塑封卡片。

● **任务实施**

步骤一　问病诊断

相关知识

支气管炎概述

> 支气管炎是指气管、支气管黏膜及其周围组织的慢性非特异性炎症。其主要原因为病毒和细菌的反复感染。气温下降、呼吸道小血管痉挛缺血、防御功能下降等利于致病,烟雾粉尘、污染大气等慢性刺激也可发病,吸烟使支气管痉挛、黏膜变异、纤毛运动降低、黏液分泌增多有利感染,过敏因素也有一定关系。急性支气管炎起病较快,开始为干咳,以后咳黏痰或脓性痰。常伴胸骨后闷胀或疼痛。发热等全身症状多在 3～5 天内好转,但咳嗽、咳痰症状常持续 2～3 周才恢复。而慢性支气管炎则以长期、反复而逐渐加重的咳嗽为突出症状,伴有咳痰。咳痰症状与感染与否有关,时轻时重。还可伴有喘息,病程迁延。

一、支气管炎病因

本病发病原因尚不明确,可能是下列多种因素长期相互作用的结果。

1. 感染

病毒和细菌的重复感染形成了支气管的慢性非特异性炎症。较常见的有合胞病毒、副流感病毒、流感病毒、腺病毒、鼻病毒及肺炎支原体等。大多数病例可在病毒感染基础上并发细菌感染。

2. 气候因素

当气温骤降时,细支气管黏膜充血水肿,痰液阻塞及支气管管腔狭窄,可以产生气喘等支气管炎症状。另外，呼吸道小血管痉挛缺血、防御功能下降等也易致病。

3. 理化因素

烟雾粉尘、污染大气等慢性刺激亦可发病。

4. 吸烟

吸烟使支气管痉挛、黏膜变异、纤毛运动降低、黏液分泌增多有利感染。

5. 过敏因素

过敏性体质的人群有一定的概率出现支气管炎。

二、支气管炎临床表现

（一）急性支气管炎的临床表现

起病较急，部分患者可出现感冒症状；全身症状一般较轻，可有发热，体温38℃左右，多于3～5日内降至正常；初期干咳或少量黏液痰，随后痰量增多，咳嗽加剧，偶伴血痰，咳嗽、咳痰有时可延续2～3周才消失；伴支气管痉挛时，可出现程度不等的胸闷气急；多数患者预后良好，少数体质弱者可迁延不愈，日久可演变为慢性支气管炎。

（二）慢性支气管炎的临床表现

起病缓慢，病程长，反复急性发作而病情加重。每年发病持续3个月以上，连续2年或2年以上。

一般以晨间咳嗽为主，睡眠时有阵咳。

咳嗽一般为白色黏液和浆液泡沫性痰，偶可带血，稠而不易咳出。由于夜间副交感神经兴奋，支气管分泌增加，气管内痰液积聚，在起床或体位变动时，引起刺激性咳嗽、咳痰。

可能伴有喘息，喘息明显者常称为喘息性支气管炎，部分患者可能同时伴有支气管哮喘。

慢性支气管炎分两期：急性加重期和缓解期。急性加重期是指咳嗽、咳痰、喘息等症状突然加重，加重的主要原因是呼吸道感染，病原体可以是病毒、细菌、支原体和衣原体等。

三、疾病查询需要注意的问题

1. 首先应当确认患者是谁、年龄、性别、职业，然后进一步查询。

2. 有哪些具体的症状，有没有 *** 等其他症状？

3. 症状持续了几天？

4. 询问用药史、疾病史、过敏史、就医史。

做一做

案例

患者，女性，25 岁，于一月前无明显诱因出现咳嗽，以干咳为主，偶有少量痰液，伴有发热、咯血。根据以上案例，进行角色扮演，模拟店员进行问病查询，并对疾病进行评估诊断。

步骤二 支气管炎常用药品介绍

相关知识

一、控制感染

一般情况可使用对常见致病菌敏感的抗生素，包括喹诺酮类、大环内酯类、β–内酰胺类或磺胺类广谱抗生素等，如复方磺胺甲氧异噁唑、阿莫西林、氨苄西林、头孢氨苄、头孢拉定、头孢呋辛、头孢克洛、罗红霉素等。

二、镇咳祛痰

化学药品：复方磷酸可待因溶液（商品名：联邦止咳露），氨溴索口服液，愈创木酚磺酸钾口服溶液，复方氯化铵合剂，盐酸溴己新片。

中成药：强力枇杷露，桂龙咳喘宁颗粒，橘红颗粒，通宣理肺丸，止咳糖浆等。

复方制剂：复方甘草合剂，复方甘草片。

干咳少痰，声音嘶哑者可用止咳药物，如右美沙芬、喷托维林；慢性支气管炎除刺激性干咳外，不可单纯采用中枢性镇咳药物，因痰液不能排除，会加重细菌感染并影响通气。阵发性咳嗽常伴有不同程度的支气管痉挛，可适当采用支气管舒张药改善症状，有利于痰的清除。

三、平喘

气急、气喘者可用解痉平喘药，如氨茶碱、丙卡特罗、特布他林等。

做一做

利用任务素材，按照学习小组为单位，对支气管炎常见的化学药品和中成药进行分类识别。

步骤三　支气管炎合理用药指导

相关知识

一、积极控制感染

在急性期遵照医嘱选择有效的抗菌药物，包括喹诺酮类、大环内酯类、β-内酰胺类或磺胺类广谱抗生素等。

二、促进排痰

急性期患者在使用抗菌药物的同时应用镇咳、祛痰药物，对年老体弱无力咳痰的患者或痰量较多的患者应以祛痰为主，不宜选用强烈镇咳药以免抑制中枢神经，加重呼吸道炎症导致病情恶化。

步骤四　健康提示

相关知识

一、适当加强体育锻炼

急性支气管炎迁延不愈可导致慢性支气管炎，这类患者应该适当加强体育锻炼，增强体质，提高耐寒能力和机体抵抗力，冬天坚持冷水洗脸、洗手，睡前按摩脚心、手心。

二、保持良好的居住环境卫生

室内的温度、湿度要适宜，室内空气要流通；流感高发季节，不要去人多拥挤的地方，避免细菌或是病毒感染；外出时最好戴上口罩；注意天气的变化，及时增加衣物，避免受凉感冒引发急、慢性支气管炎。

三、合理饮食

急、慢性支气管炎的患者平时要多吃些清淡、低钠的食物，如梨、莲子、柑橘、百合、核桃、藕、大白菜等，这些食物有止咳、化痰、平喘的作用，对急、慢性支管炎的辅助治疗有一定的作用。避免吃辛辣刺激或是油腻的食物。

做一做

教师导

1.案例描述

患者，男性，60岁，咳嗽，咳痰7天，伴发热。主诉因受凉后咳嗽，咳痰，痰液呈白色泡沫样，不伴气紧、咯血、发热、胸痛、盗汗。

2.案例分析

患者因受凉后咳嗽，咳痰，痰液呈白色泡沫样、不伴气紧、咳血、发热、胸痛、盗汗，判断为急性支气管炎。

3.用药指导

针对发热症状可选用解热镇痛药如对乙酰氨基酚片或阿司匹林泡腾片等；针对咳嗽，咳痰等，可使用氢溴酸右美沙芬口服溶液、复方甘草合剂、沐舒坦等。

学生做

根据本任务学习的支气管炎的相关知识，同学们分小组进行角色扮演，由"患者"主诉症状，"店员"进行疾病查询和评估，推荐合适的药品并进行合理用药指导。

● 巩固拓展

患者，男性，35岁，4年前出现频繁剧烈咳嗽、咳痰（白色泡沫样），咳嗽为阵发性、发作性、持续时间长短不等，咳嗽严重时伴有胸闷气短，平卧、弯腰饱餐后加重。此后每年发作两三次，每次发作后持续2个月或更久。7日前，再次发病，咳嗽，咳痰较剧烈，持续时间长，并伴有胸闷。请分析以上案例，为患者制订用药方案，进行用药指导并提出预防治疗的建议。

任务四　支气管哮喘

● **任务目标**

通过本任务的学习,学生达到以下目标。

1. 熟悉支气管哮喘的概念。

2. 掌握支气管哮喘的临床表现、中西药治疗和合理用药。

● **任务描述**

支气管哮喘简称哮喘,我国哮喘患病率约1% ~ 4%,可发生于任何年龄,儿童发病率高于成人,约有40%的患者有家族史。发达国家发病率高于发展中国家,城市发病率高于农村。通过对本任务的学习,学生能够在掌握哮喘的临床表现、主要症状基础上,对患者进行疾病问询、诊断评估,据此向患者推荐安全、有效、适宜的药品,并进行合理用药指导及健康提示,为患者提供完整的药学服务。

● **任务素材**

1. 实践场地:教学做一体化教室。

2. 计算机。

3. 相关药品实样或包装盒塑封卡片。

● **任务实施**

步骤一 问病诊断

相关知识

支气管哮喘概述

支气管哮喘是由嗜酸性粒细胞、肥大细胞和 T 淋巴细胞等多种炎症细胞参与的气道慢性炎症。这种炎症使气道对各种刺激因子反应性增高，并引起气道狭窄。临床上表现为反复发作性的喘息、呼气性呼吸困难、胸闷或咳嗽等症状。多数患者可自行缓解或经治疗缓解。治疗不当也可发生气道不可逆性狭窄，因此，合理的防治至关重要。

一、病因与发病机制

本病的病因比较复杂，大多被认为是一种多基因遗传病，受遗传因素和环境因素的双重影响。

（一）遗传因素

哮喘患者亲属患病率高于群体患病率，并且亲缘关系越近，患病率越高；患者病情越严重，其亲属患病率也越高。

（二）环境因素

主要包括某些诱发因素，具体如下。

1. 吸入物：如尘螨、花粉、真菌、昆虫、动物毛屑、二氧化硫、氨气、油漆等各种特异性、非特异性吸入物。

2. 感染：哮喘的形成和发作，与呼吸道反复感染细菌、病毒等有关。

3. 食物：鱼、虾、蟹、牛奶、花生等食物过敏。

4.气候变化：气候剧烈变化可诱发哮喘，故在寒冷季节或秋冬气候转变时多发病。

5.精神因素：大哭、大笑、生气、惊恐等可引起过度通气并引起低碳酸血症而导致气道收缩，从而促使哮喘发作。

6.运动：剧烈运动可引起患者气流受限而使哮喘症状短暂发作。

7.药物：有些药物（普萘洛尔、阿司匹林等）可引起哮喘发作。

二、临床表现

反复发作性的气喘或伴有喘鸣音的呼气性呼吸困难、胸闷或咳嗽，可自行或治疗后缓解。由于其病因不同，发病形式也各异，有多种类型。

三、疾病查询需要注意的问题

1.首先应当确认患者是谁、年龄、性别、职业，然后进一步查询。

2.有哪些具体的症状，有没有 *** 等其他症状？

3.症状持续了几天？

4.询问用药史、疾病史、过敏史、就医史。

做一做

案例

患者，女性，39岁，主诉咳嗽2月余，气喘半月。患者自诉缘于3年前，出现不明原因咳嗽，为刺激性干咳，自认为感冒服用抗感冒药和镇咳药治疗，症状可缓解。随后患者咳嗽症状反反复复。

根据以上案例，进行角色扮演，模拟店员进行问病查询，并对疾病进行评估诊断。

步骤二　支气管哮喘常用药品介绍

相关知识

一、治疗原则

部分患者能够找到引起哮喘的变应原或其他非特异性刺激因素，立即使患者脱离变应原的接触，是防治哮喘最有效的方法。

二、常用药品

（一）支气管扩张药

支气管扩张药主要作用为舒张支气管，控制哮喘的急性症状。

1. β_2-肾上腺素受体激动剂

此类药物是控制哮喘急性发作症状的首选药物。常用的有沙丁胺醇、特布他林等。

2. 茶碱类

该类药物是目前常用的治疗哮喘的药物之一，目前用于临床的药物品种有氨茶碱片、茶碱缓释片等。

3. 抗胆碱药

异丙托溴铵。

（二）抗炎药

1. 糖皮质激素

糖皮质激素是目前最有效的抗炎药物，吸入糖皮质激素是哮喘长期控制用药的首选。主要代表药物包括丙酸倍氯米松气雾剂、布地奈德气雾剂、丙酸氟替卡松气雾剂等。

2. 过敏介质阻滞剂

该类药物主要作用是稳定肺组织肥大细胞膜，抑制过敏介质释放。主要代表药物有色甘酸钠、酮替芬。

3.白三烯调节剂

白三烯调节剂可缓解白三烯介导的支气管炎症和痉挛状态，改善肺功能，减少发作次数和症状，减少对激素的依赖。可用于不能使用激素的患者或者联合用药。主要代表药物有孟鲁司特钠咀嚼片等。

（三）复方制剂及中成药

海珠喘息定片

处方：珍珠层粉、胡颓子叶、天花粉、蝉蜕、防风、冰片、甘草、盐酸氯喘、盐酸去氯羟嗪。

固本咳喘胶囊

处方：党参、白术、茯苓、麦冬、补骨脂（盐水炒）、灸甘草、五味子（醋制）。

做一做

利用任务素材，按照学习小组为单位，对哮喘常见的化学药品和中成药进行分类识别。

步骤三　支气管哮喘合理用药指导

相关知识

一、发作期治疗

（一）一般治疗

哮喘发作期时，应卧床休息，保持安静、避免吸入寒冷、污染及刺激性气体，有呼吸道感染采用抗菌治疗。

（二）药物治疗

1.联合应用平喘药

轻度：吸入短效 β_2 受体激动剂，如沙丁胺醇或特布他林（喘康素），疗效不佳加服小量茶碱控释片或氨茶碱；夜间哮喘可吸入美沙特罗，必要时可定时吸入丙酸倍氯米松或溴化异丙托品。

中度：吸入 β_2 受体激动剂，加用氨茶碱静脉注射；仍不缓解加用溴化异丙托品气雾吸入；同时加大丙酸倍氯米松的吸入剂量或口服醋酸泼尼松片。

重度：吸入 β_2 受体激动剂、静脉滴注氨茶碱及肾上腺皮质激素，缓解后逐渐减量并改为口服，必要时加用雾化吸入抗胆碱药。合用祛痰药，控制感染可选择有效抗菌药物，去除病因及诱因。

2. 祛痰药

盐酸溴己新或氨溴索

二、缓解期治疗

1. 抗变态反应治疗

（1）色苷酸钠 20mg 粉雾吸入，于好发季节前 1～2 周开始，持续 4～8 周，本品只能预防而无平喘作用。

（2）酮替芬。

2. 支气管扩张剂

必要时可用支气管扩张剂，如氨茶碱或者沙丁胺醇。

三、肾上腺皮质激素的撤药问题

肾上腺皮质激素撤减过快，会出现皮质机能低下症，会使哮喘加重、复发甚至诱发哮喘持续状态，一般来说，用药时间越长，撤药时间应越长。

快速撤药：每日撤减 50%。

中速撤药：每周撤减 2.5～5mg。

慢速撤药：每月撤减 1mg。

四、注意药物配伍变化

氟喹诺酮类中环丙沙星与茶碱类药配伍时，可升高茶碱类的血药浓度，引起茶碱中毒毒性反应。与喹诺酮类同用时，需要注意间隔时间服用。

五、其他注意事项

1. 不能随意加大剂量。

2. 不能乱用药物。治疗哮喘使用平喘药，有时还需用抗生素或肾上腺皮质激素。这些要在需要时才能使用，一旦感染被控制或哮喘停止，应该有计划地进行停药。因此。必须听从医生指导，以免产生耐药性或对自身肾上腺皮质功能产生抑制。

步骤四　健康提示

相关知识

对于哮喘患者的护理，不能重治不重防。有些患者一到天冷便不敢出门，结果体质越来越弱，抗病能力越来越低。应从夏季发作间歇期开始加强体育锻炼，活动量应根据自己的体质而定。当然，哮喘较重或持续哮喘状态者，则不宜做过量的活动。

做一做
教师导

1. 案例描述

患者，男性，18 岁，气喘 4 小时，10 年来春季发病。体温 36.7℃，端坐呼吸，两肺遍布哮鸣音。

2. 案例分析

幼年有发病，反复在春季气喘发作，两肺遍布哮鸣音。诊断为支气管哮喘。

3. 用药指导

发作时可选用沙丁胺醇或氨茶碱，若不能缓解可采取静脉途径给药，尽可能寻找并脱离变应原。

学生做

根据本任务学习的支气管哮喘的相关知识，同学们分小组进行角色扮演，"患者"主诉症状，"店员"进行疾病查询和评估，推荐合适的药品并进行合理用药指导。

● 巩固拓展

患者，女性，58岁。主诉反复咳嗽、胸闷、气喘20余年，再次发作1天，突然加重1小时伴呼吸困难。患者20年前开始出现咳嗽、喘息，经常由感冒引起发作，给予解痉、平喘药治疗可缓解。缓解期无症状。患者每年发作2次左右，无明显季节性。近2年患者每年发作4～5次。一天前因感冒出现胸闷、憋气，活动后气喘，患者未重视，因身边没有药物遂未服用药物。当天晚上患者感到咳嗽、胸闷、憋气较重。请根据病例设计药店用药咨询情景。

测验二 综合测试与检验

测一测

1. 镇痛作用明显的非处方药为（ ）

A. 阿司匹林 B. 布洛芬 C. 谷维素 D. 对乙酰氨基酚

E. 双氯芬酸钠二乙胺乳胶剂

2. 白天工作的驾驶员可选用于止咳的非处方药有（ ）

A. 氨溴索 B. 苯丙哌林 C. 右美沙芬 D. 可待因 E. 羧甲司坦

3. 适合老年人和儿童服用的退热药是（ ）

A. 安乃近 B. 布洛芬 C. 贝诺酯 D. 对乙酰氨基酚

E. 阿司匹林

4. 属于祛痰剂的有（ ）

A. 可待因 B. 羧甲司坦 C. 右美沙芬 D. 氨溴索 E. 苯丙哌林

5. 下列选项中，属于支气管哮喘典型临床症状的是（ ）

A. 反复发作性伴有哮鸣音的呼气性呼吸困难

B. 胸痛 C. 咯血 D. 干咳 E. 胸闷

6. 具有使鼻黏膜血管收缩、解除鼻塞症状作用的抗感冒药成分是（ ）

A. 天麻素 B. 伪麻黄碱 C. 对乙酰氨基酚

D. 金刚烷胺 E. 双氯芬酸

7. 解热镇痛药用于退热，两次用药的间隔时间应为（ ）

A. 2～4小时 B. 4～6小时 C. 6～8小时

D. 3～5小时 E. 5～7小时

8. 剧咳者宜首选止咳的非处方药为（ ）

A. 苯丙哌林 B. 可待因 C. 吗啡 D. 右美沙芬 E. 喷托维林

9. 夜间咳嗽患者宜选用下列哪种止咳药（ ）

A. 氨溴索 B. 右美沙芬 C. 喷托维林 D. 可待因 E. 苯丙哌林

10. 呈现改善体液局部循环作用的复方抗感冒药成分是（ ）

A. 咖啡因 B. 伪麻黄碱 C. 金刚烷胺

D. 菠萝蛋白酶 E. 解热镇痛药

11.从事驾驶、高空作业等工作者不宜服用（　　）

A.组方含解热镇痛药　　B.组方含抗过敏药　　C.组方含伪麻黄碱

D.组方含维生素 C　　　E.组方含抗病毒药

12.治疗感冒所伴随的咳嗽可选用（　　）

A.氨茶碱　　　　　　　B.喷托维林　　　　　　C.氨溴索

D.羧甲司坦　　　　　　E.右美沙芬复方制剂

13.痰液较多的咳嗽患者应服用（　　）

A.氨茶碱　　　　　　　B.喷托维林　　　　　　C.氨溴索

D.羧甲司坦　　　　　　E.右美沙芬复方制剂

14.治疗支气管哮喘患者咳嗽宜联合应用的药物为（　　）

A.氨茶碱　　　　　　　B.喷托维林　　　　　　C.氨溴索

D.羧甲司坦　　　　　　E.右美沙芬复方制剂

15.阿司匹林可透过胎盘屏障，引起胎儿缺陷，故（　　）

A.退热属对症治疗　　　B.严格掌握用量　　　　C.餐后服药

D.妊娠及哺乳期妇女不宜用药　E.不宜同时应用两种以上的解热镇痛药

答案：1～5：BBDDA　　6～10：BBABD　　11～15：BECAD

赛一赛

1.个人考核项——呼吸系统常见病常用药认药、识药分类陈列比赛。

考核要求及评分标准：在规定时间内（6分钟），按照GSP的规定以及药品分类码放的原则，将40种呼吸系统常见病常用药品分区分类正确整齐摆放在分类标识牌提示相应的货架内（未放在货架上的药品视同区域混淆，按扣分算）。每个药品折合分值为2.5分，摆错及未摆放的，每个扣除2.5分，总计100分。

分为以下两个阶段。

（1）准备阶段　每个班级6～7人/组，考核前以小组为单位领取模拟训练药品和标识牌，由小组长带领按照考试评分要点，在模拟训练区进行自主训练。

（2）考核阶段　小组长抽取考试序列号，按顺序依次到仿真药店考核区，每个同学现场对 40 个竞赛药品计时分类陈列，裁判员现场评分。

2. 团队考核项——各学习小组综合呼吸系统常见病典型症状，进行问病荐药、合理用药指导方案设计，然后根据设计方案，小组成员角色扮演、模拟情景对话，在模拟大药房为患者提供完整的销售服务过程。

考核要求：要注意销售服务环节的完整性（顾客引导→问病荐药→合理用药指导→售后服务→收银→送客）。具体包括正确引导顾客消费，合理问病荐药，开展购药咨询、健康宣教活动，进行合理用药指导，提供所购药品的存储方式，对划价、收银、装袋等动作结合语言描述，规范结束销售服务等。

评分标准

顾客引导	疾病查询诊断	药品介绍	合理用药指导	健康宣教	售后服务	收银送客
10%	10%	20%	30%	10%	10%	10%

注：权重——优秀 A 1　　良好 B 0.8　　一般 C 0.6　　较差 D 0.4

项目三　消化系统常见疾病用药指导

任务一　消化不良

● **任务目标**

通过本任务的学习,学生达到以下目标。

1. 熟悉消化不良的概念。

2. 掌握消化不良的临床表现、西药治疗和合理用药。

● **任务描述**

消化不良是一种由胃动力障碍引起的疾病,也包括胃蠕动不好的胃轻瘫和胃食管反流病。通过对本任务的学习,学生能够在掌握消化不良的临床表现、主要症状基础上,对患者进行疾病问询、诊断评估,据此向患者推荐安全、有效、适宜的药品,并进行合理用药指导及健康提示,为患者提供完整的药学服务。

● **任务素材**

1. 实践场地:教学做一体化教室。

2. 计算机。

3. 相关药品实样或包装盒塑封卡片。

● **任务实施**

步骤一　问病诊断

相关知识

消化不良概述

消化不良是一组慢性或复发性上腹疼痛或不适(上腹饱胀、早饱、灼烧感、嗳气、食欲缺乏、恶心、呕吐等)。消化不良非常常见,半数以上人群曾因消化不良而就诊,我国普通人群中有消化不良症状者达20% ~ 30%,老年人中最高发。

消化不良的分类

消化不良根据病因可分为功能性消化不良和器质性消化不良。

1. 功能性消化不良:有消化不良的症状,但经检查并没有发现明显的消化器官疾病或系统性疾病,此类消化不良发生率最高。

2. 器质性消化不良:经过检查可明确认定是由某器官病变引起消化不良症状,如肝病,胆道疾病,胰腺疾病,糖尿病等。慢性持续性消化不良,主要由慢性胃炎(萎缩性胃炎)、胃及十二指肠溃疡、慢性十二指肠炎、慢性胆囊炎、慢性胰腺炎等引起。对于这些患者来说,需主要针对病因治疗,辅助补充消化酶或者改善胃动力来缓解消化不良症状。

一、消化不良的病因

（一）生理、心理因素

心理和精神不良应激的人群可导致该疾病。

（二）饮食习惯因素

空腹、频繁食用刺激性食物（咖啡、浓茶、甜食，油腻、生冷的食物等），以及不规律进食或暴食暴饮等。

（三）外界环境因素

受环境温度的影响容易引起该疾病。

（四）其他疾病感染

幽门螺杆菌感染也是部分消化不良患者产生消化不良症状的主要病因之一。

二、消化不良的临床表现

1. 进食或食后有腹部不适、腹胀、恶心、嗳气、上腹部或胸部钝痛或烧灼样痛，并常常伴有舌苔厚腻及上腹深压痛。

2. 进食、运动或平卧后上腹正中有烧灼感或反酸，并可延伸至咽喉部。

3. 常因胸闷、早饱感、腹胀等不适引起食欲缺乏，对油腻食品尤为反感。

4. 经常感觉饱胀或有胃肠胀气，打嗝、排气增多，有时可出现轻度腹泻。

三、疾病查询需要注意的问题

1. 首先应当确认患者是谁、年龄、性别、职业，然后进一步查询。

2. 有哪些具体的症状，有没有 *** 等其他症状？

3. 症状持续了几天？

4. 询问用药史、疾病史、过敏史、就医史。

做一做

案例

患者主诉：最近食欲不好，饭前饭后上腹部发堵，有烧灼感，反酸。

根据以上案例，进行角色扮演，模拟店员进行问病查询，并对疾病进行评估诊断。

步骤二　消化不良常用药品介绍

相关知识

一、助消化药

助消化药是指能促进胃肠消化过程的药物，且大多是消化液中的主要成分。它可用于消化道分泌功能不足，也可促使消化液的分泌，还可增强消化酶的活力，调整胃肠功能或制止肠道过度发酵，从而达到助消化的目的。

常用药物有胃蛋白酶，复方消化酶胶囊（达吉），多酶片，乳酶生，乳酸菌素片，康胃素胶囊，复方淀粉酶粉（胖得生），胰淀双酶肠溶片。

二、促动力药

促动力药可以刺激肠道蠕动。胃肠道平滑肌具有内在运动活性，由自主神经、局部反射和胃肠道激素调控。这种活性产生蠕动波和分节运动，前者推动腔内容物从胃到肛门，后者促进消化。

常用药物有甲氧氯普胺（胃复安），多潘立酮，莫沙必利，西沙比利。

三、中成药

常用药物有大山楂丸，健胃消食片，复方鸡内金片，开胃健脾丸，保和丸，香砂枳术丸，槟榔四消丸，清胃中和丸等。

做一做

利用任务素材，按照学习小组为单位，对消化不良常见的化学药品和中成药进行分类识别。

步骤三 消化不良合理用药指导

相关知识

1. 助消化药多为酶或活菌制剂，性质不稳定，不耐热或易于吸湿，应置于冷暗处贮存，超过有效期后不得再用。另送服时不宜用热水。

2. 抗菌药可抑制或杀灭助消化药中活菌制剂的活性，吸附剂可吸附药物，降低疗效，如必须合用应间隔 2～3 小时。

3. 酸和碱均可降低助消化药的效价，服用时禁用酸碱性较强的药物和食物。胃蛋白酶在中性、碱性及强酸性环境中，消化力减弱，在弱酸性环境（pH 1.5～2.5）中，消化力最强。

4. 干酵母和乳酶生的不良反应较少，但不可过量，过量可能发生腹泻。胰酶所致的不良反应偶见腹泻、便秘、恶心及皮疹，其在酸性条件下易被破坏，故需用肠溶衣片，口服时不可嚼碎，应整片吞下，以免药物残留于口腔内，发生严重的口腔溃疡。

5. 胰酶对急性胰腺炎早期患者禁用，对蛋白质及其制剂过敏者禁用；其在酸性环境中活力减弱，忌与稀盐酸等酸性药同服；与阿卡波糖、吡格列酮合用，可降低降糖药的药效；与等量碳酸氢钠同服，或增加疗效；与西咪替丁合用，由于后者抑制胃酸的分泌，增加胃肠的 pH 值，防止胰酶失活，增强疗效。胃蛋白酶不宜与抗酸药同服。

6. 多潘立酮可能引起心脏相关风险，包括室性心律失常、Q-T 间期延长和扭转型室性心动过速。只有患者出现恶心和呕吐时，才建议使用多潘立酮进行治疗，不建议用它来缓解腹胀、胃灼热等症状。剂量建议：成人及体重 35kg 以上青少年，口服单次推荐剂量建议为 10mg，每日最多 3 次。

步骤四 健康提示

相关知识

1. 饮食习惯应少量多餐，避免暴饮暴食。

2. 平时饮食应该选择一些容易消化的食物，如软米饭、萝卜、菠菜、南瓜、豆腐、鸡蛋、白鱼肉、瘦肉等；烹饪方式宜清炒、清蒸。

3. 多吃新鲜蔬菜和水果，如山楂、西红柿、白菜、苹果等。多吃五谷类食物，如薏米、扁豆、大麦、玉米、芡实、小米。

4. 应避免油和辣的食物、碳酸饮料、咖啡因和酒。

5. 不宜多吃坚果、肥肉、油炸等高脂肪食物；不宜吃春笋、芹菜等粗纤维食物；忌辛辣、刺激食物，烹饪时不宜放桂皮、花椒等香辛调料。

做一做

教师导

1. 案例描述

患者，女性，34岁，因进食减少6个月而就诊。

患者于6个月前出现无明显诱因的进食减少，每餐仅进食数口(相当于发病前饭量的1/10)即感觉上腹饱胀，不能继续进食，每餐均有症状。食欲无明显下降，但进餐量减少，无吞咽困难、烧心、上腹部疼痛及呕吐，体重减轻15 kg。

2. 案例分析

该患者的主要症状是少量进食后上腹饱胀，进食量减少，这一症状属于典型的早饱感。胃对进餐的适应性调节包括容受性舒张和适应性舒张，胃容受功能下降可引起早饱症状。诊断为功能性消化不良。

3. 用药指导

给予助消化药胃蛋白酶或乳酶生，胃动力药多潘立酮或枸橼酸莫沙必利。

学生做

根据本任务学习的消化不良的相关知识，同学们分小组进行角色扮演，由"患者"主诉症状，"店员"进行疾病查询和评估，推荐合适的药品并进行合理用药指导。

● 巩固拓展

男性，35岁，患者自5年前开始间断出现上腹胀痛，空腹时明显，进食以后可自行缓解，有时夜间痛醒，无放射痛，有嗳气和反酸，常因为进食不当或生气诱发，每年的冬春季节易发病，曾看过中医好转，未系统检查过。1周前因吃凉白薯后再犯，腹痛较以前严重，但是部位和规律同前，自服中药后无明显减轻来诊。发病以来无恶心、呕吐和呕血，饮食好，二便正常，无便血和黑便，体重无明显变化。请根据病例设计药店用药咨询情景。

任务二　胃炎

● **任务目标**

通过本任务的学习, 学生达到以下目标。

1. 熟悉胃炎的概念。

2. 掌握胃炎的临床表现、中西药治疗和合理用药。

● **任务描述**

胃炎是指由各种因素引起的胃黏膜炎症性改变。在饮食不规律, 作息不规律的人群中尤为高发。根据病程, 胃炎分急性和慢性两种, 慢性比较常见。通过对本任务的学习, 学生能够在掌握胃炎的临床表现、主要症状基础上, 对患者进行疾病问询、诊断评估, 据此向患者推荐安全、有效、适宜的药品, 并进行合理用药指导及健康提示, 为患者提供完整的药学服务。

● **任务素材**

1. 实践场地: 教学做一体化教室。

2. 计算机。

3. 相关药品实样或包装盒塑封卡片。

● 任务实施

步骤一　问病诊断

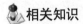 相关知识

 胃炎概述

胃炎指各种原因引起的胃黏膜炎症。临床上按发病的缓急可分为急性胃炎和慢性胃炎两种类型。

1. 急性胃炎：急性胃炎是指胃黏膜的急性炎症，按病因和病理变化不同，分为急性单纯性胃炎、急性糜烂出血性胃炎、急性腐蚀性胃炎和急性化脓性胃炎。其中急性单纯性胃炎最为常见。

2. 慢性胃炎：慢性胃炎是指各种病因引起的胃黏膜的慢性炎症。分为浅表性胃炎和萎缩性胃炎，两者可单独存在，也可同时存在。

一、胃炎的病因

（一）急性胃炎的病因

1. 感染

食入带有病原菌或毒素的食物。常见的致病细菌有沙门菌属、副溶血弧菌、幽门螺旋杆菌，以及某些流感病毒和肠道病毒等。毒素中以金黄色葡萄球菌毒素最为常见。

2. 理化因素刺激

食物过热、过冷或粗糙，暴饮暴食，烈酒，浓茶，咖啡和某些药物如非甾体抗炎药等化学刺激均会损伤胃黏膜，均可引起炎症性改变。

3. 急性应激

在大面积烧伤、严重创伤、大手术、休克或严重的脏器疾病时，机体处于应激状态，常可引起本病。

（二）慢性胃炎的病因

病因尚未完全阐明，目前认为有关的发病因素有以下几方面。

1.急性胃炎

急性胃炎迁延不愈演变成慢性胃炎。

2.感染因素

目前认为幽门螺杆菌（Helicobacterpylori，简称 Hp）感染是慢性胃炎最主要的病因。据流行病学调查，发现其感染率随年龄的增大而增大，50岁以上人群的感染率高达 50% ~ 60%。

3.免疫因素

目前认为慢性胃炎与免疫有关。在萎缩性胃炎的黏膜内可找到壁细胞抗体。

4.十二指肠液反流

十二指肠液中含胆汁、胰液和肠液，当幽门括约肌松弛时可引起十二指肠液反流，从而削弱胃黏膜屏障作用，引起慢性炎症。

5.其他

长期或反复的理化因素刺激，精神因素，吸烟，烈酒，食物过冷、过热或粗糙，长期服用非甾体消炎药（如阿司匹林）、消炎止痛药等也可损伤胃黏膜而发生慢性炎症变化。

二、胃炎的临床表现

（一）急性胃炎的临床表现

起病较急，一般在进食不洁食物后的数小时至 24 小时发病。主要症状为上腹部不适、腹痛、恶心、呕吐，呕吐物为酸臭的食物，呕吐剧烈时可吐出胆汁，甚至血性液体。如同时合并肠炎，则称为急性胃肠炎，可出现脐周绞痛，腹泻，大便呈糊状或黄色水样便，一日数次至十数次。可伴有发冷、发热、脱水、电解质紊乱、酸中毒、甚至休克。体征可有上腹或脐周轻压痛，肠鸣音亢进。一般患者病程短，3～5天即可治愈。

（二）慢性胃炎的临床表现

由幽门螺杆菌引起的慢性胃炎多数患者无症状，有症状者表现为上腹痛或不适、上腹胀、早饱、嗳气、恶心等消化不良症状。

三、疾病查询需要注意的问题

1. 首先应当确认患者是谁、年龄、性别、职业，然后进一步查询。

2. 有哪些具体的症状，有没有 *** 等其他症状？

3. 症状持续了几天？

4. 询问用药史、疾病史、过敏史、就医史。

做一做

案例

患者主诉：最近食欲不振，嗳气。有时可反酸、恶心甚至呕吐。根据以上案例，进行角色扮演，模拟店员进行问病查询，并对疾病进行评估诊断。

步骤二　胃炎常用药品介绍

相关知识

一、胃黏膜保护剂

保护胃黏膜的药物又称为黏膜保护剂，可以增强胃黏膜屏障的作用，促进上皮的生长。此类药物对缓解上腹部不适的症状有一定的作用，但是如果单用效果欠佳，常需和其他药物联合使用。常用的胃黏膜保护剂主要有：硫糖铝、思密达、维酶素、胃膜素、氢氧化铝凝胶、盖胃平、前列腺素等，均可起到保护和改善胃黏膜的作用。

二、促动力药

促动力药可以通过不同环节抑制胃肠逆蠕动，恶心、呕吐都是胃肠逆蠕动的结果。促动力药可以使胃肠道恢复正常蠕动，解除恶心、呕吐的症状，因此，也称止吐药。

常用药物有甲氧氯普胺（胃复安），多潘立酮，莫沙必利，西沙必利。

三、抗生素

基于幽门螺杆菌是慢性胃炎的主要病因之一，选择能杀灭该菌的药物，就能改善症状，减轻胃黏膜炎症。对幽门螺杆菌有杀灭作用的抗生素有阿莫西林、甲硝唑、呋喃唑酮、四环素、克拉霉素等。

四、制酸剂／抗酸药

制酸剂内一般含铝或（及）镁之化合物，主要利用其中和胃酸的能力，用以缓解或预防因为胃酸过多所引起的心口灼热感、胃胀气或消化不良的症状，也可用来治疗或预防溃疡的发生。常用药物有氢氧化铝、氢氧化镁、碱式碳酸铋（次碳酸铋）等。

五、胃肠解痉药

胃肠解痉药为一种抗胆碱药，可使胃肠平滑肌松弛，解除痉挛，从而缓解或消除疼痛。常用药物有溴丙胺太林（普鲁本辛）、氢溴酸山莨菪碱片、颠茄流浸膏（颠茄片）、盐酸哌仑西平片等。

六、抑酸药

（一）H_2受体阻断剂　代表药物：西米替丁、雷尼替丁、法莫替丁。

（二）质子泵抵制剂　代表药物：奥美拉唑、兰索拉唑。

七、中成药

常用药物有温胃舒、养胃舒、胃炎颗粒等。

做一做

利用任务素材，按照学习小组为单位，对胃炎常见的化学药品和中成药进行分类识别。

步骤三　胃炎合理用药指导

相关知识

1. 去除病因，停止服用或食用对胃有刺激性的药物及食物。对细菌性食物中毒者应予适当的抗菌治疗。卧床休息，上腹疼痛剧烈者，经一般解痉药物治疗不能缓解又伴有频繁呕吐时，可暂禁食，给予输液，纠正脱水、酸中毒及维持电解质平衡。症状缓解后可进清淡流质或半流质饮食，减少胃酸分泌，控制、改善黏膜充血、水肿现象，使疼痛、恶心、呕吐等症状迅速消失。

2. 抗菌药具有杀菌或者抑菌作用，如果在服用这些活菌制剂的同时使用抗菌药物，很可能使这些对人体有益的细菌遭到破坏或杀灭，导致疗效降低甚至无效。建议两者间隔 2～3 小时错开服用。

步骤四　健康提示

相关知识

1. 避免坚硬、粗糙、纤维过多和不易消化的食物，戒烟酒，避免食用有刺激性的辛辣食物及生冷食物。食物应营养丰富而又易于消化。

2. 进食时应细嚼慢咽，和唾液充分混合，要定量和少食多餐。

3. 生活规律，定时入睡，做好自我心理调适，消除思想顾虑，注意控制情绪，避免在情绪紧张、愤怒、抑郁、过分疲劳时勉强进食。

4.如患者突然出现大量呕血或黑粪，且有冷汗和脉速、血压波动，应立即送医院诊治。

做一做

教师导

1.案例描述

患者，女性，前几天进食不洁食物，第二天上腹饱胀不适、疼痛、食欲减退、嗳气、恶心、呕吐。有腹泻、发热，肠鸣音亢进。

2.案例分析

该患者进食不洁食物后上腹饱胀不适、疼痛、食欲减退、嗳气，属于典型的急性胃炎。

3.用药指导

给予阿托品，黄连素，多潘立酮或枸橼酸莫沙必利。

学生做

根据本任务学习的胃炎的相关知识，同学们分小组进行角色扮演，由"患者"主诉症状，"店员"进行疾病查询和评估，推荐合适的药品并进行合理用药指导。

● 巩固拓展

患者，男性，65岁，自述胃脘部不适近2年，开始时自觉上腹部隐隐作痛，脘腹胀满，饮食不佳，由于尚能忍受故未求医，后渐至腹胀加重，呃逆频作，时有烧心、反酸，身困乏力，患者形体消瘦，面色无华，神情忧郁，大便时干时稀，小便频。请根据病例设计药店用药咨询情景。

任务三　消化性溃疡

●任务目标

通过本任务的学习，学生达到以下目标。

1. 熟悉消化性溃疡的概念。

2. 掌握消化性溃疡的临床表现、中西药治疗和合理用药。

●任务描述

消化性溃疡主要指发生于胃和十二指肠的慢性溃疡，是一多发病、常见病。通过对本任务的学习，学生能够在掌握消化性溃疡的临床表现、主要症状基础上，对患者进行疾病问询、诊断评估，据此向患者推荐安全、有效、适宜的药品，并进行合理用药指导及健康提示，为患者提供完整的药学服务。

●任务素材

1. 实践场地：教学做一体化教室。

2. 计算机。

3. 相关药品实样或包装盒塑封卡片。

● 任务实施

步骤一 问病诊断

 相关知识

消化性溃疡概述

消化性溃疡泛指胃肠黏膜在某种情况下被胃酸、胃蛋白酶消化而造成的溃疡，它发生在与胃酸接触的部位，如胃和十二指肠，也可发生于食管下段，胃空肠吻合口附近及麦克尔憩室（Meckel 憩室）。胃溃疡或十二指肠溃疡最常见。

一般认为人群发病率为 10% 左右，十二指肠溃疡较胃溃疡多见，好发于秋冬和冬春之交。多数患者有周期性、节律性上腹部疼痛的临床表现，X 线钡餐或胃镜检查能确诊本病。

一、消化性溃疡的病因

目前认为消化性溃疡是一种多病因疾病。各种与发病有关的因素如幽门螺杆菌（Hp）感染、胃酸、胃蛋白酶、遗传、体质、环境、饮食、生活习惯、神经精神因素等，均可促使溃疡发生。

（一）Hp（幽门螺杆菌）感染

Hp 感染是慢性胃炎的主要病因，是引起消化性溃疡的重要病因。在 Hp 黏附的上皮细胞可见微绒毛减少，细胞间连接丧失，细胞肿胀、表面不规则，细胞内黏液颗粒耗竭，空泡样变，细菌与细胞间形成黏着蒂和浅杯样结构。

（二）胃酸分泌过多

持续性胃酸分泌过多，可以引起消化性溃疡。目前认为胃酸分泌与壁细胞总数增多、壁细胞对刺激物的敏感性增强、胃酸分泌的正反馈抑制机制发生缺陷以及迷走神经的张力增高等因素有关。

（三）非甾体抗炎药

非甾体抗炎药如吲哚美辛、阿司匹林，可以直接损伤胃黏膜，抑制前列腺素的合成，减少黏膜血流，削弱前列腺素对胃黏膜的保护作用，从而使胃黏膜受损。

（四）胃十二指肠运动功能异常

十二指肠溃疡患者胃排空比正常人快，增加了十二指肠的酸负荷，使黏膜容易损伤。胃溃疡的患者胃排空延缓，使得胃窦部张力增加，刺激 G 细胞分泌促胃液素，从而使得胃酸分泌增高。同时存在十二指肠胃反流，反流液中的胆汁、胰液和卵磷脂可损伤胃黏膜。

（五）应激和心理因素

如紧张、焦虑、强烈精神刺激，可影响胃酸分泌、胃肠运动和黏膜血流调控等，引起溃疡的形成。

（六）其他危险因素

遗传、吸烟、饮食不当也可造成消化性溃疡。

二、消化性溃疡的临床表现

多数消化性溃疡患者具有典型的临床表现。主要表现为：慢性、周期性、节律性上腹痛，体征不明显。部分患者（约 10% ~ 15%）平时缺乏典型临床表现。而以大出血、急性穿孔为其首发症状。

（一）疼痛

上腹疼痛是本病的主要症状，但无疼痛者亦不在少数，特别是老年人溃疡。典型消化性溃疡的疼痛为节律性和周期性。

1.疼痛部位

胃溃疡疼痛多位于剑突下或偏左，十二指肠溃疡位于上腹正中或偏右。

2.疼痛的性质与程度

疼痛一般较轻可以忍受，但偶尔也有疼痛较重者，溃疡疼痛可表现为饥饿样不适感、隐痛、钝痛、胀痛、灼痛、剧痛和刺痛等。

3.疼痛节律性

典型患者有明显节律性疼痛，胃溃疡患者多在餐后半小时至1小时后出现疼痛，持续1～3小时后缓解，下次餐前消失，进食后又出现疼痛，呈现"进食－疼痛－缓解"的特征。十二指肠溃疡多为空腹痛、夜间痛（疼痛在睡前或午夜或晨起时出现），疼痛在进食后2～3小时后出现，下次进食后缓解，即"进食－舒适－疼痛"的规律。

4.疼痛的周期性

周期性疼痛是消化性溃疡的又一特征，尤以十二指肠溃疡较为突出。

（二）其他症状

消化性溃疡除疼痛外，还可表现为上腹饱胀、嗳气、反酸、恶心、呕吐等胃肠道症状和失眠、多汗、脉缓等自主神经功能紊乱的表现，部分患者有营养不良，如消瘦、贫血等。

（三）并发症

1.出血

出血是消化道溃疡最常见的并发症。10%～15%以上消化道出血为首发症状，表现为呕血、黑便、周围循环衰竭、心悸、头昏、软弱无力等症状。

2.穿孔

这是消化道溃疡最严重的并发症，也是主要的死因之一。

3.幽门梗阻

幽门梗阻发生率为2%～4%，主要由十二指肠溃疡或幽门管溃疡引起。

4.癌变

十二指肠溃疡不发生癌变，少数胃溃疡可以发生癌变，癌变率在1%以下。

三、疾病查询需要注意的问题

1. 首先应当确认患者是谁、年龄、性别、职业，然后进一步查询。

2. 有哪些具体的症状，有没有 *** 等其他症状？

3. 症状持续了几天？

4. 询问用药史、疾病史、过敏史、就医史。

做一做

案例

患者主诉：男性，41 岁。上腹部烧灼痛反复发作，常发生于空腹或夜间，伴反酸、嗳气半年余。胃液分析显示胃酸分泌增高；细菌学检查幽门螺杆菌阳性。根据以上案例，进行角色扮演，模拟店员进行问病查询，并对疾病进行评估诊断。

步骤二　消化性溃疡常用药品介绍

相关知识

一、根除 Hp 治疗

根除 Hp 不但可以促进溃疡愈合，而且可以预防溃疡复发。因此，只要是有 Hp 感染的消化性溃疡，无论初发或复发、活动期或愈合期、有无并发症，均应根除 Hp。具体如表 3-1 所示。

表 3-1　根除 HP 的治疗方案

	一线方案	示例
四联疗法	质子泵抑制剂（PPI）+ 克拉霉素 + 阿莫西林 + 铋剂	埃索美拉唑 + 克拉霉素 + 阿莫西林 + 枸橼酸铋钾
	PPI+ 克拉霉素 + 甲硝唑 + 铋剂	埃索美拉唑 + 克拉霉素 + 甲硝唑 + 枸橼酸铋钾
三联疗法	上述方案去除铋剂	埃索美拉唑 + 克拉霉素 + 阿莫西林

二、抗酸药

抗酸药是一些碱性物质，可以中和胃液中的盐酸。可以用于对症治疗高胃酸所致的胃肠道疾病，如消化不良、胃食管反流和消化性溃疡等。

代表药物有铝碳酸镁（达喜、胃必治），碳酸氢钠（苏打片），磷酸铝凝胶（洁维乐），鼠李铋镁（乐得胃、胃速乐），复方氢氧化铝片（胃舒平）等。

三、抑酸药

抑酸药用于治疗和预防消化性溃疡，部分药物也可以用于治疗与高胃酸相关的其他疾病，如胃食管反流和溃疡性消化不良。

（一）组胺 H_2 受体拮抗剂

通过阻断胃壁细胞的组胺 H_2 受体而起作用，因此可以拮抗内源性组胺对胃酸分泌的正常刺激。代表药物有西咪替丁（泰胃美），雷尼替丁（善胃得），法莫替丁（高舒达、信法丁）等。

（二）质子泵抑制剂（PPI）

质子泵抑制剂是目前治疗消化性溃疡最先进的一类药物，它通过高效快速抑制胃酸分泌和清除幽门螺杆菌达到快速治愈溃疡的目的。代表药物有奥美拉唑镁肠溶片（洛赛克），奥美拉唑肠溶胶囊（奥克），兰索拉唑肠溶胶囊（达克普隆），泮托拉唑肠溶片（泰美尼克），雷贝拉唑钠肠溶片（波利特），埃索美拉唑镁肠溶片（耐信）等。

四、黏膜保护剂

通过与蛋白质结合形成一种黏附复合物，覆盖在溃疡部位而产生保护作用。代表药物有硫糖铝，枸橼酸铋钾（丽珠得乐），胶体果胶铋，枸橼酸铋钾雷尼替丁，复方碱式硝酸铋片（胃得乐），胶体次枸橼酸铋剂，吉法酯等。

五、胃肠解痉药

同胃炎。

五、中成药

代表药物有香砂养胃丸，温胃舒胶囊，附子理中丸，养胃舒胶囊，三九胃泰等。

做一做

利用任务素材，按照学习小组为单位，对消化性溃疡常见的化学药品和中成药进行分类识别。

步骤三　消化性溃疡合理用药指导

相关知识

1. 根除 Hp 用药前权衡全身情况，核查患者用药记录单，避免出现药物不良反应。例如他汀类药物与克拉霉素同服增加横纹肌溶解风险，可暂时停服；对于患有心律失常的患者，应权衡利弊，慎用克拉霉素。

2. 服用最高剂量二甲双胍的糖尿病患者，长期服用质子泵抑制剂（PPI），可导致维生素 B_{12} 缺乏，需要补充。

3. 使用抗酸剂和铋剂，要注意：①肾功能情况；②询问排便情况，如氢氧化铝凝胶和铋剂有致便秘作用，铝碳酸镁有致轻泻或致便秘作用；③老年人长期服用氢氧化铝片或凝胶时，可影响肠道吸收磷酸盐，导致骨质疏松；铝盐吸收后沉积于脑，可引起阿尔茨海默病；骨折患者不宜服用；阑尾炎或急腹症时，服用氢氧化铝制剂可使病情加重，可增加阑尾穿孔的危险，应禁用。

4. 抗酸药、铋剂、氢氧化铝凝胶和铝碳酸镁等形成保护膜制剂，不要餐后服用，多在上腹痛前、腹痛时临时服用；不要与铁剂、钙剂及喹诺酮类等多种药物合用，以免影响药物吸收。

5. 溃疡活动期应停用胃黏膜损害药物，如非甾体抗炎药，如果需要服用这些药物，应事先询问消化道疾病史和有无出血、上腹痛等病史，并进行根除 Hp 治疗。

步骤四　健康提示

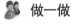　相关知识

1.细嚼慢咽,避免急食,咀嚼可增加唾液分泌,后者能稀释和中和胃酸,并可能具有提高黏膜屏障作用。

2.有规律的定时进食,以维持正常消化活动的节律。

3.当消化性溃疡急性活动期,以少吃多餐为宜,每天进餐 4 ~ 5 次即可,但一旦症状得到控制,应鼓励较快恢复到平时的一日三餐。

4.饮食宜注意营养,但无需规定特殊食谱。

5.餐间避免零食,睡前不宜进食。

6.在急性活动期,应戒烟酒,并避免咖啡、浓茶、浓肉汤、辣椒、醋等刺激性调味品或辛辣的饮料,以及损伤胃黏膜的药物。

7.饮食不过饱,以防止胃窦部的过度扩张而增加胃泌素的分泌。

做一做

教师导

1.案例描述

患者,男性,41 岁。上腹部灼烧痛反复发作,常发生于空腹或夜间,伴反酸、嗳气半年余。胃液分析提示:胃酸分泌增加;细菌学检查:幽门螺杆菌阳性。

2.案例分析

本例患者检出 Hp 阳性,且有十二指肠溃疡的疼痛特点和消化性溃疡的特征性消化不良反应,可判断该患者是十二指肠球部溃疡。

3.用药指导

可采用一种质子泵抑制药或一种胶体铋剂加上克拉霉素、阿莫西林、甲硝唑三种抗菌药物中的两种组成"三联疗法",连用 1 周,可显著降低

消化性溃疡的复发率。对于首次治疗不能根除 Hp 的患者，复治时应更改治疗方案，必要时采用"四联疗法"。

学生做

根据本任务学习的消化性溃疡的相关知识，同学们分小组进行角色扮演，由"患者"主诉症状，"店员"进行疾病查询和评估，推荐合适的药品并进行合理用药指导。

● 巩固拓展

患者，女性，55岁，半月前感觉上腹疼痛，空腹和夜间疼痛明显，伴反酸、烧心、饱胀感。胃镜检查有十二指肠溃疡。有哮喘病史，近期服用优喘平（氨茶碱缓释制剂）预防发作。请根据病例设计药店用药咨询情景。

任务四　腹泻

● **任务目标**

通过本任务的学习，学生达到以下目标。

1. 熟悉腹泻的概念。

2. 掌握腹泻的临床表现、中西药治疗和合理用药。

● **任务描述**

腹泻是临床上常见的症状，可因多种疾病而引起。一般是指每天大便次数增加或排便次数频繁，粪便稀薄或含有黏液脓血，或者还含有不消化的食物及其他病理性内容物。通过对本任务的学习，学生能够在掌握腹泻的临床表现、主要症状基础上，对患者进行疾病问询、诊断评估，据此向患者推荐安全、有效、适宜的药品，并进行合理用药指导及健康提示，为患者提供完整的药学服务。

● **任务素材**

1. 实践场地：教学做一体化教室。

2. 计算机。

3. 相关药品实样或包装盒塑封卡片。

● 任务实施

步骤一　问病诊断

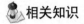 相关知识

 腹泻概述

　　腹泻是一种常见症状，俗称"拉肚子"，是指排便次数明显超过平日习惯的频率，一日内超过3次，粪质稀薄，水分增加，每日排便量超过200g，或粪便中脂肪成分增多，或带有未消化的食物、黏液、脓血等。

　　腹泻分为急、慢性两种类型。急性发病急病程在2～3周之内。急性腹泻多见于肠道感染、食物中毒、出血性坏死性肠炎、急性局限性肠炎、肠型紫癜等。

　　慢性腹泻起病缓慢，（病期在2个月以上或间歇期在2～4周内的复发性腹泻。病因比急性更复杂，因此诊断和治疗有时很困难。）可见于消化道疾病，如肠道感染、肠道非感染性疾病、肠道肿瘤、胃部疾病、胰腺疾病和肝胆疾病，以及全身性疾病。

　　急性胃肠炎是由多种不同原因，如细菌感染、病毒感染、毒素、化学品作用等引起的胃肠道急性、弥漫性炎症。（主要症状为呕吐、腹泻、腹痛、发热。）大多数由于食入带有细菌或毒素的食物（如变质、腐败、受污染的食品等）。急性胃肠炎多发于夏秋季节，起病急，常在24小时内发病。沙门菌属是急性胃肠炎的主要病原菌。

一、腹泻的病因

（一）肠道内感染

1.病毒感染

轮状病毒等。

2.细菌感染

致腹泻型大肠埃希菌，空肠弯曲菌，耶尔森菌，沙门菌等。

（二）生冷食物及着凉

喜食生冷食物，或者较长时间在低温空调房里睡觉，腹部很容易受凉，致使肠蠕动加快导致腹泻。

另外，消化不良，饮食无规律、进食过多、进食不易消化的食物或者由于胃动力不足导致食物在胃内滞留，引起腹胀、腹泻、恶心、呕吐、反酸、烧心、嗳气等症状。

（三）其他疾病

包括溃疡性结肠炎，放射性肠炎，缺血性结肠炎，尿毒性肠炎等都可引起腹泻。

二、腹泻的临床表现

主要表现为恶心、呕吐、腹痛、腹泻、发热等，严重者可致脱水、电解质紊乱、休克等。患者多表现为恶心、呕吐在先，继以腹泻，每日3～5次甚至数十日不等，大便多呈水样，深黄色或带绿色，恶臭，可伴有腹部绞痛、发热、全身酸痛等症状。

三、不同腹泻的粪便性状

1.小肠炎性腹泻：粪便呈稀薄水样且量多。

2.细菌性痢疾：脓血便或黏液便。

3.阿米巴痢疾：暗红色果酱样便。

4.嗜盐菌性食物中毒和急性出血性坏死性肠炎：血水或洗肉水样便。

5.沙门菌属或金黄色葡萄球菌性食物中毒：黄水样便。

6.霍乱或副霍乱：米泔水样便。

7.肠道阻塞、吸收不良综合征：脂肪泻和白陶土色便。

8.婴儿消化不良：黄绿色混有奶瓣便。

9.激惹性腹泻：水便。

四、疾病查询需要注意的问题

1.首先应当确认患者是谁、年龄、性别、职业，然后进一步查询。

2.有哪些具体的症状，有没有 *** 等其他症状？

3.症状持续了几天？

4.询问用药史、疾病史、过敏史、就医史。

做一做

案例

患儿，男性，7个月，腹泻伴呕吐3天。3天前无诱因患儿出现腹泻，大便每日10余次，为黄色稀水样便，伴呕吐，每日4~5次，有低热，无咳嗽、喘息等，无寒战、抽搐。根据以上案例，进行角色扮演，模拟店员进行问病查询，并对疾病进行评估诊断。

步骤二　腹泻常用药品介绍

相关知识

一、止泻药

（一）肠道黏膜保护剂

蒙脱石散可覆盖消化道，与黏膜蛋白结合后增强黏液屏障作用，防止酸、病毒、细菌、毒素对消化道黏膜的侵害。

（二）吸附剂

药用炭。

（三）收敛剂

鞣酸蛋白散，服用后在胃内不分解，在小肠处分解出鞣酸，使肠黏膜表层蛋白凝固，形成一层保护膜，减少渗出，减轻刺激及肠蠕动，有收敛、止泻作用。

（四）抗动力药

通过抑制肠蠕动，延长肠内容物的滞留时间，抑制大便失禁和便急，减少排便次数，增加大便的稠度。代表药物洛哌丁胺，地芬诺酯。首选洛哌丁胺（易蒙停）。地芬诺酯止泻效果弱于洛哌丁胺。

二、解痉药

可以选择性解除痉挛，常用于胃肠绞痛，并能扩张血管、改善微循环。代表药物有阿托品、山莨菪碱"654-2"、颠茄、匹维溴铵等。

三、抗菌药

适用于肠道细菌感染引起的腹泻。代表药物有盐酸小檗碱（黄连素），诺氟沙星（氟哌酸）等。

四、口服补液盐（ORS）

ORS 口服补液盐 I、II、III。现在较常用的是第三代，第一、二代已基本不用。

五、微生态制剂

肠道菌群失调引起的腹泻，可补充微生态制剂，正常人体肠道内有400 ～ 500 种菌群共同生长，相互依赖和制约。代表药物有地衣芽孢杆菌活菌制剂（整肠生）、双歧杆菌活菌制剂（丽珠肠乐）、蜡样芽孢杆菌活菌制剂（促均生）等。

六、中成药

葛根芩连片，香连片，藿香正气水，补脾益肠丸，理中丸，肠胃散等。

做一做

利用任务素材，按照学习小组为单位，对腹泻常见的化学药品和中成药进行分类识别。

步骤三　腹泻合理用药指导

相关知识

1. 急性胃肠炎多由不同病原微生物所致，首先对因治疗，抗菌或抗病毒，腹泻有促毒素排出的作用，故止泻药应慎用。

2. 腹泻导致钾离子大量丢失，低血钾影响心脏功能，注意补充钾盐；长期或剧烈腹泻时，常见脱水症和钠钾代谢紊乱，严重者可危及生命，应及时补充水和电解质（口服补液盐）。

3. 对消化和吸收不良综合征，因胰腺功能不全引起的消化不良性腹泻患者，应用胰酶替代疗法。

4. 腹泻可使血液黏度增加和流动缓慢，使脑血液循环恶化，诱发脑梗死等。

5. 黄连素不宜与鞣酸蛋白合用。服用黄连素前后2小时不能饮茶。鞣酸蛋白大量服用可引起便秘，也不宜与铁剂同服。

6. 微生态制剂主要用于肠道菌群失调引起的腹泻，或由寒冷和各种刺激所致的激惹性腹泻，对有细菌或病毒引起的感染性腹泻，可用于后期辅助治疗。不宜与抗生素、药用炭、黄连素、鞣酸蛋白同时应用。如需合用，至少间隔3小时。

7. 药用炭可影响儿童的营养吸收，3岁以下儿童如患长期的腹泻或腹胀禁用；另外也不宜与维生素、抗生素、生物碱、乳酶生及各种消化酶同时服用；严重腹泻时应禁食。

8. 洛哌丁胺不能作为有发热、便血的细菌性痢疾的治疗药。对急性腹泻者在服用本品48小时后症状无改善应及时停用，肝功能障碍者，妊娠期妇女慎用，哺乳期妇女尽量避免使用，2岁以下儿童不宜使用。

9.吸附止泻药有吸附作用。大多数有机药物如抗生素、维生素、活菌制剂等都可能被吸附止泻药吸附，从而不能被胃肠黏膜吸收，影响药效。

步骤四　健康提示

相关知识

1.多卧床休息，注意腹部保暖，对患者恢复起辅助作用。

2.急性期病情较重，排便次数多，常伴呕吐，严重者会出现脱水和电解质紊乱。此时应禁食，使胃肠道彻底休息，依靠静脉滴注以补充水分和电解质。病情较轻的患者可饮用糖盐水，补充水和盐，纠正水盐代谢紊乱。

3.病情缓解后的恢复期，首先试食流质饮食。一般患者呕吐后可食用。

4.清流质饮食，注意少量多餐，以每日6～7餐为宜。开始可给少量米汤、藕粉、杏仁霜等，待症状缓解，排便次数减少，可改为半流质，如增加蒸蛋羹、咸蛋黄米糊、莲子米糊、浓米汤甩蛋花、胡萝卜米糊等食物。尽量少用产气及含脂肪多的食物如牛奶及奶制品、蔗糖、过甜的食物及肉类。

5.服用止泻药时不能饮用牛奶，因为牛奶不仅降低止泻药的药效，而且其含有的乳糖还容易加重腹泻。服用抗生素前后2小时勿饮牛奶和果汁。

 做一做

教师导

1.案例描述

患者，男性，1岁。发热、呕吐、腹泻3天。患儿3天前开始发热39℃，起病半天，即开始吐泻。每日呕吐3～5次，为胃内容物，非喷射性，大便10余次/日，为黄色稀水便，蛋花汤样，无黏液及脓血，无特殊臭味，偶有轻咳。发病后食欲差，皮肤弹性差。两天来尿少，10小时来无尿。稀水样便检出轮状病毒。

2.案例分析

本例患者检出轮状病毒阳性，判断该患者是轮状病毒感染。患者出现尿少，10 小时无尿，显示已出现脱水症状。

3. 用药指导

轮状病毒感染无对症抗病毒药物，需要口服补液盐改善脱水症状，提供充足的水分，服用益生菌。配方奶粉喂养时换用无乳糖配方，母乳喂养时可添加乳糖酶。轮状病毒感染不要随便使用抗生素，因为轮状病毒感染本就破坏了脆弱的肠道菌群，如果随意使用抗生素，不仅无法杀死轮状病毒，还会使肠道菌群更加紊乱。

学生做

根据本任务学习的腹泻的相关知识，同学们分小组进行角色扮演，由"患者"主诉症状，"店员"进行疾病查询和评估，推荐合适的药品并进行合理用药指导。

● **巩固拓展**

患者，女性，26 岁，已婚。腹痛、腹泻、发热、呕吐 20 小时。在路边餐馆吃饭，半天后，出现腹部不适，呈阵发性并伴有恶心，自服 654-2 等对症治疗，未见好转，并出现呕吐胃内容物，发热及腹泻次数，为稀便，无脓血，体温 37 ~ 38.5℃，血白细胞计数 21×10^9/L。根据此案例设计药店问病荐药情景。

任务五 便秘

● **任务目标**

通过本任务的学习，学生达到以下目标。

1. 熟悉便秘的概念。

2. 掌握便秘的临床表现、中西药治疗和合理用药。

● **任务描述**

便秘是多种疾病的一种症状，而不是一种病。对不同的患者来说，便秘有不同的含义。常见症状是排便次数明显减少，每2～3天或更长时间一次，无规律，粪质干硬，常伴有排便困难感的病理现象。通过对本任务的学习，学生能够在掌握便秘的临床表现、主要症状基础上，对患者进行疾病问询、诊断评估，据此向患者推荐安全、有效、适宜的药品，并进行合理用药指导及健康提示，为患者提供完整的药学服务。

● **任务素材**

1. 实践场地：教学做一体化教室。

2. 计算机。

3. 相关药品实样或包装盒塑封卡片。

● **任务实施**

步骤一　问病诊断

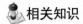

相关知识

便秘概述

便秘系指肠蠕动减少，大便过于干燥、排便困难、费力，量化指标为便次＜3次／周，或比以前减少，一般成人2日或儿童4日以上不排便者为便秘，长期便秘者称为习惯性便秘。但决定便秘程度的是大便的稠度而不是大便的次数。便秘多是功能性的，少数是器质性疾病所继发的。

一、便秘的病因

（一）原发性因素

1. 饮食因素

一些人饮食过少，食品过精过细，食物中的纤维素和水分不足，对肠道不能形成一定量的刺激，肠蠕动缓慢，食物残渣在肠内停留时间延长，水分过多吸收而使粪便干燥。

2. 排便动力不足

排便时不仅需要肛门括约肌的舒张、提肛肌向上向外牵拉，而且还需要膈肌下降、腹肌收缩、屏气用力来推动粪便排出。年老体弱者、久病卧床者、产妇等，可因膈肌、腹肌收缩力减弱，腹压降低而使排便动力不足，使粪便排不干净，导致粪块残留，多出现便秘。

3. 拖延大便时间

一些人把大便当作无关紧要、可早可迟的事，忽视定时排便的习惯；或因工作过忙、情绪紧张、旅行生活等，拖延了大便时间，使已到了直肠的粪便返回到结肠。这可能使直肠壁神经细胞对粪便进入直肠后产生的压力感受反应变迟钝，使粪便在直肠内停留时间延长而不引起排便感觉，形成习惯性便秘。

4. 水分损失过多

大量出汗、呕吐、腹泻、失血及发热等均可使水分损失，引起粪便干结。

（二）继发性因素

1. 器质性受阻

如肠管良性和恶性肿瘤、慢性炎症所引起的肠腔狭窄变小、巨结肠引起的直肠痉挛狭窄、手术后并发的肠粘连、部分性肠梗阻等。

2. 大肠病变

如过敏性结肠炎、大肠憩室炎、先天性巨结肠等疾病可引起大肠痉挛、运动失常而发生便秘。

3. 药物影响

服用碳酸钙、氢氧化铝、阿托品、普鲁本辛、吗啡、地芬诺酯、碳酸铋及长期滥用泻药，使肠壁神经感受细胞的应激性降低，不能产生正常蠕动及排便反射，因而导致顽固性便秘。

4. 精神因素

精神上受到强烈刺激、惊恐、情绪紧张、忧愁焦虑或注意力高度集中等会使便意消失，形成便秘。

二、便秘的临床表现

便秘仅是一种症状，不一定是疾病，是由于粪便在肠内停留过久，水分太少，表现为大便干结，并感到排便费力、排除困难和排不干净。有些患者可同时出现下腹部膨胀感、腹痛、恶心、食欲减退、口臭、全身无力、头晕、头痛等感觉，有时在小腹左侧（即左下腹部乙状结肠部位）可摸到包块（即粪便）及发生痉挛的肠管。

三、疾病查询需要注意的问题

1. 首先应当确认患者是谁、年龄、性别、职业，然后进一步查询。

2. 有哪些具体的症状，有没有 *** 等其他症状？

3. 症状持续了几天？

4. 询问用药史、疾病史、过敏史、就医史。

做一做

案例

30 岁的白领刘小姐自从工作后，大便就不太规律。有时四五天才排一次，而且排便很痛苦。自己买了一些通便的保健品，想起来便吃一些。根据以上案例，进行角色扮演，模拟店员进行问病查询，并对疾病进行评估诊断。

步骤二　便秘常用药品介绍

相关知识

一、容积性泻剂

容积性泻剂含有不被人体吸收的吸水性植物纤维，主要借助于容积的增大刺激肠蠕动而引起排便，由于具有保持水的能力而使粪便松软，易于排出；主要包括可溶性纤维素（如甲基纤维素、果胶、车前草、燕麦麸、聚乙二醇等）和不可溶性纤维（植物纤维、木质素等）。容积性泻剂起效慢、温和，而不良反应小、安全，用于慢性便秘，故对妊娠便秘或轻症便秘有较好疗效，但不适于作为暂时性便秘的迅速通便治疗。

二、刺激性泻剂

直接作用于肠黏膜，使肠蠕动增强而促进排便，包括含蒽醌类的植物性泻药（大黄、番泻叶、芦荟）、酚酞、蓖麻油、比沙可啶（便塞停，睡前服用）、双醋酚汀等。适用于急慢性便秘，但应在容积性泻剂和盐类泻剂无效时才可使用。有的刺激性泻剂较为强烈，有小毒，不适于长期使用。蒽醌类泻剂长期应用可造成结肠黑便病，引起平滑肌的萎缩和损伤肠肌间神经丛，反而加重便秘，停药后可逆。

三、润滑性泻剂

润滑性泻剂能润滑肠壁，软化大便，使粪便易于排出，安全温和、使用方便，如开塞露、甘油制剂、液状石蜡（口服）、葡甘聚糖（通泰，用于习惯性老年性便秘，饭前 2 小时多量温水服）、蜂蜜等。

四、渗透性泻剂

（一）盐类

如硫酸钠和硫酸镁，不易被肠道吸收，借助于渗透效应阻止肠道吸收水分而使粪便稀软；镁盐还可以促使缩胆囊素自上部小肠释放，从而影响结肠肌肉的活动，减短胃内容物通过的时间；适用于急性便秘，这类药可引起严重不良反应，临床应慎用。

（二）高渗透性泻剂

高渗透性泻剂在肠道内受细菌分解成乳酸以及其他的有机酸类，这使得肠道变酸，刺激蠕动与分泌，使水和电解质留在肠内，产生较高的渗透压、导致容积性排便。常用的药物有乳果糖（杜秘克、春克）、山梨醇等。适用于粪块嵌塞或作为慢性便秘者的临时治疗措施，是对容积性轻泻剂（纤维素类）疗效差的便秘患者的较好选择。

五、中成药

治疗便秘的常用中成药有一清胶囊、清火片、黄连上清丸、牛黄清胃丸、苁蓉通便口服液、润肠通便茶、麻仁润肠丸、五仁润肠丸等。

做一做

利用任务素材，以小组为单位，对便秘常见化学药品和中成药进行分类识别。

步骤三　便秘合理用药指导

相关知识

1.泻药仅适用于偶然便秘或短暂便秘者。对所有便秘者，应积极找准病因进行针对性治疗，不可滥用泻药。即便是对无明显器质性疾病的单纯性便秘者，也不宜长期使用泻药，而应叮嘱患者养成定时排便习惯，改变不良的饮食习惯，多吃高渣性食物和纤维性蔬菜，多喝水，增加运动量，增加肌肉张力，尽量少用或不用泻药。否则会致泻药依赖性、结肠张力增加和便秘引起的结肠疼痛增剧，水和电解质缺乏等。

2.一定要根据便秘类型选择相应的药物。对长期慢性便秘者，不宜长期大量使用刺激性泻药，防止继发性便秘。慢性便秘以容积性泻药为宜，急性便秘可选择盐类泻药、刺激性泻药及润滑性泻药，但时间不要超过一周；结肠低张力所致的便秘，睡前服用刺激性泻药以达次日清晨排便的目的，或用开塞露；对结肠痉挛所致的便秘，可用容积性或润滑性泻药，并增加食物纤维的数量；对于痉挛性和功能性便秘者，也可选用微生态制剂，如双歧杆菌（丽珠肠乐）、嗜酸乳杆菌、乳酸菌（聚克）、枯草杆菌（妈咪爱）等，调节肠道菌群平衡。

3.多数泻药为口服药，应用时，应注意服药时间。作用快的泻药，如盐类和蓖麻油，应于清晨空腹时服用；作用慢的泻药，如大黄、酚酞等，应于临睡前服用。矿物油可以影响食物中脂溶性维生素（A、D、E、K）的吸收，应在睡前服用。

4.食物或药物中毒时，最好应用渗透性泻药，因其作用快而强，且可形成高渗液从而阻止毒物的进一步吸收。首先选用硫酸镁，因硫酸镁的镁离子吸收后可产生中枢神经系统的抑制。驱肠虫时也以选用渗透性泻药为宜。冠状动脉闭塞和脑血管意外时，为了预防便秘和防止用力排便，可选用滑润性泻药。为了减轻疼痛和出血，也可选用滑润性泻药。

5. 刺激性泻药对肠肌丛有毒性效应，且长期大量使用可致严重代谢紊乱，须注意。蓖麻油的刺激作用强烈，可引起孕妇分娩，须慎重。应用酚酞有时可出现变态反应，特别是发生皮疹，包括固定性药疹、多形性红斑和红斑性狼疮。

6. 容积性泻药最安全，但食管或肠狭窄患者应禁用。

7. 渗透性泻药长期应用可引起水和电解质丢失，应注意。硫酸镁禁用于肾功能衰竭患者，因镁离子可少量吸收，肾功能不良时，吸收的镁离子清除减少而导致镁中毒。血中镁离子过多可以抑制中枢神经系统引起昏迷。硫酸钠禁用于充血性心力衰竭及其他原因导致水钠潴留的患者。

8. 液状石蜡是滑润性泻药中最常用者，但大量应用可影响脂溶性维生素的吸收。在老年人，它可自松弛的肛门括约肌溢出而沾污衣裤，引起肛门瘙痒。有时由于偶然性的吸入而引起吸入性肺炎，特别是在老年、虚弱或有胃食管反流、食管狭窄或贲门失弛缓症的患者。

9. 乳果糖对糖尿病患者慎用；对有乳酸血症患者禁用。比沙可啶有较强刺激性，应避免吸入或与眼睛、皮肤黏膜接触，在服药时不得嚼碎，服药前后 2 小时不要喝牛奶、口服抗酸剂或刺激性药；另对妊娠期妇女慎用，对急腹症者禁用。硫酸镁宜在清晨空腹服用，并大量饮水，以加速导泻和防止脱水。

10. 年老、体弱、多病的慢性便秘者，需长期规律应用泻药，不要间断，慎用硫酸镁。

11. 儿童发生粪便嵌塞，可服聚乙二醇软化粪便，直肠给药效果更好，不宜应用泻药，以免造成依赖性便秘。

12. 泻药连续应用不宜超过 7 天，一旦缓解立刻停止。泻药对伴有阑尾炎、肠梗阻、不明原因的腹痛、腹胀者禁用；妊娠期妇女慎用、禁用急性泻药。

步骤四 健康提示

相关知识

1.饮食中必须有适量的纤维素；每天要吃一定量的蔬菜和水果，如早晚空腹吃苹果1个，或每餐前吃香蕉1~3个。

2.主食不要过于精细，要适当吃些粗粮。

3.晨起空腹饮一杯淡盐水或蜂蜜水，配合腹部按摩或转腰，让水在肠胃内振动，加强通便作用；全天都应多饮凉开水以助润肠通便。

4.进行适当的体力活动，加强体育锻炼，比如仰卧屈腿、深蹲起立、骑自行车等都能加强腹部的运动，促进胃肠蠕动，有助于促进排便。

5.每晚睡前按摩腹部，养成定时排便的习惯；保持心情舒畅，生活要有规律。

做一做

教师导

1.案例描述

患者，男性，29岁，公司职员，最近一个月感觉总是排便不尽，且腹胀、厌食。在此之前，患者刚找到一份工作，比较紧张，压力大，由于专心工作，饮食规律打乱，经常不能按时吃饭，排便规律也被打乱，不能定时排便，经常抑制便意。患者无既往病史。

2.案例分析

从上述情况分析患者应该是得了功能性便秘到习惯性便秘。患者由于工作环境发生变化，整天忙于工作使便意消失，并且经常抑制排便，使粪便在直肠内停留时间延长，久而久之引起便秘。

3.用药指导

习惯性便秘的治疗关键在于建立科学合理的排便、饮食和生活习惯。药物治疗便秘多半是以泻药为主，泻药虽可通便，但用药之后往往又出现继发性便秘；同时，有些泻药可使身体丢失大量水分和电解质，容易引起机体的水和电解质紊乱。如果要用药的话，可短期使用比沙可啶，一次 1 ~ 2 片，睡前整片吞服，6 ~ 10 小时后排便。或使用酚酞（果导片），每次 0.1g ~ 0.2g，睡前顿服。

学生做

根据本任务学习的便秘的相关知识，同学们分小组进行角色扮演，由"患者"主诉症状，"店员"进行疾病查询和评估，推荐合适的药品并进行合理用药指导。

● 巩固拓展

患者，女性，外企职员，主诉近一年大便无规律，平均是 6 ~ 7 天排一次便，并且大便干结、量少、排除困难，经常感觉腹胀，排气增多。患者供职于外企，工作节奏快，午餐通常是叫外卖或到附近的快餐店解决，所吃的食物也大多是主食和肉类，水果、青菜很少。平时运动较少，生活没有规律。无消化系统既往病史。今到药店购药，请设计药店问病荐药情景。

测验三　综合测试与检验

测一测

1.宜与乳酶生伍用的是（　　）

A.抗生素　　　　B.抗酸药　　　　C.干酵母　　　　D.磺胺类

E.活性炭

2.用于治疗细菌感染性腹泻应首选的药物为（　　）

A.抗生素　　　　B.黄连素　　　　C.维生素　　　　D.谷维素

E.麻黄素

3.服用胃动力药多潘立酮治疗消化不良，其最佳用药时间应为（　　）

A.餐后1小时　　B.餐前0.5～1小时　C.餐后　　　　D.餐前

E.餐前10分钟

4.助消化药不宜与抗菌药物、吸附剂同时服用，如必须联用，应间隔（　　）

A.2～3小时　　　B.2小时　　　　C.1～3小时　　　D.1小时

E.1.5小时

5.下列不是常用缓泻药的作用机制的是（　　）

A.容积性　　　　B.膨胀性　　　　C.润湿性　　　　D.刺激性

E.润滑性

6.下列关于双歧三联活菌胶囊治疗腹泻机制的说法中，最正确的是（　　）

A.维持肠道正常菌群的平衡　　　　B.抑制肠内腐败菌生长

C.补充正常的细菌　　　　　　　　D.防止蛋白质发酵

E.减少腹胀和腹泻

7.属促动力药的是（　　）

A.埃索美拉唑　　B.铝碳酸镁　　　C.碳酸氢钠　　　D.法莫替丁

E.多潘立酮

8.可致容积性排便，降低老年人粪块嵌塞发生率的是（　　）

A.乳果糖　　　　B.比沙可啶　　　C.聚乙二醇粉

D. 开塞露 / 甘油栓　　E. 欧车前亲水胶

9. 属 H_2 受体拮抗剂（　　）

A. 埃索美拉唑　　　　B. 铝碳酸镁　　　　　C. 碳酸氢钠

D. 法莫替丁　　　　　E. 多潘立酮

10. 属质子泵抑制剂的是（　　）

A. 埃索美拉唑　　　　B. 铝碳酸镁　　　　　C. 碳酸氢钠

D. 法莫替丁　　　　　E. 多潘立酮

11. 导致消化性溃疡的最主要原因是（　　）

A. 化学物质的刺激　　B. 强烈的精神刺激　　C. 胃窦部幽门螺杆菌感染

D. 吸烟　　　　　　　E. 遗传因素

12. 刺激肠壁感受神经末梢，增强肠反射性蠕动而排便的是（　　）

A. 乳果糖　　　　　　B. 比沙可啶　　　　　C. 聚乙二醇粉

D. 开塞露 / 甘油栓　　E. 欧车前亲水胶

13. 属黏膜保护剂的是（　　）

A. 埃索美拉唑　　　　B. 铝碳酸镁　　　　　C. 碳酸氢钠

D. 法莫替丁　　　　　E. 多潘立酮

14. 关于消化性溃疡抗 Hp 的四联疗法正确的是（　　）

A. 西咪替丁 + 胶体次碳酸铋 + 哌仑西平 + 替硝唑

B. 奥美拉唑 + 甲硝唑 + 阿奇霉素 + 胶体次碳酸铋

C. 雷尼替丁 + 阿莫西林 + 胶体次碳酸铋 + 甲硝唑

D. 兰索拉唑 + 阿莫西林 + 克拉霉素 + 胶体次碳酸铋

E. 兰索拉唑 + 克拉霉素 + 甲硝唑 + 硫糖铝

15. 在消化性溃疡形成中起到关键作用因素为（　　）

A. 大面积烧伤　　　　B. 黏膜血流减少　　　C. 黏膜屏障的完整性

D. 胃酸　　　　　　　E. 前列腺素分泌过少

答案：1 ～ 5：CBBAC　　6 ～ 10：AEADA　　11 ～ 15：CBBDD

赛一赛

1. 个人考核项——消化系统常见病常用药认药、识药分类陈列比赛。

考核要求及评分标准：在规定时间内（6分钟），按照 GSP 的规定以及药品分类码放的原则，将40种消化系统常见病常用药品分区分类正确整齐摆放在分类标识牌提示相应的货架内（未放在货架上的药品视同区域混淆，按扣分算）。每个药品折合分值为2.5分，摆错及未摆放的，每个扣除2.5分，总计100分。

分为以下两个阶段。

（1）准备阶段　每个班级6～7人/组，考核前以小组为单位领取模拟训练药品和标识牌，由小组长带领按照考试评分要点，在模拟训练区进行自主训练。

（2）考核阶段　小组长抽取考试序列号，按顺序依次到仿真药店考核区，每个同学现场对40个竞赛药品计时分类陈列，裁判员现场评分。

2. 团队考核项——各学习小组消化系统常见病典型症状，进行问病荐药、合理用药指导方案设计，然后根据设计方案，小组成员角色扮演、模拟情景对话，在模拟大药房为患者提供完整的销售服务过程。

考核要求：要注意销售服务环节的完整性（顾客引导→问病荐药→合理用药指导→售后服务→收银→送客）。具体包括正确引导顾客消费，合理问病荐药，开展购药咨询、健康宣教活动，进行合理用药指导，提供所购药品的存储方式，对划价、收银、装袋等动作结合语言描述，规范结束销售服务等。

评分标准

顾客引导	疾病查询诊断	药品介绍	合理用药指导	健康宣教	售后服务	收银送客
10%	10%	20%	30%	10%	10%	10%

注：权重——优秀 A 1　良好 B 0.8　一般 C 0.6　较差 D 0.4

项目四 循环系统常见疾病用药指导

任务一 高血压

● **任务目标**

通过本任务的学习，学生达到以下目标。

1. 熟悉高血压的概念和发病机制。

2. 掌握高血压的临床表现、诊断与鉴别方法、中西药治疗和合理用药。

● **任务描述**

高血压是血压持续过高的疾病，会引起中风、心脏病、血管瘤、肾衰竭等疾病，以动脉压升高为特征，可伴有心脏、血管、脑和肾脏等器官功能性或器质性改变的全身性疾病。通过对本任务的学习，学生能够在掌握高血压的临床表现、主要症状基础上，对患者进行疾病问询、诊断评估，据此向患者推荐安全、有效、适宜的药品，并进行合理用药指导及健康提示，为患者提供完整的药学服务。

● **任务素材**

1. 实践场地：教学做一体化教室。

2. 计算机。

3. 相关药品实样或包装盒塑封卡片。

● 任务实施

步骤一　问病诊断

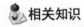 相关知识

 高血压概述

　　高血压是一种以动脉压升高为特征，可伴有心脏、血管、脑和肾脏等器官功能性或器质性改变的全身性疾病，它有原发性高血压和继发性高血压之分。

　　原发性高血压，是一种以血压升高为主要临床表现而病因尚未明确的独立疾病，占总高血压患者的 95% 以上。

　　继发性高血压，又称为症状性高血压，在这类疾病中病因明确，高血压仅是该种疾病的临床表现之一，血压可暂时性或持久性升高。

一、高血压的病因

1. 遗传因素

大约半数高血压患者有家族史。父母均患高血压者，其子女患高血压概率高达 45%。

2. 精神和环境因素

长期的精神紧张、激动、焦虑、受噪声或不良视觉刺激等因素也会引起高血压的发生。

3. 年龄

发病率随着年龄增长而有增高的趋势，40 岁以上者发病率高。

4. 其他

①肥胖者发病率高，体重指数 BMI ≥ 24kg/m² 者发生高血压的风险是体重正常者的 3 ~ 4 倍（BMI 指数，简称体质指数又称体重指数，是用体重公斤数除以身高米数平方得出的数字，是目前国际上常用的衡量人体胖瘦程度以及是否健康的一个标准）；②避孕药；③睡眠呼吸暂停低通气综合征；④不良生活方式：饮酒、吸烟、少运动、多久坐、高盐饮食。

二、高血压的临床表现

高血压没有特殊的症状，不易被人感觉到，因此被称为"沉默的杀手"。部分患者有眩晕、失眠、健忘、耳鸣、乏力、多梦、头痛等，这不是高血压特有的症状，许多疾病也可有类似表现。发现高血压的唯一办法是测量血压。

血压升高可使心脏和血管系统的负荷增大，是心脑血管疾病最重要的危险因素。

高血压长期得不到控制可导致靶器官的损害，如心脏病（冠心病、心绞痛、心肌梗死）、脑卒中（脑出血和脑梗死）、肾功能衰竭、血管和视网膜损害（动脉粥样硬化、眼底出血等）。

高血压患者如果不及时治疗，从得病到死亡一般是 19 年，平均寿命51 岁。

三、高血压的诊断

《中国高血压防治指南》2015 年修订版将血压分为三类，如下所示。

1. 正常血压：< 120/80 mmHg。

2. 正常高值：120 ~ 139/80 ~ 89 mmHg。

3. 高血压：≥ 140mmHg/ ≥ 90mmHg（未服抗高血压药物）

根据血压数值的高低，可以把高血压分为三级，如下所示。

Ⅰ 级高血压（轻度）140 ~ 159 / 90 ~ 99mmHg。

Ⅱ 级高血压（中度）160 ~ 179 / 100 ~ 109mmHg。

Ⅲ 级高血压（重度）≥ 180 / ≥ 110mmHg。

单纯收缩期高血压：≥ 140 / < 90mmHg。

老年人半数以上为单纯收缩期高血压，发生冠心病、脑卒中和终末期肾病的风险很大。

四、疾病查询需要注意的问题

1. 首先应当确认患者是谁、年龄、性别、职业，然后进一步查询。

2. 有哪些具体的症状，有没有 *** 等其他症状？

3. 症状持续了几天？

4. 询问用药史、疾病史、过敏史、就医史。

做一做

案例

患者，男性，50 多岁，体型中等，高血压 5 年左右，血压最高 160/90mmHg，平时也没有服用降压药。有肾结石病史。根据以上案例，进行角色扮演，模拟店员进行问病查询，并对疾病进行评估诊断。

步骤二　高血压常用药品介绍

相关知识

一、治疗原则

明确诊断，及时治疗，综合干预，非药物治疗和药物治疗结合，长期、甚至终身治疗，保护心、脑、肾、血管等靶器官，防止并发症，减少心血管病突发事件的发生，提高高血压患者的生存质量。

初始剂量宜小，平稳降压，针对高血压发病机制用药，联合治疗，坚持治疗。

二、非药物治疗

1. 控制体重

使 BMI 保持在 $20 \sim 24 \, \text{kg/m}^2$。

2. 合理膳食

限盐，北方先将每人每日平均食盐量降至 8g，以后再降至 6g；南方可控制在 6g 以下。

3. 增加体育活动

一般每周运动（散步、游泳等）$3 \sim 5$ 次，每次持续 $20 \sim 60$ 分钟。运动后自我感觉良好，且保持理想体重。

4. 减轻精神压力保持心情舒畅，健身先健心。

5. 戒烟、限酒（白酒约 25mL，红酒约 50mL，啤酒约 250mL）。

6. 补充叶酸，维生素 B_{12}。

三、药物治疗

（一）利尿剂

该类药物通过利钠排水、降低血容量负荷发挥降压作用。用于控制血压的利尿剂主要是噻嗪类利尿剂，在我国常用氢氯噻嗪和吲达帕胺。吲达帕胺可明显减少脑卒中再发危险。小剂量氢氯噻嗪（$6.25 \sim 25 \text{mg}$）对代谢影响很小，与其他降压药（尤其 ACEI 或 ARB）合用可显著增加后者的降压作用。此类药物尤其适用于轻中度高血压、老年高血压、单纯收缩期高血压或伴心力衰竭患者，也是难治性高血压的基础药物之一。其不良反应与剂量密切相关，故通常应采用小剂量。噻嗪类利尿剂可引起低血钾，长期应用者应定期监测血钾，并适量补钾。痛风者禁用；高尿酸血症、明显肾功能不全者慎用，后者如需使用利尿剂，应使用袢利尿剂，如呋塞米等。

保钾利尿剂（如阿米洛利）、醛固酮受体拮抗剂（如螺内酯）等有时也可用于控制血压。在利钠排水的同时不增加钾的排出，在与其他具有保钾作用的降压药如 ACEI 或 ARB 合用时，需注意发生高血钾症的危险。螺内酯长期应用有可能导致男性乳房发育等不良反应。

（二）β-受体阻断剂

该类药物主要通过抑制过度激活的交感神经活性、抑制心肌收缩力、减慢心率发挥降压作用。美托洛尔、比索洛尔对 β_1 受体有较高选择性，因阻断 β_2 受体而产生的不良反应较少，既可降低高血压，也可保护靶器官、降低心血管事件风险。β 受体阻断剂尤其适用于伴快速性心律失常、冠心病、心绞痛、慢性心力衰竭、交感神经活性增高以及高动力状态的高血压患者。常见的不良反应有疲乏、肢体冷感、激动不安、胃肠不适等，还可能影响糖脂代谢。非选择性 β 受体阻断剂禁用于哮喘患者。慢性阻塞性肺疾病、运动周围血管病或糖耐量异常者慎用；必要时也可慎重选用高选择性 β_1 受体阻断剂。长期应用者突然停药可发生反跳现象，即原有的症状加重或出现新的表现，较常见有血压反跳性升高，伴头痛、焦虑等，称之为撤药综合征。

代表药物有普萘洛尔、美托洛尔、阿替洛尔、倍他洛尔、比索洛尔。

（三）血管紧张素转化酶抑制剂（ACEI）

此类药物对于高血压患者具有良好的靶器官保护和心血管终点事件预防作用。ACEI 单用降压作用明确，对于糖脂代谢无不良影响。限盐或加用利尿剂可增加 ACEI 的降压效应。尤其适用于伴慢性心力衰竭、心肌梗死后伴心功能不全、糖尿病肾病、非糖尿病肾病、代谢综合征、蛋白尿或微量白蛋白尿患者。最常见不良反应为持续性干咳，多见于用药初期，症状较轻者可坚持服药，不能耐受者可改用 ARB。其他不良反应有低血压、皮疹，偶见血管神经性水肿及味觉障碍。ACEI 及 ARB 类药物与保钾利尿剂、补钾剂、含钾替代盐合用及有肾功能损害者，可能出现高钾血症。长期应用有可能导致血钾升高，应定期监测血钾和肌酐水平。禁忌证为双侧动脉狭窄、高钾血症及妊娠妇女。

代表药物有：卡托普利、依那普利、贝那普利、赖诺普利、雷米普利、福辛普利、培哚普利等。

（四）血管紧张素Ⅱ受体拮抗剂（ARB）

此类药物同样对于高血压患者具有良好的靶器官保护和心血管终点事

件预防作用。ARB 适应证同 ACEI，也用于不能耐受 ACEI 的患者。不良反应少见，偶有腹泻，长期应用可升高血钾，应注意监测血钾及肌酐水平变化。禁忌证也同 ACEI。

代表药物有：氯沙坦、缬沙坦、依贝沙坦、伊普沙坦、替米沙坦、奥美沙坦等。

（五）钙通道阻滞剂（D-CCB）

以二氢吡啶类钙通道阻滞剂为基础的降压治疗方案可显著降低高血压患者脑卒中风险。此类药物可与其他 4 类药物联合应用，尤其适用于老年高血压、单纯收缩期高血压、伴稳定性心绞痛、冠状动脉或颈动脉粥样硬化及周围血管病患者。常见不良反应包括反射性交感神经激活导致心跳加快、面部潮红、脚踝部水肿、牙龈增生等。二氢吡啶类钙通道阻滞剂没有绝对禁忌证，但心动过速与心力衰竭患者慎用，如必须使用，则应慎重选择特定制剂，如氨氯地平等长效药物。急性冠脉综合征患者一般不推荐使用短效硝苯地平。

代表药物有：氨氯地平、左氨氯地平、非洛地平、尼卡地平、硝苯地平、尼群地平等。

临床上常用的非二氢吡啶类钙通道阻滞剂主要包括维拉帕米和地尔硫
两种药物，也可用于降压治疗，常见不良反应包括抑制心脏收缩功能和传导功能，有时也会出现牙龈增生。2 ~ 3 度房室传导阻滞、心力衰竭患者禁止使用。因此，在使用非二氢吡啶类钙通道阻滞剂前应详细询问病史，并进行心电图检查。

（六）中成药

牛黄降压片、清脑降压片、罗布麻降压片、清肝降压胶囊等。

做一做

利用任务素材，按照学习小组为单位，对高血压常见的化学药品和中成药进行分类识别。

步骤三 高血压合理用药指导

相关知识

一、降压药的联合应用

联合用药已成为降压治疗的基本方法。许多高血压患者，为了达到目标血压水平需要应用2种以上降压药物。

（一）联合用药的适应证

Ⅱ级高血压和（或）伴有多种危险因素、靶器官损害或临床病患的高危人群，往往初期治疗即需要应用2种小剂量降压药物，如仍不能达到目标水平，可在原药基础上加量或可能需要3种，甚至4种以上降压药物。

（二）联合用药的方法

两种药物联用时，降压作用机制应具有互补性，因此，具有相加的降压作用，并可互相抵消或减轻不良反应。

1.ACEI或ARB加噻嗪类利尿剂

利尿剂的不良反应是激活血管紧张素，可造成一些不利于降低血压的负面作用。而与ACEI或ARB合用则抵消此不利因素。此外，ACEI或ARB由于可使血钾水平略有上升，从而能防止噻嗪类利尿剂长期应用所致的低血钾等不良反应。ARB或ACEI加噻嗪类利尿剂联合治疗有协同作用，有利于改善降压效果。

2.二氢吡啶类钙通道阻滞剂（D-CCB）加ACEI或ARB

前者具有直接扩张动脉的作用，后者通过阻断血管紧张素，既扩张动脉，又扩张静脉，故两药有协同降压作用。联合应用可减轻踝部水肿，可明显提高血压控制率。此外，ACEI或ARB也可部分阻断钙通道阻滞剂所致的反射性交感神经张力增加和心率加快的不良反应。

3.钙通道阻滞剂加噻嗪类利尿剂

D-CCB加噻嗪类利尿剂治疗，可降低高血压患者脑卒中发生危险。

4.二氢吡啶类钙通道阻滞剂加 β 受体阻滞剂

前者具有扩张血管和轻度增加心率的作用，正好抵消 β 受体阻滞剂的缩血管及减慢心率的作用。两药联合可使不良反应减轻。

我国临床主要推荐应用的优化联合治疗方案是D–CCB加ARB；D–CCB加ACEI；ARB加噻嗪类利尿剂；D–CCB加 β 受体阻断剂。

5.三药联合的方案

在上述两种联合用药的基础上，加上另一种降压药物便构成三药联合方案，其中二氢吡嗪类钙通道阻滞剂+ACEI（或ARB）+噻嗪类利尿剂组成的联合方案最为常用。

6.四药联合的方案

主要适用于难治性高血压患者，可以在上述三药联合用药的基础上，加用第四种药物，如 β 受体阻断剂、螺内酯等。

二、特殊人群的降压治疗

（一）老年人的降压治疗

我国流行病学调查显示60岁以上人群高血压患病率为49%。老年人高血压的特点是收缩压增高，舒张压下降，脉压增大；血压波动性大，容易出现直立性低血压及餐后低血压。老年高血压患者的血压应降至150/90mmHg以下。过低血压会引起头晕、跌倒等问题。老年高血压降压治疗应强调收缩压达标，同时应避免过度降低血压，在能耐受降压治疗的前提下，逐步降压达标，应避免降压过快。D–CCB、ACEI、ARB、利尿剂或 β 受体阻断剂都可以考虑选用。

（二）儿童青少年

儿童青少年原发性高血压表现为轻、中度血压升高，通常没有明显的临床症状，与肥胖密切相关，近一半儿童高血压患者可发展为成人高血压。血压明显升高者多为继发性高血压，肾性高血压是首位病因。绝大多数儿童与青少年高血压患者通过非药物治疗即可达到血压控制目标。但如果生活方式治疗无效，出现高血压临床症状、靶器官损害、合并糖尿病、继发性高血压等情况应考虑药物治疗。ACEI 或 ARB 和 D-CCB 在标准剂量下较少发生不良反应，通常作为首选的儿科抗高血压药物。利尿剂、β 受体阻断剂和 α 受体阻断剂因为不良反应的限制，多用于儿童青少年严重高血压患者的联合用药。

（三）妊娠高血压

非药物措施（限盐、富钾饮食、适当活动、情绪放松）是妊娠合并高血压安全有效的治疗方法，应作为药物治疗的基础。由于所有降压药物对胎儿的安全性缺乏严格的临床验证，而且动物试验中发现一些药物具有致畸作用，因此，药物选择和应用受到限制。妊娠期间的降压用药不宜过于积极，治疗的主要目的是保证母子安全和妊娠的顺利进行。治疗的策略、用药时间的长短及药物的选择取决于血压升高的程度，以及对血压升高所带来危害的评估。

三、用药注意事项

1. 严格遵从医嘱用药（高血压类型不同用药不同）。

2. 掌握正确的服药时间。

3. 掌握正确的服药方法（缓、控释制剂不能嚼碎）。

4. 用药不可随意停服（症状改善也要服药）。

5. 降压要平稳缓慢（防止降压灌注不良综合征）。

6. 不应急于换药（有些药在 1 ～ 2 周才见效）。

7. 老年患者用药从小剂量开始，逐渐加量。

8. 注意停药反应（突然停药可致血压骤然升高）。

9. 伴有其他疾病的高血压患者选药要慎重。

10. 避免体位性低血压（不要由卧、蹲、坐骤起）。

11. 注意自我观察（ACEI 容易引起干咳、D-CCB 容易引起头痛脸红）。

步骤四　健康提示

相关知识

1.饮食要清淡

饮食要三低二高。低动物脂肪、低糖、低钠（盐），高蛋白、高纤维素（蔬菜）。高血压患者不宜吃得过咸，要多吃蔬菜和易消化的食物，少吃富含脂肪的食物，特别是动物脂肪和内脏，以防止发胖和促进动脉粥样硬化。对于老年人，在烹调方面不宜采用油炸方式，因为这种方式会增加脂肪含量。

2.心情要舒畅

应经常保持愉快的心情，并培养乐观、开朗、幽默的性格，相反，如果终日处于兴奋、紧张或忧伤之中，会导致心跳加快，血压升高，血液黏度增加，使原已升高的血压继续上升，诱发高血压危象、脑血管破裂等严重并发症。

3.坚持锻炼，增强体质

每天体育锻炼，不仅可以增加能量消耗，调整身体的能量平衡，防止肥胖，而且可以促进心血管功能，增强心肌收缩力，降低血管紧张度，使冠状动脉扩张，血压下降，也可使三酰甘油及血液黏稠度下降。

4.定时排便

人体在排大便时腹压升高可影响血压。高血压患者在排便困难时可服用一些缓泻剂，平时应多食含纤维素多的蔬菜，还应养成每天定时排便的习惯。

做一做

教师导

1.案例描述

患者，男性，42岁，农民。患高血压10余年，血压最高达220/120mmHg，无明显症状，未规律用药，否认其他病史。患者由于经济状况不佳，断断续续使用一些中草药和尼群地平、硝苯地平等一些比较便宜的药物，血压忽高忽低。近期感觉不适。查体：血压 180/112mmHg。心电图：左心室高电压，提示心肌肥厚。心脏超声：左心室舒张功能减退。尿常规、血脂、血糖均在正常范围内。请分析该患者目前状况，并推荐合适的药物。

2. 案例分析

患者检查结果为：血压 180/112mmHg，伴左心室肥厚、左心室舒张功能减退，符合Ⅲ期高血压诊断标准。

3. 用药指导

因该患者为中年男性，Ⅲ期高危高血压，合并左心室肥厚，故降压目标应该控制在 120/80mmHg 以下。单用一种降压药已不能达到降压目标，所以需要联合应用两种降压药。因患者高血压同时有左心室肥厚、左心室舒张功能减退，可使用血管紧张素转换酶抑制剂（ACEI）中的代表药卡托普利，并选用最佳配合药物氢氯噻嗪，两者合用效果可加倍。用药过程中，关注患者的适应情况，在达到降压效果的同时可适当调整剂量。

学生做

根据本任务学习的高血压的相关知识，同学们分小组进行角色扮演，由"患者"主诉症状，"店员"进行疾病查询和评估，推荐合适的药品并进行合理用药指导。

● 巩固拓展

1. 患者，男性，40 岁，患原发性高血压（140/90mmHg）5 年余，一直没有明显症状。近来偶感头晕心悸，心电图示轻微供血不足。5 年前经医生建议开始服用卡托普利片，前些日子查体测血压为 140/90mmHg，遂改服硝苯地平缓释片，3 天后血压依然没有降低，舒张压有时 100mmHg，加服吲达帕胺降压也不明显，非常迷茫。今到药店购药，请设计药店问病荐药情景或用药咨询情景。

2. 患者，男性，42 岁，农民，高血压 10 余年，最高血压 220/120mmHg，未规律用药，吸烟 20 余年（20 支 / 日），其父亲有高血压、脑出血病史。查体：血压 180/112mmHg。诊断：高血压Ⅲ级高危。心电图提示心肌肥厚，但 2 年内无明显动态性改变。请设计为该患者进行用药咨询情景。

任务二　血脂异常

●任务目标

通过本任务的学习,学生达到以下目标。

1. 熟悉血脂异常的概念和发病机制。

2. 掌握血脂异常的临床表现、诊断与鉴别方法、中西药治疗和合理用药。

●任务描述

血脂异常是一类较常见的疾病,是人体内脂蛋白的代谢异常,主要包括总胆固醇和低密度脂蛋白胆固醇、三酰甘油升高和／或高密度脂蛋白胆固醇降低等。通过对本任务的学习,学生能够在掌握血脂异常的临床表现、主要症状基础上,对患者进行疾病问询、诊断评估,据此向患者推荐安全、有效、适宜的药品,并进行合理用药指导及健康提示,为患者提供完整的药学服务。

●任务素材

1. 实践场地:教学做一体化教室。

2. 计算机。

3. 相关药品实样或包装盒塑封卡片。

● 任务实施

步骤一 问病诊断

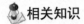 相关知识

 血脂异常概述

血脂异常是一类较常见的疾病，是人体内脂蛋白的代谢异常，主要包括总胆固醇和低密度脂蛋白胆固醇、三酰甘油升高和 / 或高密度脂蛋白胆固醇降低等。由于脂质不溶或微溶于水，在血浆中与蛋白质结合，以脂蛋白的形式存在，因此，血脂异常实际上表现为异常脂蛋白血症。血脂异常可导致动脉粥样硬化，增加心脑血管病的发病率和死亡率。防治血脂异常对提高生活质量、延长寿命具有重要意义。

 血脂异常的分类

血脂异常分为原发性和继发性两类。

原发性与先天和遗传有关，是由于单基因缺陷或多基因缺陷，使参与脂蛋白转运和代谢的受体、酶或载体蛋白异常所致。

继发性主要是由于代谢性紊乱疾病如糖尿病、高血压、肝肾疾病、肾上腺皮质功能亢进引起，或与年龄、季节、饮食、饮酒、体力活动、精神情绪等有关。

一、血脂检查项目

临床上检测血脂的项目较多，基本检测项目为总胆固醇（TC）、三酰甘油（TG）、高密度脂蛋白胆固醇（HDL-C）和低密度脂蛋白胆固醇（LDL-C）。

1. 总胆固醇（TC）

理论值：＜5.17 mmol/L

临界值：5.23～5.69 mmol/L

需治疗值：＞5.72 mmol/L

2. 三酰甘油（TG）

理论值：0.45～1.81mmol/L（男性）；0.40～1.53 mmol/L（女性）

临界值：1.70～2.26 mmol/L

需治疗值：＞2.26 mmol/L

3.LDL-C

理论值：＜3.61 mmol/L

临界值：3.15～3.64 mmol/L

需治疗值：＞3.64 mmol/L

4.HDL-C

理论值：＞1.04 mmol/L

需治疗值：＜1.04 mmol/L

二、血脂异常建议临床分型

血脂异常建议临床分型如表4-1所示。

表4-1　血脂异常建议临床分型

分型	TC	TG	HDL-C
高胆固醇血症	增高		
高三酰甘油血症		增高	
混合型高血脂症	增高	增高	
低密度脂蛋白血症			降低

三、血栓的形成

在活体的心脏或血管腔内，血液发生凝固或血液中的某些有形成分互相黏集，形成固体质块的过程，称为血栓形成，在这个过程中所形成的固体质块称为血栓。

血液中存在着相互拮抗的凝血系统和抗凝血系统（纤维蛋白溶解系统）。在生理状态下，血液中的凝血因子不断地被激活，从而产生凝血酶，形成微量纤维蛋白，沉着于血管内膜上，但这些微量的纤维蛋白又不断地被激活了的纤维蛋白溶解系统所溶解，同时被激活的凝血因子也不断地被单核吞噬细胞系统所吞噬。上述凝血系统和纤维蛋白溶解系统的动态平衡，既保证了血液有潜在的可凝固性又始终保证了血液的流体状态。然而，有时在某些能促进凝血过程的因素作用下，打破了上述动态平衡，触发了凝血过程，血液便可在心血管腔内凝固，形成血栓。

四、疾病查询需要注意的问题

1. 首先应当确认患者是谁、年龄、性别、职业，然后进一步查询。

2. 有哪些具体的症状，有没有 *** 等其他症状？

3. 症状持续了几天？

4. 询问用药史、疾病史、过敏史、就医史。

做一做

案例

患者，男性，48 岁，体较胖。无明显症状体征。健康体检时化验血脂，结果如下：

测定值

TG   14mmol/L

TC   28.2mmol/L

LDL–C   2.8mmol/L

HDL–C   0.87mmol/L

空腹血浆在4℃放置24小时呈奶油样混浊。根据以上案例，进行角色扮演，模拟店员进行问病查询，并对疾病进行评估诊断。

步骤二　血脂异常常用药品介绍

相关知识

一、治疗原则

治疗高脂血症应遵循以下原则：首先采用非药物治疗（调整饮食结构和生活方式），其次消除恶化因素，最后考虑药物治疗，及时检测血脂水平。饮食和药物治疗的目的，是针对脂质代谢的不同环节，使血浆中TC、TG降低，以延缓和减轻动脉粥样硬化的发生和发展进程。

二、非药物治疗

由于血脂异常与饮食结构和生活方式关系密切，所以调整饮食结构和改善生活方式是最经济、最安全和可靠的调脂方法，同时也是其他治疗的基础措施。

（一）调整饮食结构

减少饱和脂肪酸和胆固醇的摄入，少吃动物脂肪，多吃蔬菜、水果、谷物，适当增加蛋白质，调节碳水化合物的比例；尽量选择能降低LDL-C的食物（如植物甾醇、可溶性纤维）等。

（二）适当减轻体重

坚持有规律的体力劳动，制订合适的运动计划，增加肝脏内脂肪的分解和消耗。

（三）控制心血管事件的危险因素

控制摄盐和血压、戒烟，减少饮酒或戒烈性酒。

三、药物治疗

（一）HMG-CoA 还原酶抑制剂（他汀类）

他汀类药物可以竞争性抑制胆固醇合成过程中的限速酶的活性，从而阻断胆固醇的生成，同时，他汀类可以上调细胞表面的 LDL 受体，加速血浆 LDL 的分解代谢。他汀类主要降低血清 TC 和 LDL-C，也在一定程度上降低 TC，轻度升高 HDL-C 水平。适应证为高胆固醇血症和以胆固醇升高为主的混合性高脂血症。他汀类药物是目前临床上最重要、应用最广的调脂药物。

代表药物有洛伐他汀（美降之）、辛伐他汀（舒降之）、氟伐他汀（来适可）、普伐他汀（普拉固）、阿托伐他汀（立普妥）等。

目前临床应用的他汀类药物不良反应较轻，少数患者出现腹痛、便秘、失眠、转氨酶升高、肌肉疼痛，极少数严重者横纹肌溶解而致急性肾衰竭。儿童、孕妇、哺乳期妇女和准备生育的妇女不宜服用。

建议与银杏磷脂、大豆卵磷脂软胶囊合用进一步清除血管壁上胆固醇沉积，提高降血脂的疗效。

（二）苯氧芳酸类（贝特类）

贝特类药物可促进 TG 分解以及胆固醇的逆向转运。主要降低血清 TG，也可在一定程度上降低 TC 和 LDL-C，升高 HDL-C。适应证为高三酰甘油血症和以三酰甘油升高为主的混合型高脂血症。

代表药物有吉非贝齐（诺衡）、非诺贝特、苯扎贝特（必降脂）、氯贝丁酯（安妥明）等。

主要不良反应为胃肠道反应；少数出现一过性肝转氨酶和肌酸激酶升高；皮疹、血白细胞减少。贝特类能增强抗凝药物作用，两药合用时需调整抗凝药物剂量。禁用于肝肾功能不良者以及儿童、孕妇和哺乳期妇女。

（三）烟酸类

烟酸类属 B 族维生素，用量较大时有调节血脂作用，可能与抑制脂肪组织脂解和减少肝脏中胆固醇合成和分泌有关。能使血清 TG、TC 及 LDL-C 降低，HDL-C 轻度升高。适应证为高三酰甘油血症和以三酰甘油升高为主的混合型高脂血症。烟酸有速释剂和缓释剂两种剂型，速释剂不良反应明显，一般难以耐受，现多已停用；缓释片能显著改善药物耐受性及安全性，从低剂量开始，渐增至理想剂量，推荐剂量为 1 ～ 2g，qn。主要不良反应有：面部潮红、高尿酸血症、恶心呕吐等胃肠道症状、偶见肝功能损害及诱发溃疡病。禁用于慢性肝病和严重痛风。慎用于高尿酸血症及消化性溃疡。阿昔莫司是不良反应较少的烟酸类衍生物，常用剂量为0.25g，qd-tid。

（四）胆固醇吸收抑制剂

依折麦布口服后迅速吸收，结合成依折麦布 - 葡萄糖醛酸苷，作用于小肠细胞刷状缘，抑制胆固醇和植物固醇吸收。适应证为高胆固醇血症和以胆固醇升高为主的混合型高脂血症，单药或与他汀类联合治疗。常用剂量为 10mg，qd。不良反应少，偶有胃肠道反应、头痛、肌肉疼痛及转氨酶升高。

（五）胆酸螯合剂（树脂类）

在肠道内与胆酸不可逆结合，阻碍胆酸的肠肝循环，促使胆酸随粪便排出，阻断其胆固醇的重吸收。适应证为高胆固醇血症和以胆固醇升高为主的混合型高脂血症。代表药物有考来烯胺、考来替哌。不良反应为恶心、呕吐、腹胀、腹痛、便秘。也可干扰其他药物的吸收，如叶酸、地高辛、贝特类、他汀类、甲状腺素、脂溶性维生素等。

（六）ω-3 脂肪酸制剂（多烯酸乙酯）

ω-3 多不饱和脂肪酸是深海鱼油的主要成分，可降低 TG 和轻度升高HDL-C，对 TC 和 LDL-C 无影响。适应证为高三酰甘油血症和以三酰甘油升高为主的混合性高脂血症。鱼油腥味所致恶心、腹部不适是常见的不良反应。

（七）抗血栓药

抗血栓药可分为抗凝血药、抗血小板聚集药和溶血栓药三大类。

1.抗凝血药

抗凝血药是一类干扰凝血因子，阻止血液凝固的药物，主要用于血栓栓塞性疾病的预防与治疗。代表药物：肠道用药抗凝血剂（如肝素）、香豆素抗凝血剂类（如华法林）。

2. 抗血小板聚集药

抗血小板聚集药分为三代，阿司匹林为第一代，噻氯匹啶为第二代，血小板糖蛋白Ⅱb/Ⅲa受体拮抗剂为第三代。其中，血小板糖蛋白Ⅱb/Ⅲa受体拮抗剂的问世，是抗血小板治疗中的一个重要里程碑。

3. 纤维蛋白溶解药

凝血中形成的纤维蛋白，可经纤溶酶作用从精氨酸－赖氨酸键上分解成可溶性产物，使血栓溶解。纤维蛋白溶解药（fibrinolytic drugs）激活纤溶酶而促进纤溶，也称溶栓药（thrombolytic drugs），用于治疗急性血栓栓塞性疾病。第一代的溶栓药链激酶（SK）和尿激酶（UK）至今仍然是国内外使用最广泛的品种，随着尿激酶原（Pro-UK）等新一代溶栓药的问世，这类药物正在临床逐渐推广应用。

做一做

利用任务素材，按照学习小组为单位，对高脂血症常见的化学药品和中成药进行分类识别。

步骤三　血脂异常合理用药指导

相关知识

一、定期检查血脂及肝、肾等功能

对于需要长期接受治疗的患者，服药期间除要注意低胆固醇和低脂饮食以有利于治疗，还应定期做血脂、脂蛋白、肝功能、血钙、肌红蛋白、碱性磷酸酶水平及肾功能等的检查，以便比较前后变化，如有异常应考虑减药或停药，并对异常指标跟踪观察。

二、慎重选择联合用药

对较严重的高脂血症，如家族性杂合型高 TC 血症者单用一种药调节血脂疗效可能不理想，提倡 2 ~ 3 种不同机制的药物联合应用。但需注意各药的相互作用，以减少不良反应事件。

三、初始剂量宜小

HMG–CoA 还原酶抑制剂应从小剂量开始，并告知患者肌病的危险性，关注肌痛或肌无力等肌肉方面的症状。

四、服药时间最佳化

一般脂溶性药物，与食物同服可以增加其吸收，提高生物利用度，同时减少了胃部的不适。另外肝脏合成脂肪的高峰期多在夜间，因此提倡晚餐或晚餐后服药，有助于提高疗效。同时定期检查血脂水平，以调整剂量或更换药物。

五、勿随意停药

未经医生允许不要随意停药，突然停药会导致血脂上升。

六、贝丁酸类药

该类药物具有高血浆蛋白结合率，与其他高血浆蛋白结合率的药物合用时，也可将其他药物从蛋白结合位点上替换下来，导致其作用加强，如可明显增强华法林等口服抗凝药的作用，与其同时应用时，应注意降低口服抗凝药的剂量，并检测凝血酶原时间以调整剂量；如与磺脲类降糖药合用则应调整降糖药的剂量。另外，两种药合用会增加肌肉毒性发生的危险，可引起肌痛、横纹肌溶解等疾病，应尽量避免联合使用。

步骤四 健康提示

相关知识

一、限制总能量

高脂血症患者应严格控制能量的摄入，每人每天的能量摄入要控制在29千卡/公斤体重之内，折合主食每天不宜超过300克。营养学家推荐的食品有：馒头、米饭、面包、豆腐、豆浆、牛奶、瘦肉、鱼类以及各种蔬菜、水果。

二、低脂低胆固醇饮食

高脂血症患者要严格控制动物脂肪或胆固醇的摄入，食油以富含不饱和脂肪酸的植物油为主，如豆油、花生油、玉米油，蛋类每天不超过1个，或2~3天1个鸡蛋。

三、高纤维饮食

饮食中的食物纤维可与胆汁酸相结合，增加胆盐在粪便中的排泄，降低血清胆固醇浓度。富含食物纤维的食物主要有粗粮、杂粮、干豆类、蔬菜、水果等。

四、饮茶、戒烟、限酒

实验研究证明：各种茶叶均有降低血脂、促进脂肪代谢的作用，其中以绿茶降血脂作用最好。因此，高脂血症患者不妨多饮茶。科学研究表明，长期吸烟或是酗酒均可干扰血脂代谢，使胆固醇和三酰甘油上升。所以高脂血症患者最好是戒烟限酒。

五、优化生活方式

高脂血症患者应注意生活方式要有规律性。适当参加体育活动和文娱活动，保持良好心态，尽量避免精神紧张、情绪过分激动、经常熬夜、过度劳累、焦虑或抑郁等不良心理和精神因素对脂质代谢产生不良影响。

做一做

教师导

1. 案例描述

患者，女性，51 岁。经常感觉头晕，去医院做检查，结果如下：总胆固醇 8.8mmol/L，三酰甘油 1.99mmol/L，高密度蛋白 1.76mmol/L，低密度蛋白 5.7mmol/L。

请分析该患者目前状况，并推荐合适的药物。

2. 案例分析

患者检查结果为：总胆固醇 8.8mmol/L，临界值为 5.23 ~ 5.69 mmol/L，需治疗值为 >5.72 mmol/L；三酰甘油 1.99mmol/L，临界值为 1.70 ~ 2.26mmol/L，需治疗值为 >2.26 mmol/L；高密度蛋白 1.76mmol/L，需治疗值： < 1.04 mmol/L；低密度蛋白 5.7mmol/L，需治疗值： > 3.64 mmol/L。根据以上检查结果，可以看出，该患者总胆固醇含量、低密度脂蛋白含量均达到需要治疗值，三酰甘油含量偏高，在临界范围内，可判定为高脂血症。

3. 用药指导

该患者总胆固醇含量、低密度脂蛋白含量均达到需要治疗值，三酰甘油含量偏高，在临界范围内，可选择 HMG-CoA 还原酶抑制剂（他汀类），与烟酸类药物合用。

学生做

根据本任务学习的高脂血症的相关知识，同学们分小组进行角色扮演，由"患者"主诉症状，"店员"进行疾病查询和评估，推荐合适的药品并进行合理用药指导。

● 巩固拓展

患者，男性，54 岁，两年前诊断有高血压，一直吃硝苯地平控制，最近几天头痛、头晕，全身乏力，面色黑黄。去医院抽血检查，其他指标在正常范围内，但总胆固醇是 6.23 mmol/L，低密度脂蛋白胆固醇是 4.5 mmol/L。今到药店购药，请设计药店问病荐药情景或用药咨询情景。

任务三　冠心病

●任务目标

通过本任务的学习,学生达到以下目标。

1. 熟悉冠心病的概念和发病机制。

2. 掌握冠心病的临床表现、诊断与鉴别方法、中西药治疗和合理用药。

●任务描述

冠状动脉粥样硬化性心脏病简称冠心病,是一种由冠状动脉器质性(动脉粥样硬化或动力性血管痉挛)狭窄或阻塞引起的心肌缺血缺氧(心绞痛)或心肌坏死(心肌梗死)的心脏病,亦称缺血性心脏病。通过对本任务的学习,学生能够在掌握冠心病的临床表现、主要症状基础上,对患者进行疾病问询、诊断评估,据此向患者推荐安全、有效、适宜的药品,并进行合理用药指导及健康提示,为患者提供完整的药学服务。

●任务素材

1. 实践场地:教学做一体化教室。

2. 计算机。

3. 相关药品实样或包装盒塑封卡片。

● **任务实施**

步骤一　问病诊断

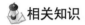 **相关知识**

 冠心病概述

冠状动脉粥样硬化性心脏病简称冠心病,指由于脂质代谢不正常,血液中的脂质沉着在原本光滑的动脉内膜上,在动脉内膜一些类似粥样的脂类物质堆积而成白色斑块,称为动脉粥样硬化病变。这些斑块渐渐增多造成动脉腔狭窄,使血流受阻,导致心脏缺血,产生心绞痛。

 冠心病的分类

冠心病可分为五种临床类型:无症状性心肌缺血型、心绞痛型、心肌梗死型、缺血性心肌病型、猝死型。本节主要介绍稳定型心绞痛。稳定型心绞痛也称劳力性心绞痛,是在冠状动脉固定性严重狭窄基础上,由于心肌负荷的增加引起心肌急剧的、暂时的缺血缺氧的临床综合征。

一、稳定型心绞痛的临床表现

以发作性胸痛为主要临床表现,其特点为有以下几点。

1.部位

主要在胸骨体之后,可波及心前区,常放射至左肩、左臂内侧达无名指和小指,或至颈、咽或下颌部。

2. 性质

胸痛常为压迫、发闷或紧缩性，也可有烧灼感或仅觉胸闷，但不是针刺或刀扎样锐性痛，偶伴濒死的恐惧感觉。发作时，患者往往被迫停止正在进行的活动，直至症状缓解。

3. 诱因

发作常由体力劳动或情绪激动所诱发，饱食、寒冷、吸烟、心动过速、休克等亦可诱发。疼痛多发于劳力或激动的当时，而不是在劳累之后。常在相似的条件下重复发生。

4. 持续时间

心绞痛一般持续数分钟至十余分钟，多为 3 ~ 5 分钟，很少超过半小时。

5. 缓解方式

一般在停止原来诱发症状的活动后即可缓解；舌下含用硝酸甘油等硝酸酯类药物也能在几分钟内缓解。

二、疾病查询需要注意的问题

1. 首先应当确认患者是谁、年龄、性别、职业，然后进一步查询。
2. 有哪些具体的症状，有没有 *** 等其他症状？
3. 症状持续了几天？
4. 询问用药史、疾病史、过敏史、就医史。

做一做

案例

患者主诉：最近工作压力比较大，心前区疼痛一年，最近有所加重。根据以上案例，进行角色扮演，模拟店员进行问病查询，并对疾病进行评估诊断。

步骤二　冠心病常用药品介绍

相关知识

一、治疗原则

冠心病的治疗原则是改善冠状动脉的供血和减轻心肌的耗氧，同时治疗动脉粥样硬化。

二、治疗方法

治疗措施应针对患者的具体情况，选择不同的治疗方法。

（一）心绞痛急性发作时治疗

1. 休息

心绞痛急性发作时应立刻休息，停止一切活动，症状可消失。

2. 药物治疗

硝酸甘油片 0.3 ~ 0.6mg 舌下含服，可在 1 ~ 2min 起效。

（二）心绞痛缓解期的治疗

1. 非药物治疗

尽量避免诱发因素，如重体力劳动、情绪激动、饱餐、寒冷、吸烟、用力排便、心动过速等；调节饮食，避免高盐、高糖、高脂饮食；避免过饱；多吃蔬菜和水果，保持排便通畅；调整工作量和日常休息，减轻精神负担，保持心情愉快；禁止烟酒；适当体力活动。

2. 药物治疗

根据治疗原则对症选用，主要是通过降低心肌耗氧量、扩张血管、改善心肌供血、预防血栓形成，从而控制症状的发作，提高患者的生活质量。

（1）阿司匹林　阿司匹林对血小板聚集有抑制作用，可阻止血栓形成，临床可作为冠心病的二级预防，疗效肯定。

（2）硝酸酯类　为内皮依赖性血管扩张剂，能减少心肌需氧和改善心肌灌注，从而降低心绞痛发作的频率和程度，增加运动耐量。常用的有硝酸甘油、硝酸异山梨酯、单硝酸异山梨酯等。

1）硝酸甘油 用于治疗或预防心绞痛，也可作为扩张血管药，用于治疗充血性心力衰竭，注射剂可用于治疗高血压。舌下含服用于缓解心绞痛急性发作，如15min内用过3片尚未能缓解，应立即就诊。不良反应有：治疗剂量可能引起面部潮红、眩晕、心动过速和跳动性头痛。大剂量引起呕吐、烦躁不安、视力减弱、低血压、昏厥，偶尔出现发绀及高铁血红蛋白血症；随之损害呼吸系统及出现心动过缓。初次用药，可先含半片，以避免和减轻不良反应。

2）硝酸异山梨酯 该类药物为作用较强、较快的长效硝酸酯类抗心绞痛药，其作用与硝酸甘油相似，舌下含服后5min左右见效，持续2小时，口服后约30min见效，持续5小时。用于防治心绞痛发作。

3）单硝酸异山梨酯 该类药物用于冠心病的长期治疗、预防血管痉挛型和混合型心绞痛，也适用于心肌梗死后的治疗及慢性心衰的长期治疗。

（3）β受体阻滞剂 抑制心脏β肾上腺素能受体，减慢心率、减弱心肌收缩力、降低血压，从而降低心肌耗氧量以减少心绞痛发作和增加运动耐量。长期服用可显著降低心血管事件及死亡率。β受体阻滞剂的使用剂量应个体化，从较小剂量开始，逐级增加剂量。常用的药物有：普萘洛尔、美托洛尔、比索洛尔等。

（4）他汀类药物 该类药物能有效降低TC和LDL-C，还有延缓斑块进展、稳定斑块和抗炎等调脂以外的作用。所有冠心病患者，无论其血脂水平如何，均应给予他汀类药物。临床上常用的有：辛伐他汀、阿托伐他汀、普伐他汀、氟伐他汀等。他汀类药物总体安全性很高，但在应用时仍应注意监测转氨酶及肌酸激酶等生化指标。

（5）钙离子通道阻滞剂（CCB） 该类药物抑制钙离子进入细胞内，抑制心肌细胞兴奋－收缩偶联中钙离子的作用，从而抑制心肌收缩，减少心肌耗氧；扩张冠脉，解除冠脉痉挛，改善心内膜下心肌的供血；扩张周围血管，降低动脉压，减轻心脏负荷；同时还降低血黏度，抗血小板聚集，改善心肌的微循环。更适用于同时有高血压的患者。常用的药物有硝苯地平控释片、氨氯地平、左旋氨氯地平、地尔硫䓬、维拉帕米等。常见的不良反应有外周水肿、便秘、心悸、面部潮红，低血压也时有发生，其他不良反应还包括头痛、头晕、无力等。

（6）血管紧张素转换酶抑制剂（ACEI）　该类药物可显著降低冠心病患者的心血管死亡、非致死性心肌梗死等主要终点事件的发生风险。在稳定型心绞痛患者中，合并高血压、糖尿病、心力衰竭的患者建议使用ACEI。

（7）中成药　复方丹参片、步长脑心通、地奥心血康、通心络胶囊、复方丹参滴丸、速效救心丸等。

做一做

利用任务素材，按照学习小组为单位，对冠心病常见的化学药品和中成药进行分类识别。

步骤三　冠心病合理用药指导

相关知识

在正常人群中预防冠心病属一级预防，已有冠心病者还应预防再次梗死和其他心血管事件称之为二级预防。

一、冠心病的一级预防

目前公认的传统危险因素包括：年龄、性别、种族、家族史、高胆固醇血症、吸烟、糖尿病、高血压、腹型肥胖、缺乏运动、饮食缺少蔬菜水果、精神紧张。除年龄、性别、家族史和种族不可改变，其他8种传统危险因素均是可以改变的，换言之，是可以预防的。

（一）生活方式干预

合理饮食（低盐、低脂、富含水果和蔬菜）、戒烟、规律运动、控制体重、心理平衡。

（二）血脂异常干预

一般人群健康体检应包括血脂检测。40岁以下血脂正常人群，每2～5年检测1次血脂；40岁以上人群至少每年进行1次血脂检测。心血管病高危人群每6个月检测1次血脂。所有血脂异常患者首先进行强化生活方式干预。

（三）血糖监测与控制

健康人40岁开始每年检查1次空腹血糖及糖化血红蛋白。积极干预糖耐量异常，首先进行强化生活方式干预，3～6个月无效可口服二甲双胍或阿卡波糖。

（四）血压监测与控制

18岁以上健康成人至少每2年监测血压1次，35岁以上成人至少每年监测1次，心血管门诊患者应常规接受血压测量。高血压患者调整治疗期间每日监测至少2次，血压平稳后每周监测2次。鼓励家庭自测血压。

二、冠心病的二级预防

明确诊断冠心病的患者，一般要坚持长期药物治疗，控制缺血症状，降低心肌梗死和死亡的发生，包括服用一种或两种抗血小板药物、β受体阻断剂、他汀类药物和ACEI，严格控制危险因素，进行有计划及适当的运动锻炼。根据患者具体情况，予以个体化治疗。

三、患者教育

1. 正常人群需要保持健康的生活方式以预防冠心病，有冠心病者及其危险因素者要规律服用药物，监测并控制血压、血糖、血脂等危险因素。

2. 去除诱因：一次进食不应过饱；戒烟限酒；调整日常生活与工作量；减轻精神负担；保持适当的体力活动，但以不致发生疼痛症状为度；一般不要卧床休息。

3. 一旦怀疑急性冠心病发作，立即嚼服阿司匹林300mg，舌下用硝酸酯类，打急救电话。同时密切注意血压、心率的变化。

4.首次使用抗血小板聚集药物及抗凝药时应密切监测出血症状，如皮下出血点、大便潜血等。

做一做

教师导

1.案例描述

患者，女性，60岁，退休干部，于2003年因胸闷、胸痛、左肩及左背部酸胀到医院就诊，诊断为冠心病、心绞痛，经药物治疗病情稳定，症状消失出院。近来又出现胸闷、胸痛情况，担心冠心病复发，今来药店购药。血糖正常，血压145/90mmHg。

2.案例分析

从患者病史及症状分析，患者有冠心病、心绞痛病史，同时又患有高血压，其表现与心绞痛发作相似，应进一步了解患者胸闷、胸痛发作和缓解的情况再做判断。

3.用药指导

考虑到心脏病用药比较特殊，且患者已经有冠心病，又同时出现并发症，应该建议患者先去医院做全面检查，以免耽误最佳治疗时机。

学生做

根据本任务学习的冠心病的相关知识，同学们分小组进行角色扮演，由"患者"主诉症状，"店员"进行疾病查询和评估，推荐合适的药品并进行合理用药指导。

● **巩固拓展**

患者，男性，66岁，退休干部。反复发作劳累后胸骨后压榨性疼痛1个月，加重30min。患者近一个月来经常出现劳累后胸骨后压榨性疼痛，每次发作时间3～5min，休息后症状缓解。30min前爬山时又感到胸骨后压榨性疼痛，症状较前几次发作有所加重。患者平素健康情况一般，有高血压史10年。请根据患者的疾病情况设计药店问病荐药或用药咨询情况。

任务四 缺铁性贫血

● **任务目标**

通过本任务的学习，学生达到以下目标。

1. 熟悉缺铁性贫血的概念和发病机制。

2. 掌握缺铁性贫血的临床表现、诊断与鉴别方法、中西药治疗和合理用药。

● **任务描述**

缺铁性贫血是指由于体内贮存铁消耗殆尽、不能满足正常红细胞生成的需要而发生的贫血。在红细胞的产生受到限制之前，体内的铁贮存已耗尽，此时称为缺铁。通过对本任务的学习，学生能够在掌握缺铁性贫血的临床表现、主要症状基础上，对患者进行疾病问询、诊断评估，据此向患者推荐安全、有效、适宜的药品，并进行合理用药指导及健康提示，为患者提供完整的药学服务。

● **任务素材**

1. 实践场地：教学做一体化教室。

2. 计算机。

3. 相关药品实样或包装盒塑封卡片。

● **任务实施**

步骤一　问病诊断

相关知识

缺铁性贫血概述

缺铁性贫血是由于体内缺少铁质而影响血红蛋白合成所引起的一种常见贫血。在红细胞的产生受到限制之前，体内的铁贮存已耗尽，此时称为缺铁。这种贫血特点是骨髓、肝、脾及其他组织中缺乏可染色铁，血清铁浓度和血清转铁蛋白饱和度均降低。典型病例贫血是属于小细胞低色素型。本病是贫血中的常见类型，普遍存在于世界各地。

一、缺铁性贫血的病因

（一）铁的需求量增加而摄入量不足

婴幼儿、青少年和育龄妇女，尤其是多次妊娠及哺乳的妇女需铁量增加，其饮食中缺少铁元素易引起缺铁性贫血。女性青春期因月经来潮，且身体生长发育速度过快，对铁的需要量也大，易出现缺铁性贫血。

（二）铁的吸收效果不佳

萎缩性胃炎、胃酸缺乏、胃大部切除术后的患者，由于胃酸缺乏，影响食物中高价铁游离化，以及胃大部切除术后，食物未经过十二指肠而迅速进入空肠，或小肠黏膜病变、慢性腹泻、饭后大量饮茶，因茶中鞣酸使铁沉淀而影响铁吸收，均可造成铁的吸收障碍而发生缺铁性贫血。

（三）失血

失血尤其是慢性失血是缺铁性贫血最常见、最主要的原因。在成年男性中为消化道出血，在成年女性中为月经量过多。慢性血管内溶血所致的铁随血红蛋白或含铁血黄素从尿中排出，也可引起缺铁性贫血，多见于阵发性睡眠型血红蛋白尿。

二、缺铁性贫血的临床表现

铁是人体内含量最多的微量元素，它不仅是构成血红蛋白、肌红蛋白的重要成分，而且是多种能量酶（细胞色素酶、过氧化物酶、过氧化氢酶）的组成核心。所以人体缺铁时会出现多个系统异常症状。

（一）一般表现

贫血所致的各组织器官的缺氧以及出现相应代偿功能的一般表现为：皮肤黏膜苍白、乏力、心悸、气促、头昏、眼花、耳鸣、胃肠功能紊乱。

（二）特殊表现

1. 上皮组织的异常变化

皮肤干燥，指甲及趾甲脆薄无光泽、平甲、反甲、舌痛、舌炎、口炎甚至吞咽困难。

2. 神经方面异常

由于细胞内含铁酶缺乏，易兴奋、激动、烦躁、头痛，部分患者（儿童居多）可有嗜食泥土、石子、煤球、生米或冰块等异食癖，与线粒体单胺氧化酶活性降低有关。

三、贫血的分级

由于红细胞容量测定较复杂，所以，临床上常以红细胞计数和血红蛋白浓度（Hb）来代替。正常人血液中的红细胞数，男性为$(4.0 \sim 5.5) \times 10^{12}/L$，女性为$(3.5 \sim 5.0) \times 10^{12}/L$；正常人血液中血红蛋白的浓度，男性为$120 \sim 160g/L$，女性为$110 \sim 150g/L$。

临床上主要依据血红蛋白含量划分贫血程度，如表4-2所示。

表4-2　贫血严重程度的划分标准

贫血的严重程度	轻度	中度	重度	极重度
血红蛋白浓度	>90 g/L	60 ~ 90 g/L	30 ~ 59 g/L	<30 g/L

四、疾病查询需要注意的问题

1. 首先应当确认患者是谁、年龄、性别、职业，然后进一步查询。

2. 有哪些具体的症状，有没有 *** 等其他症状？

3. 症状持续了几天？

4. 询问用药史、疾病史、过敏史、就医史。

做一做

案例

1 岁的小强出生后胃肠一直不好，长期腹泻，体弱，脸色苍白，哭闹都有气无力的，家长怀疑其贫血，带去就诊，查其血象为血红蛋白（Hb）50g/L，血红细胞计数（RBC）2×10^{12}/L。

根据以上案例，进行角色扮演，模拟店员进行问病查询，并对疾病进行评估诊断。

步骤二 缺铁性贫血常用药品介绍

相关知识

一、治疗原则

针对病因治疗，去除引起缺铁的原因；补充足量铁剂；加强营养。

二、常用药品

（一）口服铁剂

最常用的制剂为硫酸亚铁、富马酸亚铁、乳酸亚铁、葡萄糖酸亚铁、枸橼酸铁铵、琥珀酸亚铁等。

（二）注射铁剂

常用的注射铁剂有右旋糖酐铁及山梨醇枸橼酸铁，一般尽量用口服药治疗，仅在下列情况下才应用注射铁剂。

1. 肠道对铁的吸收不良，例如胃切除或胃肠吻合术后、慢性腹泻、脂肪痢等。

2. 胃肠道疾病但由于口服铁剂后症状加重，例如消化性溃疡，溃疡性结肠炎、节段性结肠炎、胃切除后胃肠功能紊乱及妊娠时持续呕吐等。

3. 口服铁剂虽经减量而仍有严重胃肠道反应。

做一做

利用任务素材，按照学习小组为单位，对缺铁性贫血常见的药品进行分类识别。

步骤三　缺铁性贫血合理用药指导

相关知识

1. 首选口服铁剂，对口服反应大，出现厌食、胃出血，或有胃肠疾病、吸收不良，或需要迅速纠正贫血症状时，可考虑应用注射用右旋糖酐铁。

2. 尽量选用二价铁剂（亚铁），二价铁剂的溶解度大，易被吸收，三价铁剂在体内的吸收仅相当于二价铁剂的1/3，且刺激性较大，只有转化为二价铁后才能被吸收。

3. 选择适宜的剂量，初始治疗应用小剂量，数日后再增加剂量，以铁剂的吸收率为30%计算，一日口服180mg铁元素较好，也可避免严重的不良反应。

4. 注意铁剂与药物、食物的配伍禁忌。四环素、考来烯胺等阴离子药可在肠道与铁结合或络合，影响后者的吸收；牛奶、蛋类、钙剂、磷酸盐、草酸盐等可抑制铁剂的吸收；茶和咖啡中的鞣质与铁形成不被吸收的盐，促使铁在体内的储存降低而发生贫血；但肉类、果糖、氨基酸、脂肪可促进铁剂的吸收；维生素C作为还原剂可促进三价铁转变为二价铁，或与铁形成络合物，从而促进吸收。

5. 注意进餐的影响，习惯上主张铁剂在餐后即刻服用较好，餐后口服铁剂固然可减少胃肠刺激，但食物中的磷酸盐、草酸盐等影响使铁剂吸收减少。因此，应在餐前或两餐间服用，最佳时间是空腹。

6.口服铁剂治疗有效的最早指标是在服用后 3 ~ 7 天网织红细胞开始上升，第 7 ~ 10 天达高峰，2 周后血红蛋白上升，一般约 2 个月恢复至正常。血色素正常后，继续服用铁剂 3 个月，补充贮存铁。

7.补充铁剂治疗，要先从小剂量开始逐渐达到足量。

8.服用铁剂后可出现黑便，应事先向患者说明。

步骤四　健康提示

相关知识

1.患者衣着要适宜，随着气候的变化而增减，预防发生感冒以及其他疾病。

2.适当运动，可采用散步、体操、气功、太极拳等运动方式；不宜进行高空作业，不宜蹲的太久，起来要缓慢，以免晕倒跌伤。

3.日常饮食方面要考虑铁的补充和吸收，动物食物中的铁容易吸收，其吸收率高达 10% ~ 25%，植物中的铁吸收率较低，只有 1% ~ 7%。目前提倡动、植物食物混合食用。

做一做

教师导

1.案例描述

患者，女性，34 岁。1 年前无明显诱因而出现面色苍白、头晕、乏力，曾到医院检查，血红蛋白含量为 64g/L，外周血涂片红细胞以小红细胞为主，给予铁剂口服治疗 1 周。患者进食正常，无挑食习惯，睡眠好，体重无明显变化。尿色无异常，无便血和黑便，无鼻出血和齿龈出血。近 2 个月有明显失血导致病情恶化。

2.案例分析

根据以上情况显示该患者 1 年前曾在医院被诊断为缺铁性贫血，仅口服铁剂 1 周治疗。近 2 个月因月经量增多病情加重，所以可以初步诊断为：患者 1 年前所患缺铁性贫血病因不明确，也未能得到彻底治疗，当近 2 个月有明显失血导致病情恶化。

3. 用药指导

先要积极治疗原发病"月经过多"，同时补充铁剂。口服的药物有硫酸亚铁、富马酸亚铁、葡萄糖酸亚铁，都有多种剂型可供选择，不过硫酸亚铁对胃肠道刺激大，患者有时难以耐受，可在饭后服用，或者选择富马酸亚铁的制剂。补铁同时补充些维生素 C，有利于铁剂的吸收。补充铁剂一定要达到治疗疗程，需要将储存铁量补足。另外在生活中要增加含铁食物的摄入。

学生做

根据本任务学习的缺铁性贫血的相关知识，同学们分小组进行角色扮演，由"患者"主诉症状，"店员"进行疾病查询和评估，推荐合适的药品并进行合理用药指导。

● 巩固拓展

患者，女性，22 岁，8 个月前因父亲去世，心情抑郁而出现食欲差，饭量减少，挑食，很少吃蔬菜及肉类，随后出现面色苍黄，并逐渐加重，伴疲乏、多汗、不爱活动，无头晕、头痛，无发热、咳嗽、恶心、呕吐、腹痛，无皮肤黏膜出血。曾在当地医院检查，提示血红蛋白低，口服葡萄糖酸亚铁，症状好转后停药。1 个月前上述症状又出现并逐渐加重。发病以来精神差，二便正常，今到药店购药。请根据此案例设计药店问病荐药情景。

测验四　综合测试与检验

测一测

1. 治疗老年高血压的目标是将血压降低至（　　）

    A. 收缩压 <150mmHg 或更低些　　B. <130/80mmHg　　C. <140/90mmHg

    D .<150/90mmHg　　E. <125/75mmHg

2. 血管紧张素转化酶抑制剂为（　　）

A. 硝普钠　　B. 肼苯哒嗪　　C.尼群地平　　D.卡托普利　　E.哌唑嗪

3. 属钙通道阻滞剂的抗高血压药为（　　）

A.依那普利　　B.氨氯地平　　C.美托洛尔　　D.缬沙坦　　E.氢氯噻嗪

4. 属利尿剂的抗高血压药为（　　）

A.依那普利　　B.氨氯地平　　C.美托洛尔　　D.缬沙坦　　E.氢氯噻嗪

5. 属血管紧张素 Ⅱ 受体阻断剂的抗高血压药（　　）

A.依那普利　　B.氨氯地平　　C.美托洛尔　　D.缬沙坦　　E.氢氯噻嗪

6. 属 β 受体阻断剂的抗高血压药（　　）

A.依那普利　　B.氨氯地平　　C.美托洛尔　　D.缬沙坦　　E.氢氯噻嗪

7. 男性，45 岁，近日感觉头痛、头晕、心悸，眼花、耳鸣、失眠、乏力等症状，血压为 160/100mmHg。根据临床表现，可诊断该男性患有（　　）

A.心律失常　　B.高血压　　C.低血压　　D.冠心病　　E.心力衰竭

8. 稳定型心绞痛发作时宜应选用的治疗药物为（　　）

A.阿司匹林　　B.美托洛尔　　C.硝苯地平　　D.硝酸甘油　　E.氢氯噻嗪

9. 不属于稳定型心绞痛的临床表现的是（　　）

A.胸痛　　　　B.压迫发闷　　　　C.持续 3 ~ 5 分钟

D.针刺或刀扎样锐性痛　　　　E.舌下含用硝酸甘油可缓解

10. 在下列血浆脂质水平检查结果中，不能判断为高脂血症的是（　　）

A. 三酰甘油高于同年龄正常值

B. 高密度脂蛋白胆固醇高于同年龄正常值

C. 低密度脂蛋白胆固醇高于同年龄正常值

D. 总胆固醇高于同年龄正常值

E. 极低密度脂蛋白胆固醇高于同年龄正常值

11. 高脂血症患者初始的临床表现是（　）

A. 黄色瘤　　　　B. 动脉硬化　　　C. 常无任何症状和体征

D. 脂血症眼底改变　　　　　E. 脂肪肝或肥胖

12. HMG-CoA 还原酶抑制剂可能出现的不良反应是（　）

A. 腹泻　　　　　B. 腹痛　　　　　C. 胃痛

D. 肌病　　　　　E. 皮疹

13. 稳定型心绞痛发作时应选用哪种药物治疗（　）

A. 阿司匹林　　　B. 低分子肝素　　C. 阿昔单抗

D. 硝酸甘油　　　E. 氯贝丁酯

14. 稳定型心绞痛缓解期应选用哪种药物治疗（　）

A. 阿司匹林　　　B. 低分子肝素　　C. 阿昔单抗

D. 硝酸甘油　　　E. 氯贝丁酯

15. 治疗高脂血症首要步骤为（　）

A. 控制饮食　　　B. 少饮酒戒烟　　C. 考虑药物治疗

D. 采用饮食疗法并长期坚持　　　　E. 应用调节血脂药

答案：1～5：DDBED　　6～10：CBDDB　　11～15：CDDAD

赛一赛

1. 个人考核项——循环系统常见病常用药认药、识药分类陈列比赛。

考核要求及评分标准：在规定时间内（6分钟），按照 GSP 的规定以及药品分类码放的原则，将 40 种循环系统常见病常用药品分区分类正确整齐摆放在分类标识牌提示相应的货架内（未放在货架上的药品视同区域混淆，按扣分算）。每个药品折合分值为 2.5 分，摆错及未摆放的，每个扣除 2.5 分，总计 100 分。

分为以下两个阶段。

（1）准备阶段　每个班级 6～7 人/组，考核前以小组为单位领取模拟训练药品和标识牌，由小组长带领按照考试评分要点，在模拟训练区进行自主训练。

（2）考核阶段　小组长抽取考试序列号，按顺序依次到仿真药店考核区，每个同学现场对 40 个竞赛药品计时分类陈列，裁判员现场评分。

2.团队考核项——各学习小组综合循环系统常见病典型症状，进行问病荐药、合理用药指导方案设计，然后根据设计方案，小组成员角色扮演、模拟情景对话，在模拟大药房为患者提供完整的销售服务过程。

考核要求：要注意销售服务环节的完整性（顾客引导→问病荐药→合理用药指导→售后服务→收银→送客）。具体包括正确引导顾客消费，合理问病荐药，开展购药咨询、健康宣教活动，进行合理用药指导，提供所购药品的存储方式，对划价、收银、装袋等动作结合语言描述，规范结束销售服务等。

评分标准

顾客引导	疾病查询诊断	药品介绍	合理用药指导	健康宣教	售后服务	收银送客
10%	10%	20%	30%	10%	10%	10%

注：权重——优秀 A 1　良好 B 0.8　一般 C 0.6　较差 D 0.4

项目五 内分泌及代谢疾病用药指导

任务一 糖尿病

● **任务目标**

通过本任务的学习,学生达到以下目标。

1. 掌握糖尿病的概念和分类。

2. 掌握糖尿病的主要症状特点、并发症和一般检测指标。

3. 掌握治疗糖尿病的口服降糖药类别和代表药。

4. 掌握抗糖尿病药物的合理应用。

● **任务描述**

糖尿病是一种由于胰岛素分泌缺陷或胰岛素作用障碍所致的以高血糖为特征的代谢性疾病。通过对本任务的学习,学生能够在掌握糖尿病的临床表现、主要症状基础上,对患者进行疾病问询、诊断评估,据此向患者推荐安全、有效、适宜的药品,并进行合理用药指导及健康提示,为患者提供完整的药学服务。

● **任务素材**

1. 实践场地:教学做一体化教室。

2. 计算机。

3. 相关药品实样或包装盒塑封卡片。

● 任务实施

步骤一　问病诊断

🪨 相关知识

糖尿病概述

　　糖尿病是一种高发的伴有严重并发症的慢性疾病，已成为继心脑血管、癌症之后严重危害人类健康的第 3 大疾病，有"不死癌症"之称。目前还没有根治的方法，是一种终身疾病，是心血管疾病的重要危险因素。

　　印度、中国和美国是世界上糖尿病患者最多的三个国家。每年的 11 月 14 日是联合国糖尿病日。30 年前还在解决温饱问题的中国，如今却不得不为国人"富贵病"缠身而头疼不已。9200 万糖尿病患者，1.48 亿糖尿病前期患者，快速增长的糖尿病患者，转眼之间就将中国推向了世界第一，超越印度成为全球糖尿病患者最多的国家。

糖尿病的定义

　　糖尿病是一种由于胰岛素分泌缺陷或胰岛素作用障碍所致的以高血糖为特征的代谢性疾病。持续高血糖与长期代谢紊乱等可导致全身组织器官，特别是眼、肾、心血管及神经系统的损害及其功能障碍和衰竭。严重者可引起失水，电解质紊乱和酸碱平衡失调等急性并发症酮症酸中毒和高渗昏迷。

糖尿病的分类

◎Ⅰ型糖尿病

患者有胰岛 β 细胞破坏，引起胰岛素绝对缺乏，有酮症酸中毒倾向。可发生于任何年龄，但多见于青少年。起病急。代谢紊乱症状明显，患者需注射胰岛素以维持生命。

◎Ⅱ型糖尿病

患者大部分超重或肥胖，也可发生于任何年龄，但多见于成年人。以胰岛素抵抗为主伴胰岛素分泌不足，或胰岛素分泌不足为主伴或不伴胰岛素抵抗。患者在疾病初期大多不需要胰岛素治疗。通常无酮症酸中毒倾向，但在感染等应激情况下，也可诱发酮症酸中毒。

◎其他特殊类型糖尿病

此类型按病因及发病机制分为 8 种亚型：① β 细胞功能遗传性缺陷；②胰岛素作用遗传性缺陷；③胰腺外分泌疾病；④内分泌疾病；⑤药物和化学品所致糖尿病；⑥感染所致糖尿病；⑦不常见的免疫介导糖尿病；⑧其他与糖尿病相关的遗传综合征。

◎妊娠糖尿病

指妊娠期初次发现的糖耐量异常（IGT）或糖尿病，原来已有糖尿病而现在合并妊娠者不包括在内。这一类型的临床重要性在于有效地处理高危妊娠，从而降低许多与之有关的母、婴围生期疾病的患病率和病死率。

一、糖尿病的主要症状、症状特点及并发症

（一）糖尿病的主要症状

1.血糖值和尿糖值均高于正常人。

2.中后期出现典型的"三多一少"症状，即多饮、多尿、多食和体重减少。

3.其他症状：疲乏无力、月经失调、中老年患者伴有骨质疏松、腰酸腿痛、肢体麻木、肌肉针刺样、灼烧样疼痛等。

（二）主要症状特点

1. Ⅰ型糖尿病

任何年龄均可发病，但30岁前最常见；起病急，多有典型"三多一少"症状；血糖显著升高，经常反复出现酮症；血中胰岛素水平很低；患者胰岛功能基本丧失，需终生应用胰岛素治疗；成人晚发自身免疫性糖尿病，发病年龄20～48岁，患者有"三多一少"症状，易出现糖尿病慢性并发症。

2. Ⅱ型糖尿病

一般有家族遗传病史；起病缓慢，病情发展相对平稳，发病可能无任何症状，无症状的时间可达数年至数十年；多数人肥胖，体重重，食欲好，精神体力与正常人无差别；多在检查身体时发现；随病情延长，血糖逐渐升高，可出现糖尿病慢性并发症。

（三）主要并发症

糖尿病一旦控制不好会引发并发症，急性并发症如酮症酸中毒；慢性并发症如靶器官损伤、血管病变、合并感染，导致肾、眼、足等部位的衰竭病变，且无法治愈。其中，靶器官损伤包括：①糖尿病性心肌病；②合并高血压和脑血管病；③糖尿病性肾病；④糖尿病眼病；⑤糖尿病足病。

二、糖尿病的诊断标准

1.血糖测定

（1）有典型糖尿病症状（多饮、多尿和不明原因体重下降）任意时间血糖 ≥ 11.1mmol/L；

（2）空腹（禁食时间大于8h）血糖 ≥ 7.0mmol/L；

（3）OGTT试验中，2小时血糖 ≥ 11.1mmol/L。

以上三项中，只要有一项达到标准，并在随后的一天再选择上述三项中的任一项重复检查也符合标准者，即可确诊为糖尿病。

2.尿糖测定

用班氏定性液,颜色随尿糖的增高而改变,颜色变化为蓝色–绿色–土黄色–砖红色。

3. 葡萄糖耐量实验（OGTT）

空腹情况下口服75g葡萄糖,正常值应为:空腹血糖低于6.1mmol/L;口服糖后0.5～1小时血糖上升至高峰,峰值低于11.1mmol/L; 2小时恢复到正常水平,血糖应低于7.8mmol/L。

4. 糖化血红蛋白

正常值为4.8%～6.0%。

5. 血浆胰岛素测定

用于糖尿病的诊断与分型,正常值为5～25μU/mL。

6. 血清C肽测定

正常值为0.9～4.0 ng/mL。

三、疾病查询需要注意的问题

1. 首先应当确认患者是谁、年龄、性别、职业,然后进一步查询。

2. 有哪些具体的症状,有没有 *** 等其他症状?

3. 症状持续了几天?

4. 询问用药史、疾病史、过敏史、就医史。

做一做

案例

患者,女性,74岁,因"口干、多饮半个月"入院。3周前曾患感冒,有头晕、流涕、全身酸痛等症状,自服感冒药后3天好转。患者入院半月前出现"口干、烦渴、纳差、乏力、胸闷"症状。一周前自觉症状逐渐加重,3天前出现腹痛、腹泻数次。次日至医院查血糖42.5 mmol/L,中性粒细胞百分比86.8%。根据以上案例,进行角色扮演,模拟店员进行问病查询,并对疾病进行评估诊断。

步骤二 糖尿病常用药品介绍

相关知识

一、化学药品

目前尚无根治糖尿病的药物，治疗糖尿病的药物主要有胰岛素及口服降糖药。

（一）胰岛素

胰岛素是最有效的糖尿病治疗药物之一，对于 I 型糖尿病是唯一的治疗药物，Ⅱ型糖尿病很多患者也要使用胰岛素。

按作用时间长短分为以下几类。

1. 超短效胰岛素

有优泌乐（赖脯胰岛素）和诺和锐（门冬胰岛素）等。本品注射后 10 ~ 20 分钟起效，40 分钟为作用高峰，作用持续时间 3 ~ 5 小时，可餐前注射。

2. 短效胰岛素

有猪和人胰岛素两种。诺和灵 R、优泌林 R 和甘舒霖 R 为人胰岛素。本品注射后 30 分钟开始作用，持续 5 ~ 7 小时，可用于皮下、肌内注射及静脉滴注，一般在餐前 30 分钟皮下注射。

3. 中效胰岛素

有诺和灵 N，优泌林 N 和甘舒霖 N。本品注射后 3 小时起效，6 ~ 8 小时为作用高峰，持续时间为 14 ~ 16 小时。作用持续时间的长短与注射的剂量有关。中效胰岛素可以和短效胰岛素混合注射，亦可以单独使用。中效胰岛素每日注射一次或两次，应根据病情决定。皮下或肌内注射，但不可静脉滴注。中效胰岛素是混悬液，抽取前应摇匀。

4. 长效胰岛素

包括鱼精蛋白锌胰岛素，如来得时（甘精胰岛素）、诺和平（地特胰岛素），本品一般为每日傍晚注射，起效时间为 1.5 小时，作用可平稳保持 22 小时左右，且不易发生夜间低血糖，体重增加的不良反应亦较少。国产长效胰岛素是鱼精蛋白锌猪胰岛素，早已在临床使用。本品注射后 4 小时开始起效，8 ~ 12 小时为作用高峰，持续时间约 24 小时，其缺点是药物吸收差，药效不稳定。长效胰岛素一般不单用，常与短效胰岛素合用，不可作静脉滴注。

5. 预混胰岛素

该类是将短效与中效胰岛素按不同比例（30/70、50/50、70/30）预先混合的胰岛素制剂，如诺和灵 30R 为 30% 诺和灵 R 与 70% 诺和灵 N 预先混合的胰岛素。选择 30/70、50/50 或 70/30 是根据患者早餐后及午餐后血糖水平来决定早餐前一次皮下注射剂量，根据患者晚餐后及次日凌晨血糖水平来决定晚餐前皮下注射剂量。

（二）口服降糖药

1. 磺酰脲类（胰岛素促泌剂）

其作用机制为刺激胰岛 β 细胞分泌胰岛素，从而降低血糖，但不增加胰岛素的合成。对于有一定内生胰岛素分泌功能的患者才能起效。磺酰脲类药物是非肥胖的 Ⅱ 型糖尿病患者的一线治疗药物，所有的磺酰脲类药物均能引起低血糖。起效时间需要半小时，降糖作用的高峰一般在服药后 2 ~ 3 个小时出现，有利于餐后血糖的控制。

（1）格列吡嗪　短效磺脲类制剂，服用方法为三餐前半小时服，2.5 毫克开始用，最大剂量可达每日 30 毫克。

（2）格列齐特　中效磺脲类制剂，早晚餐前半小时服，最大剂量为每日 240 毫克。

（3）格列本脲　长效磺脲类制剂，容易在体内蓄积，引起难治性低血糖，老年人慎用，最大剂量为每日 15 毫克。

（4）格列美脲　新一代的长效磺脲类制剂。在体内容易与蛋白快速结合和解离，对血糖控制较为稳定。

2. 非磺酰脲类（胰岛素促泌剂）

此类药物为胰岛素促泌剂，但由于此类药物比磺脲类药物起效快，因此在进餐前 5 ~ 20 分钟口服为好。如果不按时服用，可能会引起低血糖。药物起效的前提是必须有葡萄糖存在，故仅在进餐时药物起效才能刺激胰岛 β 细胞分泌。它能促进胰岛素在第一时间的分泌，为餐时血糖调节剂，能快速短效促进胰岛素分泌，使血中胰岛素水平不会太高，适合餐后血糖高者。代表药物有瑞格列奈（诺和龙）、那格列奈（唐力），建议与苦瓜素、蜂胶软胶囊同服增加降血糖的疗效。

3. 双胍类

其降糖作用机制是促进组织无氧糖酵解，加强肌肉等组织对葡萄糖的利用，同时抑制肝糖原的异生，减少葡萄糖的产生。此外还可抑制胰高血糖素的释放。增加外周组织对葡萄糖的利用，抑制肠内葡萄糖的吸收，抑制肝糖输出，增加胰岛素敏感性。主要代表药有苯乙双胍、二甲双胍（格华止、美迪康），二甲双胍目前在糖尿病治疗中作为首选药。本类药物可控制体重，对肥胖型 II 型糖尿病有效，为超重患者的首选，可与磺酰脲类药物合用。建议与苦瓜素、鱼油软胶囊同用，既能增加降糖效果，又能软化血管，防止出现并发症。

二甲双胍类药物口服能够刺激胃黏膜，引起胃部不适，如恶心、呕吐、腹胀等症状，因此应在饭后服用。用时要注意避免在有低氧血症，如呼吸衰竭、严重的心力衰竭的情况下使用，肝肾功能不全的患者也要避免使用。

4. α - 葡萄糖苷酶抑制剂

主要代表药有阿卡波糖片，此类药物与第一口饭同时嚼服效果最佳，且膳食中必须含有一定量的碳水化合物（如大米、面粉等）时才能发挥效果。如果在餐后或饭前服用，则会起不到降糖效果。可以作为一线药物配合饮食、运动使用，或与磺酰脲类药物、双胍类药物以及胰岛素合用。主要用于餐后高血糖者。

5. 噻唑烷二酮类降糖药（胰岛素增敏剂）

该类是一种胰岛素增敏剂。其作用机制为通过增加胰岛素组织细胞受体对胰岛素的敏感性，从而改善肝、脂肪细胞的胰岛素抵抗。有效地利用自身分泌的胰岛素，让葡萄糖尽快被细胞利用，使血糖下降，降糖作用可以维持24小时。其不良反应有肝损伤、水肿、肥胖。主要代表药有罗格列酮、吡格列酮、马来酸罗格列酮片。

6. 复方制剂

格列本脲与盐酸二甲双胍、格列奇特与盐酸二甲双胍的复方制剂等。这两种降糖药作用互补，可改善Ⅱ型糖尿病患者的血糖控制。格列本脲通过促进胰腺 β 细胞释放胰岛素来降低血糖，盐酸二甲双胍可改善Ⅱ型糖尿病患者的外周组织的胰岛素抵抗性，同时减少肝糖生成，但无法刺激胰岛素分泌。

二、中成药

中药降血糖的作用是弱而缓慢的，就单一降血糖作用而言不如西药。但在联合治疗糖尿病时，与单用西药相比，可降低西药的用量，同时使西药的药效延长。据统计，专用于降血糖的中成药已有近40种，现将销量及疗效较好降糖中成药作简要介绍。

1. 消渴丸

功能主治：滋肾养阴、益气生津。具有改善多饮、多尿、多食等临床症状及较好的降低血糖的作用。主治Ⅱ型糖尿病。

2. 降糖甲片

功能主治：益气养阴，生津止渴。主治Ⅱ型糖尿病。

3. 参芪降糖胶囊（参芪降糖颗粒、参芪降糖片）

功能主治：益气养阴，滋脾补肾。主治消渴症，用于Ⅱ型糖尿病。

4. 珍芪降糖胶囊

功能主治：成人各类型糖尿病、老年型糖尿病、幼年稳定型糖尿病。预防糖尿病并发症。滋阴补肾，生津止渴。

5. 糖尿乐胶囊

功能主治：滋阴补肾，益气润肺，和胃生津，调节代谢功能。用于消渴症引起的多食、多饮、多尿、四肢无力等症，降低血糖、尿糖。

6. 糖脉康颗粒

功能主治：养阴清热，活血化瘀，益气固肾。用于糖尿病气阴两虚、瘀热互结所致的倦怠乏力，气短懒言，自汗盗汗，五心烦热，口渴喜饮，胸中闷痛，肢体麻木或刺痛，便秘，舌体胖大，舌红可津、舌苔花剥或有瘀斑，脉弦细或细数或沉涩等证，以及糖尿病Ⅱ型及并发症见上述症状者。

7. 晶珠糖尿康胶囊

功能主治：适用于Ⅱ型糖尿病、肾病、腰肾疼痛、尿频、小便混浊等症。

8. 降糖舒胶囊

功能主治：益气养阴、生津止渴。对改善口干、便秘、乏力等临床症状及降低血糖有一定作用。主治Ⅱ型糖尿病无严重并发症者。

9. 桑枝颗粒

功能主治：为 α–糖苷酶抑制剂类降糖药，降低餐后血糖峰值，预防、改善糖尿病并发症。其疗效与进口药 α–糖苷酶抑制剂相当，且不良反应明显低于对照药。

10. 玉泉丸（玉泉胶囊）

功能主治：养阴生津，止渴除烦，益气中和。用于治疗因胰岛功能减退而引起的物质代谢及碳水化合物代谢紊乱，血糖升高之糖尿病。肺胃肾阴亏损，热病后期亦有效。

11. 金芪降糖片

功能主治：清热益气，主治气虚内热消渴病，症见口渴喜饮，易饥多食，气短乏力等。用于轻中型Ⅱ型糖尿病。

12. 参花消渴茶（原名：益寿消渴茶）

功能主治：滋阴补肾、益气生津、适用于Ⅱ型糖尿病、气阴两虚、肾气不足、可改善口渴喜饮，多食易饥、倦怠乏力、腰膝酸软、烦热失眠等症状。

13. 金诃降糖胶囊

功能主治：益肾固精，生津止渴，降糖。用于糖尿病。

14. 甘露消渴胶囊

功能主治：滋阴补肾、益气生津。药理试验：本品对四氧嘧啶性高血糖症小白鼠及大白鼠肾上腺素性高血糖症，有明显的降糖作用。主治Ⅱ型糖尿病。

15.六味地黄丸

功能主治：滋阴补肾，适用于Ⅱ型糖尿病，证属肝肾阴虚。

16.糖脂消胶囊

功能主治：较强的降糖、降脂作用，能防治糖尿病并发的心血管疾病。

17.石斛夜光丸

功能主治：滋补肝肾、养肝平肝明目。对糖尿病视网膜病变及糖尿病性白内障早期有一定疗效。

18.明目地黄丸

功能主治：滋补肝肾、平肝明目。对糖尿病性视网膜病变及白内障早期有一定疗效。

19.消渴灵片

功能主治：滋补肾阴、生津止渴、益气降糖。主治非胰岛素依赖型糖尿病。

做一做

利用任务素材，以小组为单位，对糖尿病常见化学药品和中成药进行分类识别。

步骤三　糖尿病合理用药指导

相关知识

1.采取综合治疗方案，包括饮食控制、运动治疗、血糖监测、药物治疗和糖尿病健康教育，做到三个"尽早"（药物、联合、胰岛素）。

2.为避免低血糖的发生，应采取精细降糖的措施。

3.降糖药可诱发低血糖和休克，严重者可致死亡。一旦出现低血糖，立即口服葡萄糖水和糖块、巧克力、甜点或静脉滴注葡萄糖注射液。

4. 糖尿病合并肝病，宜用葡萄糖苷酶抑制剂。中轻度肾功能不全者应用格列喹酮，该药由肝胆排泄。

5. 肥胖型糖尿病患者应首选二甲双胍、阿卡波糖，非肥胖型应首选磺酰脲类药物。

6. 当口服降糖药不能很好地控制血糖时，应及时应用胰岛素治疗。

7. 降糖药应在不同的时间服用，如饭前、中、后。餐前服用的药物主要有格列本脲、格列吡嗪、格列喹酮、瑞格列奈等；餐中服用的药物主要有二甲双胍、阿卡波糖、格列美脲；餐后服用的药物主要有罗格列酮，胃肠道不适者，二甲双胍可餐后服用。

8. 注射胰岛素要注意时间、部位和注射点之间的间隔。

9. 应用磺酰脲类降糖药注意事项：①长期服用可促使胰岛功能进行性减退；②对空腹血糖高者选用格列本脲和格列美脲；③餐后 2 小时血糖（PBG）升高者选用格列吡嗪、格列喹酮；④病程较长的选用控缓释制剂。

10. 应用葡萄糖苷酶抑制剂注意事项：①服用后常致胀气，可通过缓慢增加剂量和控制饮食减轻反应的程度，多在继续用药中消失；②与胰岛素或磺酰脲类合用，可增加低血糖危险；③注意服用时间；④产生低血糖时，必须服用葡萄糖而非普通食糖调节血糖。

11. 双胍类注意事项：①服用双胍类需 2～3 周才达降糖疗效，如控制可适当减少剂量；②服药期间不能饮酒；③与西咪替丁同服应减少剂量；④联合用药应注意监测血糖。

12. 服用降糖药时应规避合用会升高血糖的药品，该类主要有以下六种：①肾上腺皮质激素：如泼尼松，氢化可的松，地塞米松；②甲状腺激素：如左甲状腺素钠；③利尿剂：如呋塞米，氢氯噻嗪；④氟喹诺酮类：如加替沙星致严重的低血糖或高血糖、糖尿病；⑤非甾体抗炎药：如阿司匹林，吲哚美辛；⑥抗精神病药：如氯氮平，氯丙嗪。

步骤四　健康提示

相关知识

1. 糖尿病患者及家属应严格执行糖尿病患者的饮食及运动方案，了解糖尿病并发症的相关知识，定期去医院进行血糖、尿糖监测，全面了解用药水平和控制水平。

2. 可采用便携式血糖仪进行血糖的自我检测，经常测血压，检查血脂，积极控制高血压和治疗高血脂，定期检查眼底、眼压、防止视网膜病变等视力严重损害。

3. 鞋袜要合脚、卫生、透气，防止周围神经和血管病变致足损伤，不用热水烫脚及使用电热毯，热水袋等以免烫伤。

4. 如出现心慌出汗、恶心、呕吐以及有明显的饥饿感等低血糖情况应立即喝糖水和进食，防止低血糖的发生。由于各种原因停用降糖药物或饮食过量，诱发酮症酸中毒，出现倦怠、食欲不振甚至昏迷，应立即送医院进行救治。

做一做

教师导

1. 案例描述

患者，女性，51岁，身高1.61m，体重63kg。主诉口渴、多饮、乏力4年余。4年前因与领导不睦，精神抑郁而渐感口渴、多饮、乏力。到当地医院就诊，查空腹血糖8.7mmol/L。

2. 案例分析

患者体重指数大于24，体重过重，并且空腹血糖高于诊断标准，应该是Ⅱ型糖尿病。

3. 用药指导

针对血糖过高症状可选用口服降糖药如二甲双胍缓释片或格列齐特

等；可进一步询问患者的既往病史或者家族疾病史以及用药史，来确定具体的用药方案。

学生做

根据本任务学习的糖尿病的相关知识，同学们分小组进行角色扮演，由"患者"主诉症状，"店员"进行疾病查询和评估，推荐合适的药品并进行合理用药指导。

● **巩固拓展**

1.患者，男性，29岁，多饮多食多尿，消瘦，易感染，血糖升高多年，近期出现肾功能衰竭，失明。来我店买药，请分析以上案例，为患者制订用药方案，进行用药指导并提出预防治疗的建议。

2.患者，男性，26岁，前段时间工作较忙，经常加班的他总觉得看东西模糊，原以为是累了，可经半个月调理，仍不见好。昨日，许先生便到医院进行眼科检查。视力检测发现他的左右眼裸视都只有0.4左右，眼底检查显示视网膜已出现病变，医生建议测量血糖，结果血糖为20mmol/L。请根据病例设计药店用药咨询情景。

任务二　甲状腺代谢疾病

● **任务目标**

通过本任务的学习,学生达到以下目标。

1. 掌握甲状腺代谢疾病的概念和分类。

2. 掌握甲状腺功能亢进、甲状腺功能减退的临床表现和诊断鉴别。

3. 掌握治疗甲状腺功能亢进、甲状腺功能减退的常用药物。

4. 掌握抗甲状腺功能亢进、甲状腺功能减退药物的合理应用。

● **任务描述**

甲状腺是人体的内分泌器官。甲状腺疾病多见于女性。用于治疗甲状腺功能亢进和甲状腺功能减退的药物品种较简单。通过对本任务的学习,学生能够在掌握甲状腺功能亢进、甲状腺功能减退的临床表现、主要症状基础上,对患者进行疾病问询、诊断评估,据此向患者推荐安全、有效、适宜的药品,并进行合理用药指导及健康提示,为患者提供完整的药学服务。

● **任务素材**

1. 实践场地: 教学做一体化教室。

2. 计算机。

3. 相关药品实样或包装盒塑封卡片。

● **任务实施**

步骤一　问病诊断

相关知识

甲状腺代谢疾病概述

　　甲状腺是人体的内分泌器官。甲状腺疾病多见于女性。可按甲状腺功能情况分为二大类: 甲状腺功能亢进和甲状腺功能减退。

　　甲状腺功能亢进简称甲亢,是指甲状腺腺体本身产生甲状腺激素过多而引起的甲状腺毒症。甲状腺毒症是指组织暴露于过量甲状腺激素条件下发生的一组临床综合征。甲亢病因复杂,包括弥漫性毒性甲状腺肿、结节性毒性甲状腺肿和甲状腺自主高功能腺瘤。其中弥漫性毒性甲状腺肿是甲状腺功能亢进症最常见的病因,约占全部甲亢的80% ~ 85%。

　　甲状腺功能减退症是由于甲状腺激素合成和分泌不足引起的病症,根据病因可分为先天性甲状腺功能减退、后天性甲状腺功能减退和特发性甲状腺功能减退。

　　根据原发病的部位分为原发性甲状腺功能减退和继发性甲状腺功能减退;根据发病年龄分为先天性甲状腺功能低下(克汀病,又称呆小症),幼年型甲状腺功能减退和成年型甲状腺功能减退。

一、甲状腺功能亢进的临床表现及诊断鉴别

（一）甲状腺功能亢进的临床表现

1. 多食、消瘦、畏热、多汗、心悸、激动等高代谢症候群。

2. 神经和血管兴奋性增强, 如手颤、心动过速、心脏杂音, 严重者可

有心脏扩大，心房纤颤、心力衰竭等严重表现。

3. 不同程度的甲状腺肿大和突眼等特征性体征。

4. 严重者可出现甲亢危象、昏迷甚至危及生命。

5. 少数老年患者高代谢症状不典型，而仅表现为乏力、心悸、厌食、抑郁、嗜睡、体重明显减轻，称为"淡漠型甲亢"。

（二）甲状腺功能亢进的诊断鉴别

除症状体征外，主要应结合直接血清甲状腺激素测定，甲亢时水平增高。

1. 血清总甲状腺激素

包括血清总甲状腺素（即 T_4）及血清总三碘甲腺原氨酸（即 T_3），正常值（化学发光免疫法）。

T_4　58 ~ 161　毫微摩尔 / 立升 (nmol/L)

T_3　1.3 ~ 2.7　毫微摩尔 / 立升 (nmol/L)

2. 血清游离甲状腺激素

包括血清游离甲状腺素（即 FT_4）及血清游离三碘甲腺原氨酸（即 FT_3），正常值（化学发光免疫法）。

FT_4　10.30 ~ 24.45　微微摩尔 / 立升 (pmol/L)

FT_3　3.23 ~ 7.22　　微微摩尔 / 立升 (pmol/L)

3. 血清促甲状腺素（TSH）

正常值（化学发光免疫法）0.4 ~ 4.0 毫国际单位 / 升 (mzu/L)，甲亢时大多显著降低。

4. 甲状腺摄 ^{131}I 率

甲状腺有摄碘功能。甲亢时增高，应用同位素碘后可在颈前测定其摄取率，诊断符合率高。

5. 超声检查

作为辅助诊断，可显示甲状腺体积增大，血流量增多，血流加速确定有无结节，及其数量大小等改变。

二、甲状腺功能减退的临床表现及诊断

（一）甲状腺功能减退的临床表现

1. 一般表现

（1）症状 易疲劳、怕冷、体重增加、记忆力减退、反应迟钝、嗜睡、情绪低落、便秘、月经不调、肌肉痉挛等。

（2）体检 表情淡漠，面色苍白，皮肤干燥发凉、粗糙脱屑，颜面、眼睑和手皮肤水肿，声音嘶哑，毛发稀疏、眉毛外 1/3 脱落。由于高胡萝卜素血症，手脚皮肤呈姜黄色。

2. 肌肉与关节

肌肉乏力，暂时性肌强直、痉挛、疼痛，咀嚼肌、胸锁乳突肌、股四头肌和手部肌肉可有进行性肌萎缩。

3. 心血管系统

心肌黏液性水肿导致心肌间质水肿、心肌纤维肿胀、心肌收缩力损伤，表现为心动过缓、心包积液和心脏增大，有学者称之为"甲减性心脏病"。冠心病在本病中高发。10% 患者伴发高血压。

4. 其他方面

（1）血液系统 可由于多种原因引起贫血。

（2）消化系统 可有厌食、腹胀、便秘，严重者出现麻痹性肠梗阻。

（3）内分泌系统 女性月经过多或闭经；长期严重的病例可导致垂体增生；部分患者血清催乳素（PRL）水平增高，发生溢乳。

5. 黏液性水肿昏迷

该病见于病情严重患者，多在冬季寒冷时发病。诱因为严重的全身性疾病、甲状腺激素替代治疗中断、寒冷、手术、麻醉和使用镇静药等。临床表现为嗜睡、低体温（＜35℃）、呼吸徐缓、心动过缓、血压下降、四肢肌肉松弛、反射减弱或消失，甚至昏迷、休克、肾功能不全危及生命。

（二）甲状腺功能减退的诊断

1. 轻、中度正细胞正色素性贫血

血清甘油三酯、总胆固醇、LDL-C 增高，HDL-C 降低，同型半胱氨酸增高，血清 CK、LDH 增高。

2. 血清甲状腺激素和 TSH

血清 TSH 增高、T_4、FT_4 降低是诊断本病的必备指标。

3. 甲状腺自身抗体

血清 TPOAb 和 TgAb 阳性提示甲减是由于自身免疫性甲状腺炎所致。

4. X 线检查

晚期患者可见心脏向两侧增大，可伴心包积液和胸腔积液。部分患者有蝶鞍增大。

三、疾病查询需要注意的问题

1. 首先应当确认患者是谁、年龄、性别、职业，然后进一步查询。

2. 有哪些具体的症状，有没有 *** 等其他症状？

3. 症状持续了几天？

4. 询问用药史、疾病史、过敏史、就医史。

做一做

案例

患者，男性，35 岁，该患者于 1 年前开始出现怕热，多汗，不明原因消瘦，能吃还饿，吃完了，不太长时间就饥饿，伴有心悸气短，睡眠不佳，情绪紊乱。根据以上案例，进行角色扮演，模拟店员进行问病查询，并对疾病进行评估诊断。

步骤二　甲状腺代谢疾病常用药品介绍

相关知识

一、化学药品

（一）甲状腺功能亢进的常用药物

1. 抗甲状腺药物（ATD）

其作用主要能抑制甲状腺激素的合成，使血流中甲状腺激素下降。常用者有甲巯咪唑（他巴唑）或丙基硫氧嘧啶，口服，每天三次，每次剂量分别为 5 ~ 10 毫克，50 ~ 100 毫克，待症状消除，血清甲状腺激素恢复正常，可渐减至维持量。维持量，前者 5 ~ 10mg/d，后者 50 ~ 100mg/d，持续一年半到两年，缓解率为 45%。此二药不良反应主要是白细胞减少，严重者可突发粒细胞缺乏症，导致严重后果，可试加用一些升白细胞药物，并定期观察血象；此外可发生药疹、黄疸、肝功能损害等，疗程中忌用高碘食物（如海带等）及药物。

2. 放射性碘治疗

放射性碘（^{131}I）能释放 β 射线，破坏腺体组织，减少甲状腺激素的合成分泌，但可能引起长期甲状腺功能减退，而需补充甲状腺激素。多用于术后再发，或不宜手术者，因本疗法长期有致癌作用。

（二）甲状腺功能减退的常用药物

左甲状腺素（$L-T_4$）

治疗目标是将血清促甲状腺激素和甲状腺激素水平恢复到正常范围内，需要终生服药。

1. 治疗剂量

$L-T_4$ 的治疗剂量取决于患者的病情、年龄、体重和个体差异。成年患者 $L-T_4$ 替代剂量 50 ~ 200μg/d，平均 125μg/d。按照体重计算的剂量是

$1.6 \sim 1.8 \mu g/（kg \cdot d）$。$T_4$ 的半衰期是 7 天，所以可以每天早晨服药 1 次。

2. 服药方法

起始的剂量和达到完全替代剂量的需要时间要根据年龄、体重和心脏状态确定。

做一做

利用任务素材，以学习小组为单位，对甲状腺代谢疾病常见药品进行分类识别。

步骤三　甲状腺代谢疾病合理用药指导

相关知识

一、用药注意事项

（一）甲亢用药注意事项

1. 妊娠伴甲亢易采用最小有效剂量的抗甲状腺药物。妊娠期妇女甲亢首选丙硫氧嘧啶。

2. 抗甲状腺药物在白细胞数偏低、对硫脲类过敏、肝功能异常等情况下慎用。结节性甲状腺肿合并甲亢者、甲状腺癌患者禁用。

3. 甲巯咪唑、丙硫氧嘧啶的药物相互作用：与抗凝药合用可增强抗凝作用。

（二）甲减用药注意事项

1. 左甲状腺素钠片应于早餐前半小时，空腹，将 1 日剂量 1 次性用水送服。

2. 对老年患者，冠心病患者，以及重度或长期甲状腺功能减退的患者，在开始阶段应选择较低的初始剂量，剂量增加的间隔要长些，缓慢增加用量，定期监测血甲状腺素水平。

3. 继发于垂体疾病的甲状腺功能减退症如果同时伴有肾上腺皮质功能

不全，必须首先给予糖皮质激素治疗。

4. 妊娠期间不宜用左甲状腺素与抗甲状腺药物共同治疗甲亢。

5. 不良反应包括手抖，心悸、心律不齐、多汗、腹泻、体重下降、失眠和烦躁，必要时需停药，甚至不良反应消失后再从更小的剂量开始。

二、患者教育

（一）甲亢患者教育

1. 避免碘摄入过多：世界卫生组织推荐 12 岁以下儿童每日碘摄入量为 $50 \sim 120 \mu g$，12 岁以上儿童为 $150 \mu g$，妊娠及哺乳期妇女为 $200 \mu g$。碘摄入不足可以引起地方性甲状腺肿；碘摄入过量可引起甲亢、甲状腺肿和甲状腺炎等。应避免服用含碘的药物（如胺碘酮、西地碘等），并禁食富碘食物（如海带、紫菜、虾皮等海产品、碘盐等）。

2. 保证均衡膳食：给予充足热量、蛋白质和维生素（尤其是维生素 B和维生素 C）及钙和铁。适当控制膳食纤维的摄入，因甲亢患者常有腹泻现象，过多膳食纤维会加重腹泻。

3. 保持良好生活习惯：按时作息，睡眠充足，劳逸结合，避免情绪波动。患者出汗多，应保证足量饮水；戒烟戒酒，禁用浓茶、咖啡等兴奋性饮料。

（二）甲减患者教育

1. 长期甲状腺素替代治疗患者建议每 $2 \sim 3$ 个月监测一次血清促甲状腺激素水平，根据患者年龄及心脏状况，血清促甲状腺激素目标个体化。

2. 由于甲状腺功能减退症症状较隐匿、不典型，建议老年人体检时要注意进行血清促甲状腺激素检查，避免漏诊。

3. 某些表现为抑郁、认知功能下降的患者，应常规筛查甲状腺功能，除外甲状腺功能减退引起的上述表现。

4. 甲状腺素替代治疗患者如出现感染、腹泻、手术等应激情况时，需咨询专科医师是否调整甲状腺素的剂量。

步骤四 健康提示

相关知识

在甲状腺代谢疾病的调养过程中，患者特别注意心理情绪及精神生活水平自我调节，保持心情舒畅、精神愉快、情绪稳定，避免受风感冒，劳累过度，高热。此外患者的饮食尤其重要。

做一做

教师导

1. 案例描述

患者，女性，36 岁，怕冷、皮肤干燥少汗、粗糙、泛黄、发凉、毛发干枯、容易犯困、记忆力减退、反应迟钝、体重增加。甲状腺功能检查显示 T_3、T_4 偏低，而 TSH 高于正常水平。无治疗史。

2. 案例分析

患者主诉怕冷、皮肤干燥少汗、粗糙、泛黄、发凉、毛发干枯、容易犯困、记忆力减退、反应迟钝、体重增加。甲状腺功能检查显示 T_3、T_4 偏低，TSH 高于正常水平，应该是甲状腺功能减退。

3. 用药指导

针对甲减症状可选用左旋甲状腺素（LT_4）等。

学生做

根据本任务学习的甲状腺代谢疾病的相关知识，同学们分小组进行角色扮演，由"患者"主诉症状，"店员"进行疾病查询和评估，推荐合适的药品并进行合理用药指导。

● 巩固拓展

1. 患者，女性，59 岁，河北廊坊人。两年前偶然发现脖子有一个小肿块，不仔细观察发现不了，便没有在意，以为是碰撞导致的，也没有去医院检查、治疗，随着时间的推移，肿块越来越大。请根据病例，设计药店用药咨询情景。

任务三　骨质疏松症

●任务目标

通过本任务的学习,学生达到以下目标。

1. 熟悉骨质疏松症的概念、分类以及发病原因。

2. 掌握骨质疏松症的临床表现和主要症状;骨质疏松症的诊断;治疗骨质疏松症的常用药物以及抗骨质疏松症药物的合理应用。

●任务描述

骨质疏松症是一种多因素所致的慢性疾病,是一种系统性骨病。在骨折发生之前,通常无特殊临床表现。通过对本任务的学习,学生能够在掌握骨质疏松症的临床表现、主要症状的基础上,对患者进行疾病问询、诊断评估,据此向患者推荐安全、有效、适宜的药品,并进行合理用药指导及健康提示,为患者提供完整的药学服务。

●任务素材

1. 实践场地:教学做一体化教室。

2. 计算机。

3. 相关药品实样或包装盒塑封卡片。

●任务实施

步骤一　问病诊断

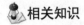相关知识

骨质疏松症概述

　　骨质疏松症是一种多因素所致的慢性疾病。在骨折发生之前,通常无特殊临床表现。该病女性多于男性,常见于绝经后妇女和老年人。1997年,WHO将每年的10月20日定为"世界骨质疏松日"。据国际骨质疏松症基金会与世界健康组织有关统计,在欧盟每30秒就有一例由于骨质疏松症而骨折的事情发生,有资料统计,45岁以上的妇女,近三分之一患有轻重不同的骨质疏松,而75岁以上的妇女,骨质疏松症的患病率高达90%以上。

　　骨质疏松症是以骨量减少,骨组织微细结构破坏导致骨脆性增加和骨折危险性增加为特征的一种系统性、全身性骨骼疾病。

　　骨质疏松系指每个单位内骨组织数量减少,骨骼的生长和发育起自胚胎时期,并持续到出生后20多年。成年人骨骼的数量不再发生变化,但骨的代谢却持续不休,即骨生成和骨吸收这两个过程处于平衡状态。年龄超过40岁后骨的生成保持不变,但骨的吸收却增加,数十年后骨组织数量仅及30岁时的一半。

骨质疏松症的分类

骨质疏松症可分为原发性骨质疏松症和继发性骨质疏松症。

1. 原发性骨质疏松

（1）绝经后骨质疏松症（Ⅰ型）：一般发生在妇女绝经后 5～10 年内。

（2）老年骨质疏松症（Ⅱ型）：一般指老年人 70 岁后发生的骨质疏松。

（3）特发性骨质疏松（包括青少年型）：原因不明。

Ⅰ型与Ⅱ型骨质疏松症的区别		
	Ⅰ型	Ⅱ型
年龄	50～70	＞70
女／男比例	6：1	2：1
骨量丢失	松质骨＞皮质骨	松质骨＝皮质骨
易骨折部位	椎体、远端桡骨	股骨、椎体、尺桡骨
主要发病因素	雌激素缺乏	年龄变化

2. 继发性骨质疏松

由任何影响骨代谢的疾病和／或药物导致的骨质疏松，某些疾病如糖尿病、甲亢、血液系统疾病，其他代谢性骨病、肿瘤、肾脏病变等；药物如抗癫痫药物、糖皮质激素或免疫抑制剂等及其他因素所致。

 骨质疏松症的发病原因

绝经后雌激素减少，骨吸收及骨形成均加速，呈高转换型骨代谢。

营养因素：低钙、低维生素 D、营养不良、高蛋白、高磷饮食、微量元素缺乏。

物理因素：运动、日光照射情况、重力负荷等。

其他：个体的差异、生活习惯、身体状况、疾病，甚至种族、生活地域等因素也与老年性骨质疏松症的发生、发展有关。

一、骨质疏松症的临床表现

（一）疼痛

1. 一般骨量丢失 12% 以上时即可出现骨痛。

2. 原发性骨质疏松症最常见的症状，以腰背疼多见，占疼痛患者中的 70% ~ 80%。

3. 老年骨质疏松症时，椎体骨小梁萎缩，数量减少，椎体压缩变形，脊柱前屈，腰疼肌为了纠正脊柱前屈，加倍收缩，肌肉疲劳甚至痉挛，产生疼痛。

（二）身长缩短、驼背

1. 多在疼痛后出现。

2. 脊椎椎体前部几乎多为松质骨组成，而且此部位是身体的支柱，负重量大，尤其第 11、12 胸椎及第 3 腰椎，负荷量更大，容易压缩变形，使脊椎前倾，背曲加剧，形成驼背，随着年龄增长，骨质疏松加重，驼背曲度加大，致使膝关节挛拘显著。

3. 每人有 24 节椎体，正常人每一椎体高度约 2cm，老年人骨质疏松时椎体压缩，每椎体缩短 2mm 左右，身长平均缩短 3 ~ 6cm。

（三）骨折

这是退行性骨质疏松症最常见和最严重的并发症。

1. 20% 的骨质疏松症患者易发生骨折。

2. 骨质疏松症患者脆而弱的骨受轻微的外力就容易发生骨折。

3. 骨折发生的部位多在椎骨（胸、腰椎），前臂和股骨。

4. 防止骨折是骨质疏松症治疗的最终目的之一。

（四）呼吸功能下降

胸、腰椎压缩性骨折，脊椎后弯，胸廓畸形，可使肺活量和最大换气量显著减少，患者往往可出现胸闷、气短、呼吸困难等症状。

二、骨质疏松症的诊断与检查

（一）诊断

绝经后和老年性骨质疏松症的诊断，首先需排除其他各种原因所致的继发性骨质疏松症，如甲状旁腺功能亢进和多发性骨髓瘤、骨质软化症、肾性骨营养不良、儿童的成骨不全、转移瘤、白血病以及淋巴瘤等。

骨质疏松症应进行分级诊断。

1. 正常为骨矿密度（BMD）或骨矿含量（BMC）在正常成人骨密度平均值的 1 个标准差（SD）之内。

2. 骨质减少为 BMD 或 BMC 较正常成人骨密度平均值降低 1 ~ 2.5 个标准差；骨质疏松症为 BMD 或 BMC 较正常成人骨密度平均值降低 2.5 个标准差以上。

3. 严重骨质疏松症为 BMD 或 BMC 较正常成人骨密度平均值降低 2.5 个标准差以上并伴有 1 个或 1 个以上的脆性骨折。

该诊断标准中 BMD 或 BMC 可在中轴骨或外周骨骼测定。

（二）检查

双能 X 线吸收法的测定值是目前全世界公认的诊断骨质疏松症的金标准。临床上推荐的测量部位是腰椎 1 ~ 4、总髋部和股骨颈。

T 值 =（测定值 – 同性别同种族正常成人骨峰值）/ 正常成人骨密度标准差。

表 5-1　双能 X 线吸收法诊断骨质疏松症

诊断	T 值
正常	T 值 ≥ –1
骨量低下	–2.5<T 值 <–1
骨质疏松	T 值 ≤ –2.5

三、疾病查询需要注意的问题

1. 首先应当确认患者是谁、年龄、性别、职业，然后进一步查询。

2. 有哪些具体的症状，有没有 *** 等其他症状？

3. 症状持续了几天？

4. 询问用药史、疾病史、过敏史、就医史。

做一做

案例

患者主诉：患者，77 岁，某企业离休干部，患腰腿疼数年，近日加重，经本市第三中心医院 X 光检查，诊断为严重的骨质疏松症。

根据以上案例，进行角色扮演，模拟店员进行问病查询，并对疾病进行评估诊断。

步骤二　骨质疏松症常用药品介绍

相关知识

一、化学药品

根据对骨代谢的作用，抗骨质疏松症的药物可分为三类：骨吸收抑制剂、骨形成刺激剂、骨矿化促进剂。

（一）骨吸收抑制剂

该类主要有雌激素、降钙素、双膦酸盐、选择性雌激素受体调节剂等，这些抗吸收药可以减少骨折危险，尤其是降低脊椎骨折危险。

1. 雌激素

用于妇女绝经期后骨质疏松症，可降低破骨细胞活性，增加降钙素的释放。调节活性以及增加肠钙的吸收，刺激骨细胞使骨合成及钙盐沉积增强，还能拮抗肾上腺皮质醇及甲状腺激素，使骨溶解降低。常用药物有己烯雌酚、尼尔雌醇、替勃龙（利维爱）、结合雌激素（倍美力）。

2. 降钙素（CT）

其能特异性地直接作用于破骨细胞，降低它的活力与数量，其与中枢神经的止痛作用可抑制疼痛介质的释放，阻滞其受体，增加 β – 内啡呔释放，与下丘脑有直接作用。适合治疗所有类型的痛性骨质疏松症。常用药物有鲑鱼降钙素、鳗鱼降钙素，它们都属于肽类激素，半衰期短，不能口服，只能注射。

3. 双膦酸盐

这是目前最重要的一类抑制骨吸收的药物，是骨吸收强抑制剂。主要适用于妇女绝经期后骨质疏松症、类固醇性骨质疏松症、特发性骨质疏松症等，常见不良反应为胃肠道反应、咽喉灼热感、刺激食管、皮肤瘙痒、肾功能损害。常用药物有阿仑膦酸钠、利塞膦酸盐、噻来膦酸盐、依替膦酸二钠等。

4. 选择性雌激素受体调节剂

对骨质疏松的疗效与雌激素相似，但不能缓解绝经期的血管舒收症状，有潮热和下肢麻痹感的不良反应。常用药物有他莫昔芬（最早用于乳腺癌）、雷洛昔芬（第二代 SERM）。

（二）骨形成刺激剂

主要是通过促进成骨细胞的活性，进而促进骨形成的药物，主要包括甲状旁腺激素（PTH）及其类似物、活性维生素 D_3、氟化物和氟制剂（fluoride）、锶制剂、雄激素及同化激素、胰岛素样生长因子等。

1. 甲状旁腺激素及其类似物

与降钙素相反，PTH 作用于骨、肾和小肠，升高血 Ca^{2+} 而调节钙磷代谢。主要是通过促进骨骼重建，增加骨量和骨密度、减少近期骨折发生率。常用药物主要有特立帕肽，该药为第一个促骨形成药，2002 年 12 月在美国被批准用于治疗骨质疏松症，适用于患骨质疏松症、有高度骨折危险的绝经期妇女，亦适用于有高度骨折危险的原发性或性腺机能减退性骨质疏松症男性患者，包括有骨质疏松性骨折史、有骨折多种危险因素或经评价对先前疗法无效或不耐受的骨质疏松症患者。

2. 活性维生素 D_3

该类药物主要是通过增加钙在小肠中的吸收、促进成骨前体细胞分化与成熟，增加成骨细胞数目、促进骨基质形成和新骨的矿化速率，单独或与钙剂合用防治骨质疏松症。常用药物主要有阿法骨化醇、骨化三醇等。

3. 氟制剂

氟是维持人体生理功能的一种微量元素，具有强烈亲骨性，维持骨和牙齿的正常结构，对骨骼的正常发育和矿化有促进作用。常用药物主要有氟化钠、一氟磷酸二钠、一氟磷酸谷氨酰胺（特乐定）等。

4. 锶制剂

锶是一种与钙代谢密切相关的微量元素。雷尼酸锶是一种有机锶制剂，2004 年 11 月在爱尔兰首次上市，随后在欧洲、澳大利亚等国被批准作为治疗妇女绝经后骨质疏松症的药物，以降低椎骨和髋骨骨折的危险。

（三）骨矿化促进剂

该类药物是能够促进骨矿物质沉积的药物，主要有钙制剂、维生素 D。钙制剂主要是通过补充骨矿物质，促进骨基质的矿化，利于骨和牙齿的形成、防止缺钙引起的骨吸收增加，防治骨质疏松症时与维生素 D 一起应用。常用药物有钙尔奇、迪巧、乐力钙、凯思立 D 等。

🧑‍🤝‍🧑 **做一做**

利用任务素材，以学习小组为单位，对骨质疏松症常见的化学药品和中成药进行分类识别。

步骤三　骨质疏松症合理用药指导

📖 **相关知识**

一、雌激素应用注意事项

1. 严格掌握适应证，适用雌激素替代治疗（HRT）的妇女仅是少数，剂量应个体化，初始剂量宜小，并视症状和不良反应适当调节到有效应的最低量，初始期 1 ~ 3 个月，应认真找出适宜维持量。

2. 采用联合用药，雌激素与钙、维生素 D、孕激素、雄激素联合用药的预防或治疗效果会优于单一用药，也可减少雌激素的用量。

3. 定期监测血浆雌激素水平，使血浆中雌二醇达到滤泡早期水平，雌二醇与雌醇之比大于 1。从预防骨质疏松的角度考虑，雌激素替代疗法至少要应用 5 ~ 10 年，甚至终生，若症状缓解后立即停药容易复发。

4. 注意监测雌激素不良反应，定期检查盆腔、乳房、血脂、骨密度等指标。

5. 严格控制雌激素的禁忌证，对患有雌激素的绝对禁忌证的雌激素性高血压病、乳腺癌、进展性乳腺纤维囊性病、子宫肌瘤者禁用；对患有雌激素相对禁忌证的肥胖症、糖尿病、胰腺炎、胆石症、胶原纤维病、乳腺癌、高脂血症、心肌梗死、肺栓塞、深部血栓静脉炎者慎用。

二、雌激素受体调节剂应用注意事项

1. 妊娠期妇女禁用；正在或既往患有血栓、静脉血栓栓塞性疾病者，包括深静脉血栓、肺栓塞、视网膜静脉血栓者禁用；对过敏者禁用；肝功能不全、胆汁郁积、严重肾脏功能不全、难以解释的子宫出血、子宫内膜癌患者禁用。

2. 对绝经期超过 2 年以上的妇女方可应用。本品不致引起子宫内膜增生，治疗期间如出现任何子宫出血应及时做妇科检查。

3. 对饮食中钙摄入不足者建议同时补充钙制剂和维生素 D。

三、降钙素应用注意事项

1. 对蛋白质过敏者可能对降钙素过敏，应用前宜作皮肤敏感试验。对怀疑过敏者，可先用 1∶100 降钙素稀释液做皮试，当出现有过敏、喘息、眩晕、便意、耳鸣等症状时应即停药。

2. 大剂量作短期治疗时，少数患者易引起继发性甲状腺功能低下。降钙素对高钙血症者禁用；妊娠期妇女慎用；对有皮疹、气管哮喘者慎用。

3. 在骨质疏松症治疗时，宜同时补充钙制剂。

4. 皮下或肌内注射或静脉滴注后应密切关注不良反应。

四、双膦酸盐应用注意事项

1. 为减少不良反应，在使用一种双膦酸盐药时，不得再合并应用其他

双膦酸盐药。

2. 双膦酸盐的主要不良反应为食管炎、粪便潜血，凡有食管孔疝、消化性溃疡、皮疹者不宜应用。为便于吸收，避免对食管和胃的刺激，口服含氮的双膦酸盐应于早晨空腹给药，并建议用足量水送服，保持坐位或立位，服后30分钟内不宜进食和卧床，不宜喝牛奶、咖啡、茶、矿泉水、果汁和含钙的饮料。如在治疗中发生咽痛、进食困难、吞咽疼痛和胸骨后疼痛，应及时治疗。为避免对消化道的不良反应最好用静脉方式给药。

3. 双膦酸盐对高钙血症者禁用；对心血管疾病者慎用；对儿童、驾驶员慎用；妊娠及哺乳期妇女慎用；对双膦酸盐类药过敏者禁用。

4. 双膦酸盐不宜与非甾体抗炎镇痛药和氨基糖苷类抗生素联合应用。

5. 用于治疗高钙血症时，应同时注意补充液体，使一日尿量达2000mL以上。

五、钙制剂应用注意事项

钙是体内最活跃的元素之一，在组成人体结构的诸元素排序仅次于氧、碳、氢、氮元素，约占体重的2%。足量钙的摄入对骨生长发育起着重要的作用，钙制剂对维持老龄化有关的皮质骨骨量，使其丢失相对地减少有一定作用，但作用不及双膦酸盐、雌激素，但优于不补充钙剂者。

1. 补钙的同时宜补充维生素D，维生素D是有效吸收钙所必需的。

2. 补钙应选用含钙量高、生物利用度好、制剂溶出度高的药。

3. 钙在体内吸收随着钙的摄入量增加而增加，但达到某一阈值后，摄入量增加，钙的吸收并不同步增加，人体对钙的需要量因年龄、性别、种族的不同而有差异。

4. 钙制剂与糖皮质激素、异烟肼、四环素或含铝抗酸药合用，会减少钙的吸收，同时也影响异烟脐、四环素的吸收；与铁合用时，可使铁剂的吸收减少。

5. 食物中尤其是蔬菜和水果含有过多的草酸和膦酸盐，可与钙形成不溶性的钙盐，使钙的吸收减少；另食物中的脂肪(脂肪酸)可与钙形成二价的钙皂，也会影响钙的吸收，故服用钙剂应注意错开食物摄入的时间。

6. 补充钙制剂以清晨和睡前各服用一次为佳，如采取一日 3 次的用法，最好是于餐后 1 小时服用，以减少食物对钙吸收的影响；若选用含钙量高的制剂如钙尔奇 D，则宜睡前服用，因为人血钙水平在后半夜及清晨最低，睡前服用可使钙得到更好的利用。

六、维生素 D 及其衍生物应用注意事项

1. 大量连续应用维生素 D 可发生中毒，维生素 D 的推荐剂量为 800 ~ 1200IU，与中毒剂量相差甚远。一般成人超过 50000IU/d，儿童超过 20000IU/d，连续数月可能会发生中毒。

2. 注意维生素 D 与其他药物的配伍禁忌。活性维生素 D 代谢物与噻嗪类利尿剂合用，会导致高钙血症的危险；肾上腺皮质激素对维生素 D 有拮抗作用，可减少消化道对钙、磷的吸收，降低血钙浓度，当治疗由皮质激素所致的骨质疏松症时须定期测定尿钙水平；雌激素可增加钙的吸收，应相应减少活性维生素 D 的剂量；阿法骨化醇与含镁制剂并用，可致高镁血症，应予慎用。

3. 维生素 D 对高钙血症、高磷血症、高脂血症、动脉硬化和心功能不全者慎用；对高磷血症伴肾性佝偻疾病者禁用；妊娠期妇女使用过量可导致胎儿瓣膜上主动脉狭窄、脉管受损、甲状腺功能抑制而使新生儿长期低血钙抽搐，应慎用。

4. 降钙素与维生素 D 同用可抵消前者对高钙血症的疗效。大量钙制剂或利尿药与常用量维生素 D 并用，有发生高钙血症的危险。考来烯胺、考来替泊、矿物油、硫糖铝等均能减少小肠对维生素 D 的吸收。对于心功能不全者，洋地黄与维生素 D 同用时应谨慎，因为维生素 D 可引起高钙血症，易诱发心律不齐。

七、提倡联合用药

骨质疏松症的治疗提倡联合用药，但不宜足量联合两种骨吸收抑制剂，可能出现大量得不到修补的微骨折积累，增加骨脆性和骨折危险性。

步骤四　健康提示

相关知识

骨质疏松症给患者生活带来极大不便和痛苦，治疗收效很慢，一旦骨折又可危及生命。骨质疏松后一旦发生骨小梁断裂，任何治疗均无法使其恢复，采取预防措施，阻止骨吸收加速，防止骨组织的穿孔性变化，比发生后再进行治疗的意义更大，节约治疗费用。因此，要特别强调落实三级预防。

一、一级预防

应从儿童、青少年做起，如注意合理膳食营养，多食用含钙、磷高的食品，如鱼、虾、牛奶、乳制品、骨头汤、鸡蛋、豆类、杂粮、绿叶蔬菜等。坚持科学的生活方式，如坚持体育锻炼，多接受日光浴，不吸烟、不饮酒、少喝咖啡、浓茶及含碳酸饮料，少吃糖及食盐，动物蛋白也不宜过多，晚婚、少育，哺乳期不宜过长，尽可能保存体内钙质，丰富钙库。将骨峰值提高到最大值是预防生命后期骨质疏松症的最佳措施。对有遗传基因的高危人群，重点随访，早期防治。

二、二级预防

人到中年，尤其妇女绝经后，骨丢失量加速进行。此时期应每年进行一次骨密度检查，对骨量快速减少的人群，应及早采取防治对策。近年来，欧美各国多数学者主张在妇女绝经后3年内即开始长期雌激素替代治疗，同时坚持长期预防性补钙，以安全、有效地预防骨质疏松。

三、三级预防

对退行性骨质疏松症患者应积极进行抑制骨吸收（雌激素、CT、钙），促进骨形成（活性维生素 D）的药物治疗，还应加强防摔、防颠等措施。对中老年骨折患者应积极手术，实行加强内固定，早期活动，给予体疗、理疗心理、营养、补钙、遏制骨丢失，提高免疫功能及整体素质等综合治疗。

做一做

教师导

1. 案例描述

患者，女性，49 岁。出现心慌心跳，夜间多汗 1 年余，近半年腰疼明显，特别是走路时间长时，腰疼加重，并时有夜间腿抽筋。既往有双膝骨关节炎病史。近 2 年月经不调，2 ～ 3 个月来 1 次，月经量比以前明显减少。

2. 案例分析

首先应考虑骨质疏松，患者为女性，已有更年期的表现，并有腰背疼及腿抽筋，可能出现骨量的快速流失，要确定病症应做相关的检查，如检查骨密度、腰椎 X 线片、性激素水平、维生素 D 水平等了解骨代谢情况等。

3. 用药指导

如果没有禁忌证，可给予雌激素替代治疗。补充钙剂和维生素 D，可选择钙加维生素 D 的复合药物：碳酸钙维生素 D_3。如确实存在骨质疏松，应加用抗骨质疏松药，如双膦酸盐类药物等。

学生做

根据本任务学习的骨质疏松症的相关知识，同学们分小组进行角色扮演，由"患者"主诉症状，"店员"进行疾病查询和评估，推荐合适的药品并进行合理用药指导。

● **巩固拓展**

1. 患者，男性，89 岁，打喷嚏、咳嗽后突然出现腰痛，活动时加重。5 年前体检发现骨量减少，弯腰起立后腰痛 1 年，并曾发现第一腰椎压缩性骨折。既往患 2 型糖尿病 20 年；糖尿病肾病Ⅲ期 10 年；慢性阻塞性肺疾病 30 年。吸烟史约 40 年。今来我店买药，请分析以上案例，为患者制订用药方案，进行用药指导并提出预防治疗的建议。

2. 患者，女性，30岁，4年前因子宫肌瘤做了子宫和卵巢切除手术，术后恢复一直挺好。可是，几个月前，她开始多次感觉腰背疼痛。黄女士去骨科医院就诊，经仔细检查和专家会诊，最后确定王女士患的是绝经后骨质疏松症，腰椎压缩性骨折。请根据病例，设计药店用药咨询情景。

任务四　高尿酸血症及痛风

● **任务目标**

通过本任务的学习,学生达到以下目标。

1. 熟悉高尿酸血症及痛风的概念与分期。

2. 掌握高尿酸血症及痛风的临床表现、诊断与鉴别方法和合理用药。

● **任务描述**

高尿酸血症与痛风是嘌呤代谢障碍引起的代谢性疾病。抗痛风药物的治疗目标是急性发作期缓解关节疼痛和炎症,在发作间歇期控制血尿酸水平,预防复发和慢性痛风带来的多系统损害。通过对本任务的学习,学生能够在掌握高尿酸血症及痛风的临床表现、主要症状基础上,对患者进行疾病问询、诊断评估,据此向患者推荐安全、有效、适宜的药品,并进行合理用药指导及健康提示,为患者提供完整的药学服务。

● **任务素材**

1. 实践场地:教学做一体化教室。

2. 计算机。

3. 相关药品实样或包装盒塑封卡片。

● 任务实施

步骤一　问病诊断

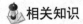相关知识

尿酸概述

　　尿酸(uric acid, UA)是嘌呤代谢的最终产物,在正常的生理情况下,嘌呤合成与分解处于相对平衡状态,尿酸的生成与排泄也较恒定。正常人血浆中尿酸含量男性高于女性。

高尿酸血症概述

　　高尿酸血症是指正常嘌呤饮食状况下,非同日 2 次空腹尿酸水平增高,男性 >420μmol/L(7.0mg/dL),女性 >360μmol/L(6.0mg/dL)。当嘌呤的代谢异常、体内核酸大量分解或食入高嘌呤食物时,血尿酸水平升高,形成暂无症状、无痛风石的高尿酸血症。

　　引起高尿酸的原因有:①尿酸生成过程过多:高嘌呤饮食、饮酒、药物、溶血、骨髓增生性疾病(白血病、多发性骨髓瘤)、横纹肌溶解(药物、创伤)等均可引起血尿酸生成增加;②尿酸排出减少、遗传、肥胖者、某些药物(噻嗪类利尿剂、胰岛素、青霉素、环孢素、阿司匹林等药)、肾功能不全,酸中毒;③混合性因素即尿酸生成增多和排除减少同时存在。

　　高尿酸血症与高血压、高血脂、动脉硬化、冠心病、糖尿病、肥胖症等慢病常形成共病。但是血浆尿酸水平过低与免疫功能低下有关。

痛风概述

部分高尿酸血症患者随着血尿酸水平的升高,过饱和状态的尿酸钠微小结晶析出,沉积于关节、滑膜、肌腱、肾及结缔组织等组织或器官(中枢神经系统除外),形成痛风结石,引发急、慢性炎症和组织损伤,出现关节炎、尿路结石及肾疾病等多系统损害。5%~12%的高尿酸血症者最终发展为痛风。

引起痛风发作的诱因有关节损伤、暴饮暴食、过度疲劳、受湿冷、药物、感染、创伤及手术等。

痛风可分为原发性和继发性两种。原发性痛风常有家庭遗传史,是一种先天性代谢缺陷,主要是体内嘌呤的合成过多,产生过多尿酸,其中部分患者的尿酸排除过少。继发性痛风无家族史,多继发于肿瘤、白血病等所致核酸大量分解及肾功能减退而造成的尿酸排泄减少;或由于药物抑制肾小管的排泄能力而导致的排除不畅,体内尿酸蓄积过多,以女性多见。

一、临床表现和分期

临床多见于40岁以上的男性,女性多在更年期后发病,常有家族遗传史。

(一)无症状期

仅有波动性或持续性高尿酸血症,从血尿酸增高至症状出现的时间可长达数年至数十年,有些可终身不出现疼痛、关节炎等症状,但随年龄增长痛风的患病率增加,并与高尿酸血症的水平和持续时间有关。

(二)急性关节炎期

有药物、饮酒和饮食等诱因。临床特点为起病急,病情重、变化快,多以单关节非对称性关节炎为主,常在夜间发作。关节出现红、肿、热、痛和功能障碍,疼痛剧烈,在6小时内可达高峰,第一跖趾关节为最常见发作部位,约占半数;其次为踝、足跟、腕、指关节等。在老年人中,手关节受累较多，表现为完全不能负重，局部肿胀，皮肤呈紫红色，数日可自行缓解，但反复发作。发作间歇至少有 1 ~ 2 周的完全缓解期。

（三）间歇期

在急性期之后，可反复发作，多见于未治疗或治疗不彻底者，可表现为多关节受累，或仅有血尿酸水平增高，无明显临床症状。如间歇期血尿酸水平不能降至 300 ~ 360μmol/L（5 ~ 6mg/dL），随着时间的推移，痛风发作会愈加频繁，且持续时间更长，症状更重。

（四）痛风石及慢性关节炎期

未治疗或治疗不彻底者，反复发作痛风，可致多个关节受累，尿酸盐在关节的软骨、滑膜、肌腱等处沉积而形成痛风石。痛风石是痛风的特征性临床表现，常见于耳轮、跖趾、指间和掌指关节，常为多关节受累，且多见于关节远端，表现为关节肿胀、僵硬、畸形及周围组织的纤维化和变性，严重时患处皮肤发亮、菲薄，破溃则有豆渣样的白色物质排出。形成瘘管时周围组织呈慢性肉芽肿，虽不易愈合但很少感染。

（五）肾脏病变

尿酸结晶形成肾结石，出现肾绞痛或血尿；在肾间质沉积及阻塞肾集合管而形成痛风肾，可出现蛋白尿、高血压、肾功能不全等表现。

1. 慢性高尿酸血症肾病早期表现为蛋白尿和镜下血尿，夜尿增多等。最终由氮质血症发展为尿毒症。

2. 急性高尿酸肾病短期内出现血尿酸浓度迅速增高，尿中有结晶、白细胞和血尿，最终出现少尿、无尿，急性肾功能衰竭死亡。

3. 尿酸性肾结石 20% ~ 25% 并发尿酸性尿路结石，患者可有肾绞痛、血尿及尿路感染症状。

二、高尿酸血症、痛风的诊断

（一）诊断

1. 一般化验检查

（1）尿酸检测　血尿酸水平升高，其中，男性高于 416μmol/L，女性高于 357μmol/L，尿酸水平受诸多因素影响，其临床意义不大，但在鉴别尿酸生成过多或排泄减少方面有一定意义。

（2）肾功能检测　尿液 pH 值。

2. 特殊检查

（1）关节滑液急性发作时，抽取滑液检查，在光学及偏振光显微镜下显现白细胞内的针状尿酸钠结晶。中性粒细胞增高，通常为 $5 \sim 75 \times 10^9$/L，甚至高达 1000×10^9/L。

（2）关节滑膜活检证实有尿酸盐结晶存在。

3. X 线检查

（1）早期可见软组织肿胀，反复发作后，可逐渐出现关节软骨边缘破坏，关节面不规则，关节间隙狭窄，痛风石沉积，出现骨质呈穿凿样改变，有如虫蚀。

（2）腹部平片检测有无泌尿系结石。

4. 双肾 B 超

显示肾结石情况，单纯尿酸结石 X 线是不能显影的。

中年以上男性，突然发生第一跖趾、踝、膝等处单关节红肿疼痛，伴血尿酸盐增高，即应考虑痛风可能，滑囊液检查找到尿酸盐结晶即可确立诊断。一般诊断并不困难。

三、疾病查询需要注意的问题

1. 首先应当确认患者是谁、年龄、性别、职业，然后进一步查询。

2. 有哪些具体的症状，有没有 *** 等其他症状？

3. 症状持续了几天？

4. 询问用药史、疾病史、过敏史、就医史。

做一做

案例

患者主诉：6 年前一次饮酒后，突然发生左足背、大拇指肿痛，难以入睡，局部灼热红肿。在当地服用消炎镇痛药后，一周后疼痛缓解。以后，每遇饮酒或感冒后即易发作，每遇发作，自服泼尼松（激素）等药。近一年来服用上药效果不佳。疼痛固定于左足背及左拇指。于2周前又因酒后卧睡受凉而引起本病发作，局部红肿热痛，功能受限，故来院就诊。化验：血尿酸：720μmol/L。X线示：左足跖骨骨头处出现溶骨性缺损。根据以上案例，进行角色扮演，模拟店员进行问病查询，并对疾病进行评估诊断。

步骤二　高尿酸血症和痛风常用药品介绍

相关知识

一、化学药品

抗痛风药可分为控制急性关节炎症状和抗高尿酸血症两大类，供痛风的不同临床阶段使用。

（一）痛风急性发作期

主要以控制关节炎症（红肿、疼痛）为目的，应尽早使用抗炎药。此阶段不能使用降尿酸药物。

1. 秋水仙碱

治疗急性痛风的首选药物。

2. 对乙酰氨基酚和非甾体抗炎药

对有剧痛者首选对乙酰氨基酚（胃肠道不良反应小，但是没有抗炎作用）、吲哚美辛或双氯芬酸，次选布洛芬或尼美舒利。

3. 糖皮质激素

能够迅速缓解症状，但停药后易复发。上述药物治疗无效或不能使用时，可短程使用糖皮质激素。常用药物有泼尼松等，3～4次／日，3～7天后迅速减量或停药，疗程不超过两周。

（二）发作间歇期及慢性痛风和痛风性肾病期

此期以生活方式调整为主，并使用促进尿酸排出药或抑制尿酸生成的药物，使血尿酸维持在正常范围，预防急性期的发作及防止痛风结石的形成。急性症状缓解（≥2周）后方可开始降尿酸治疗。

1. 促进尿酸排泄，阻止肾小管对尿酸盐的重吸收，增加尿酸排出，常用药物有苯溴马隆（餐后服用，连续36个月）、丙磺舒（已有尿酸结石的不宜使用）。

2. 通过抑制黄嘌呤氧化酶使尿酸生成减少，此类药物常用的有别嘌醇、非布司他，适用于尿酸生成过多或不适合使用排尿酸药物者。

表5-2 痛风常用西药

商品名	通用名	主要成分	厂家
秋水仙碱片	秋水仙碱片	秋水仙碱，为一种生物碱	西双版纳药业有限责任公司
信谊	丙磺舒片	丙磺舒，其化学名为对-[（二丙氨基）磺酰基]苯甲酸	上海信谊药厂有限公司
立加利仙	苯溴马隆	苯溴马隆	德国赫曼大药厂
奥迈必利	别嘌醇缓释胶囊	别嘌醇	黑龙江澳利达奈德制药有限公司
非布司他	非布司他片	非布司他	江苏万邦生化医药股份有限公司
安康信	依托考昔片	依托考昔	杭州默沙东制药有限公司
西乐葆	塞来昔布胶囊	塞来昔布	辉瑞制药有限公司
泰诺林	对乙酰氨基酚缓释片	对乙酰氨基酚	上海强生制药
消炎痛	吲哚美辛	吲哚美辛	广东华南药业集团有限公司
布洛芬片	布洛芬片	布洛芬	北京大洋药业有限公司
强的松	醋酸泼尼松	醋酸泼尼松	浙江仙琚制药股份有限公司

表5-3 抗痛风药的分类与主要适应证（分期选用）

序号	作用机制	药品名称	适应证
1	抑制粒细胞浸润	秋水仙碱	急性期、终止急性发作
2	促进尿酸排泄药	丙磺舒	间歇期（无肾结石、尿尿酸低、肾功能正常）
		苯溴马隆	间歇期、慢性发作（轻中度肾功能不全者）

（续表）

3	抑制尿酸生成药	别嘌醇	间歇期、慢性发作（尿尿酸高或排酸药无效时）
4	非甾体抗炎药	对乙酸氨基酚、吲哚美辛、双氯芬酸	急性期、急性发作（首选）
		布洛芬、尼美舒利	急性期、急性发作（次选）
5	肾上腺糖皮质激素	泼尼松、泼尼松龙	急性期、急性发作（次选）
		甲泼尼龙	关节腔注射或秋水仙碱无效时

做一做

利用任务素材，按照学习小组为单位，对高尿酸血症和痛风常见的药品进行分类识别。

步骤三 高尿酸血症和痛风合理用药指导

相关知识

一、秋水仙碱的合理应用

1. 水仙碱长期应用可引起骨髓抑制，如粒细胞和血小板计数减少、再生障碍性贫血、脱发等；晚期中毒症状有血尿、少尿、肾衰竭。在治疗期间应定期检查肝肾功能、血常规、造血功能。

2. 秋水仙碱对严重肾功能不全者、妊娠期妇女禁用；年老、体弱者、骨髓造血功能不全者，严重肾、心功能不全者、胃肠疾病者慎用。

3. 秋水仙碱在治疗急性痛风期间，每1疗程期间应停药3天，以免发生蓄积性中毒，患者疼痛一旦消失立即停药。胃肠道反应是严重中毒的前驱症状，一出现时也应立即停药，否则会引起剧毒反应。治疗期间应定期检查肝肾功能、血常规造血功能。一日剂量不得超过6mg。

4. 在炎症控制后1~2周开始使用抑制尿酸合成药别嘌醇治疗。对不能耐受秋水仙碱者可应用非甾体抗炎药，但不应超过6周。

二、别嘌醇的合理应用

1. 在尿酸分泌很低和对别嘌醇抵抗或不耐受的患者促进尿酸排泄可作为二线药。

2. 别嘌醇对过敏者、妊娠及哺乳期妇女、严重肝肾功不全者、明显血细胞低下者禁用。对老年人、有骨髓抑制者、特发性血红蛋白沉积症病史者慎用。

3. 对与肿瘤化疗相关的高尿酸血症者，别嘌醇的治疗应在肿瘤化疗前开始。

4. 用药前及用药期间应定期检查血尿酸及 24h 尿酸水平，以此作为调整药物剂量的依据。并应定期检查血常规及肝肾功能。对肝肾功能不全者慎用，并减少一日用量。

5. 服用后可出现眩晕，用药期间不宜驾驶车船、飞机和操作机械。

6. 嗜酒、饮茶或喝咖啡均可降低别嘌醇的疗效；进食低蛋白质食谱时，由于肾小管对氧嘌呤醇吸收增加，导致别嘌醇及氧嘌呤醇的生物利用度增加，应告知患者在用药期间，不宜过度限制蛋白质的摄入。

三、丙磺舒的合理应用

1. 丙磺舒对痛风的急性期无镇痛和抗炎作用，对痛风的急性期无效。但在治疗期间有急性痛风发作，可继续服用原剂量，同时给予秋水仙碱和非甾体抗炎药。

2. 本品可加速别嘌醇的排泄，而别嘌醇则可延长本品的血浆半衰期，对服用本品联合应用别嘌醇治疗者，须酌情增加别嘌醇的剂量。

3. 丙磺舒与磺胺药有交叉过敏反应，对磺胺药过敏者、2 岁以下儿童、妊娠及哺乳期妇女、严重肾功能不全者 (肌酐清除率 ≤ 30mL/min)、肾尿酸性结石者禁用。对老年人、恶血质患者、消化性溃疡患者、肾结石患者、正在使用细胞毒药物或放射治疗的肿瘤患者慎用。

4. 应用本品治疗初期，由于尿酸盐由关节析出，可能会加重痛风发作，因此，在用药期间应摄入充足的水分 (一日 2500mL)，并碱化尿液，保证尿液 pH 在 6.0 ～ 6.5, 以减少尿酸结晶和痛风结石及肾内尿酸沉积的危险。

5. 当痛风患者肾功能下降时, 使本品的排酸作用明显减弱或消失, 在治疗痛风性关节炎时, 对轻度肾功能不全者可适当增加剂量, 对应用本品一般剂量不能控制, 且 24h 尿酸排泄量未超过 700mg 者, 可每间隔 4 周增加一日剂量 0.5g, 每日剂量不宜超过 2g。

6. 阿司匹林和水杨酸盐可抑制本品的排除尿酸作用, 且本品也可抑制前者由肾小管的排泄, 使阿司匹林等的作用增强, 毒性增加, 不宜联合服用。

四、苯溴马隆的合理应用

1. 苯溴马隆对痛风急性发作者不宜服用, 以防发生转移性痛风。为避免在治疗初期诱发痛风急性发作, 在初期宜同时应用秋水仙碱或非甾体抗炎药（阿司匹林或水杨酸类药）, 以预防痛风性关节炎急性发作, 直到高尿酸血症被纠正至少 1 个月后。

2. 服用者需有正常的肾功能。在用药过程定期检测肾功能及血尿酸和尿尿酸的变化和血常规。对肾功能不全者（血肌酐 ≥ 130μmol/L）仍有效, 但应摄入充足的水分。

3. 在用药期间如痛风急性发作, 建议将所用药量减半, 必要时服用秋水仙碱或非甾体抗炎药。

4. 用药期间应监测肝肾功能, 如出现持续性腹泻, 应立即停药。

5. 苯溴马隆对痛风性关节炎急性发作期（单药应用）、肾结石者、严重肾功能不全者（肌酐清除率 ≤ 20mL/min）、妊娠及哺乳期妇女、过敏者禁用; 对肝病患者慎用。

6. 阿司匹林和水杨酸盐可抑制本品的排除尿酸作用, 减弱排酸效果, 不宜联合服用。但与别嘌醇合用, 则可在促进尿酸排泄上表现出协同作用。

五、规避可致血尿酸水平升高的药物

1. 非甾体抗炎药阿司匹林、贝诺酯可引起尿酸升高。

2. 利尿剂氢氯噻嗪、甲氯噻嗪等可增加近曲小管对尿酸的再吸收, 减少肾小管对尿酸的分泌, 可致高尿酸症, 其他利尿剂阿佐塞米、托拉塞米、

依他尼酸也有此作用。

3. 抗高血压药利血平、普奈洛尔、替米沙坦、氯沙坦、二氮嗪。

4. 抗糖尿病药：胰岛素。

5. 免疫抑制剂环孢素、巯嘌呤、麦考酚吗乙醋、他克莫司、西罗莫司、巴利昔单抗（剂量相关效应）。

6. 抗菌药物青霉素、洛美沙星、莫西沙星；抗结核药吡嗪酰胺、乙胺丁醇等减少尿酸排泄而引起高尿酸血症。

7. 维生素：维生素 C、维生素 B_1。

8. 抗肿瘤药环磷酰胺、异环磷酰胺、白消安、阿糖胞苷、羟基脲、长春碱、长春新碱、长春地辛、门冬酰胺酶、培门冬酶、替尼泊苷、顺铂、卡铂、洛铂、奥沙利铂等均可引起高尿酸血症，治疗时宜同时给予别嘌醇并碱化尿液。

六、在痛风急性期禁用别嘌醇

别嘌醇及其代谢物可抑制次黄嘌呤氧化酶活性，从而使尿酸生成减少，降低血尿酸浓度，减少尿酸盐在骨、关节及肾的沉积，有助于结石的溶解，促使痛风结节的消散。长期应用不仅可抑制痛风石的形成或增大，并使已形成的痛风石逐渐缩小和溶解。但在急性期禁用抑制尿酸生成药。如果治疗早期别嘌醇没有与丙磺舒和苯磺唑酮联合应用，则尽早服用秋水仙碱，别嘌醇通常在痛风发作平稳后 2 周开始应用。但对在缓解期已应用的患者，在急性发作时可继续应用。

七、痛风急性期镇痛不能选服阿司匹林

痛风的急性期不能应用阿司匹林，主要缘于体内的尿酸经肾小管滤过，在近曲小管中段被分泌和重吸收，尿酸的分泌增加和重吸收减少则使尿酸盐减少。急性期不可服用阿司匹林的原因有以下几方面。

1. 阿司匹林可抑制肾小管的分泌转运而致尿酸在肾脏潴留。

2. 阿司匹林、贝诺酯等虽可缓解轻、中度关节痛，但可使血浆糖皮质激素浓度受到抑制、血浆胰岛素增高和血尿酸排泄减少，使尿酸在体内潴

留，引起血尿酸水平升高。小剂量阿司匹林（75～150mg/d）对血尿酸水平几乎无明显影响，但大剂量（600～2400mg/d）则可干扰尿酸的排泄，应避免使用。

步骤四　健康提示

相关知识

急性发作期应制动病变关节，叮嘱患者低嘌呤饮食（避免进食动物内脏、蛤、蟹等食物）；严格戒酒，多饮水，使日尿量超过2000mL以上以增加尿酸的排泄，饮苏打水，使尿pH值在6.2～6.8以增加尿酸在尿液中的溶解度；停服抑制尿酸排泄的药（利尿剂、小剂量阿司匹林等）。日常生活中应避免疲劳、受凉等诱发因素。

做一做

教师导

1.案例描述

患者，男性，40岁，两年来因全身关节疼痛伴低热反复就诊，均被诊断为"风湿性关节炎"。经抗风湿和激素治疗后，疼痛现象稍有好转。两个月前，因疼痛加剧，经抗风湿治疗不明显前来就诊。查体：体温37.5℃，双足第一跖趾关节肿胀，左侧较明显，局部皮肤有脱屑和瘙痒现象，双侧耳廓触及绿豆大的结节数个，白细胞9.5×10^9/L（参考值4～10×10^9/L）。

2.案例分析

从患者的症状分析，患者有特征症状：①双足第一跖趾关节肿胀，左侧较明显；②局部皮肤有脱屑和瘙痒现象；③双侧耳廓触及绿豆大的结节数个。从这三点可以初步判断患者可能患有痛风。

3.用药指导

针对痛风的症状，可选用秋水仙碱或者非甾体抗炎药如对乙酰氨基酚、吲哚美辛、双氯芬酸等。

学生做

根据本任务学习的痛风的相关知识，同学们分小组进行角色扮演，由"患者"主诉症状，"店员"进行疾病查询和评估，推荐合适的药品并进行合理用药指导。

● **巩固拓展**

1.患者，男性，61岁，退休干部，体型肥胖、有嗜酒史。患者3月7日凌晨突感右第一跖趾关节红肿疼痛，不能下地行走。今来我店买药，请分析以上案例，为患者制订用药方案，进行用药指导并提出预防治疗的建议。

2.54岁的老王反复关节肿痛十余年。近1年多来更是痛得厉害，疼痛几乎没有缓解的时候，严重影响其生活质量。请根据病例，设计药店用药咨询情景。

任务五　佝偻病

● 任务目标

通过本任务的学习，学生达到以下目标。

1. 熟悉佝偻病的概念及病因。

2. 掌握佝偻病的临床表现、诊断与鉴别方法和药物治疗。

● 任务描述

维生素 D 缺乏性佝偻病简称佝偻病，又叫骨软化症，即骨矿化不足，为新形成的骨基质钙化障碍，是以维生素 D 缺乏导致钙、磷代谢紊乱和临床以骨骼的钙化障碍为主要特征的疾病。通过对本任务的学习，学生能够在掌握佝偻病的临床表现、主要症状基础上，对患者进行疾病问询、诊断评估，据此向患者推荐安全、有效、适宜的药品，并进行合理用药指导及健康提示，为患者提供完整的药学服务。

● 任务素材

1. 实践场地：教学做一体化教室。

2. 计算机。

3. 相关药品实样或包装盒塑封卡片。

● **任务实施**

步骤一　问病诊断

 相关知识

 佝偻病概述

维生素 D 缺乏性佝偻病简称佝偻病,又叫骨软化症,即骨矿化不足,为新形成的骨基质钙化障碍,是以维生素 D 缺乏导致钙、磷代谢紊乱和临床以骨骼的钙化障碍为主要特征的疾病。维生素 D 是维持高等动物生命所必需的营养素,它是钙代谢最重要的生物调节因子之一。维生素 D 不足导致的佝偻病,是一种慢性营养缺乏病,发病缓慢,影响生长发育。多发生于 3 个月~ 2 岁的婴幼儿。

佝偻病的病因

1. 日光照摄不足

维生素 D 由皮肤经日照产生,如日照不足,尤其在冬季,需定期通过膳食补充。此外空气污染也可阻碍日光中的紫外线。人们日常所穿的衣服、住在高楼林立的地区、生活在室内、使用人工合成的太阳屏阻碍紫外线及居住在日光不足的地区等都影响皮肤生物合成足够量的维生素 D。对于婴幼儿及儿童来说,日光浴是使机体合成维生素 D_3 的重要途径。

2. 维生素 D 摄入不足

动物性食品是天然维生素 D 的主要来源,海水鱼(如鲱鱼、沙丁鱼),动物肝脏,鱼肝油等都是维生素 D_2 的良好来源。从鸡蛋、牛肉、黄油和植物油中也可获得少量的维生素 D_2，而植物性食物中含维生素 D 较少。天然食物中所含的维生素 D 不能满足婴幼儿对它的需要，需多晒太阳，同时补充鱼肝油。

3. 钙含量过低或钙磷比例不当

食物中钙含量不足以及钙、磷比例不当均可影响钙、磷的吸收。人乳中钙、磷含量虽低，但比例（2：1）适宜，容易被吸收，而牛乳钙、磷含量较高，但钙磷比例（1.2：1）不当，钙的吸收率较低。

4. 需要量增多

早产儿因生长速度快和体内储钙不足而易患佝偻病；婴儿生长发育快对维生素 D 和钙的需要量增多，故易引起佝偻病；2 岁后因生长速度减慢且户外活动增多，佝偻病的发病率逐渐减少。

5. 疾病和药物影响

肝、肾疾病及胃肠道疾病影响维生素 D、钙、磷的吸收和利用。小儿胆汁郁积、先天性胆道狭窄或闭锁、脂肪泻、胰腺炎、难治性腹泻等疾病均可影响维生素 D、钙、磷的吸收而患佝偻病。长期使用苯妥英钠、苯巴比妥钠等药物，可加速维生素 D 的分解和代谢而引起佝偻病。

一、佝偻病的临床表现

多见于婴幼儿，特别是 3 ～ 18 月龄。主要表现为生长最快部位的骨骼改变，并可影响肌肉发育及神经兴奋性的改变。年龄不同，临床表现不同。根据临床分期各时期临床表现如下。

（一）初期（早期）

见于 6 个月以内，特别是 3 个月以内小婴儿。多为神经兴奋性增高的表现，如易激惹、烦闹、多汗、刺激头皮而摇头等。此期常无骨骼病变，骨骼 X 线可正常，或钙化带稍模糊；血清 25- 羟胆钙化醇［25-（OH）-D3］下降，甲状旁腺激素（PTH）升高，血钙下降，血磷降低，碱性磷酸酶正常或稍高。

（二）活动期（激期）

当病情继续加重，出现 PTH 功能亢进和钙、磷代谢失常的典型骨骼改变。6 月龄以内婴儿佝偻病以颅骨改变为主，前囟边缘软，颅骨薄，轻按有"乒乓球"样感觉。6 月龄以后，骨缝周围亦可有乒乓球样感觉，但额骨和顶骨中心部分常常逐渐增厚，至 7 ～ 8 个月时，头型变成"方颅"，头围也较正常增大。骨骺端因骨样组织堆积而膨大，沿肋骨方向于肋骨与肋软骨交界处可触及圆形隆起，从上至下如串珠样突起，以第 7 ～ 10 肋骨最明显，称佝偻病串珠；严重者，在手腕、足踝部亦可形成钝圆形环状隆起，称手、足镯。1 岁左右的小儿可见到胸骨和邻近的软骨向前突起，形成"鸡胸样"畸形；严重佝偻病小儿胸廓的下缘形成一水平凹陷，即肋膈沟或郝氏沟。

患儿会坐与站立后，因韧带松弛可致脊柱畸形。由于骨质软化与肌肉关节松弛，1 岁后，开始站立与行走后双下肢负重，可出现股骨、胫骨、腓骨弯曲，形成严重膝内翻（"X"形）或膝外翻（"O"形）样下肢畸形。可能因为严重低血磷，使肌肉糖代谢障碍，使全身肌肉松弛，肌张力降低和肌力减弱。

此期血生化除血清钙稍低外，其余指标改变更加显著。X 线显示长骨钙化带消失，干骺端呈毛刷样、杯口状改变；骨质稀疏，骨皮质变薄；可有骨干弯曲畸形或青枝骨折，骨折可无临床症状。

（三）恢复期

以上任何期经治疗或日光照射后，临床症状和体征逐渐减轻或消失。血钙、磷逐渐恢复正常，碱性磷酸酶需 1 ～ 2 月降至正常水平。治疗 2 ～ 3 周后骨骼 X 线改变有所改善，出现不规则的钙化线，以后钙化带致密增厚，逐渐恢复正常。

（四）后遗症期

多见于 2 岁以后的儿童。因婴幼儿期严重佝偻病，残留不同程度的骨骼畸形。无任何临床症状，血生化正常，X 线检查骨骼干骺端病变消失。

二、疾病查询需要注意的问题

1. 首先应当确认患者是谁、年龄、性别、职业，然后进一步查询。

2. 有哪些具体的症状，有没有 *** 等其他症状？

3. 症状持续了几天？

4. 询问用药史、疾病史、过敏史、就医史。

做一做

案例

患者，男性，8 岁，学生，就诊于 2015 年 7 月 16 日，自诉自幼饮食睡眠不佳，自汗，动则气短，体质较差易生病，在外院诊断为：佝偻病，行补钙剂疗效不佳，今到我院骨科求治，查体：腹部膨隆、韧带松弛，肝脾稍肿大，方颅，肋骨外翻，胸骨柄前凸，即行脏腑推拿，耳穴压籽疗法，穴位贴敷疗法等以健脾和胃，补肾益髓，治疗 15 天后，饮食睡眠明显改善，自汗减少，面色红润；30 天后饮食睡眠佳，自汗消失，腹部膨隆及肋骨外翻明显好转，肋下未触及肝脾，遂改为隔日一次巩固治疗，巩固 1 个月后上述症状消失，仅右侧第 10 肋骨骺部轻微膨大，嘱其加强营养，随访至今未见复发，身体发育良好。根据以上案例，分析患者病情，进行评估诊断分析，找出治疗要点。

步骤二　佝偻病常用药品介绍

相关知识

常见的维生素 D 有星鲨维生素 D 滴剂、维生素 AD 软胶囊、氨糖软骨素维生素 D 钙片等，为防止骨骼畸形和复发，在补充维生素 D 时要辅以钙剂，常见的钙有葡萄糖酸钙、乳酸钙、磷酸钙、碳酸钙、螯合钙等，含量无需太多，要根据孩子的需要量来选择，一般来说钙元素含量在 100 毫克左右合适。

除了上述药物以外还有一些治疗骨质疏松症的药物也可以用来治疗佝

偻病，如阿法骨化醇软胶囊 、骨化三醇胶丸、胆维丁乳等。

治疗佝偻病的关键是补充维生素 D，而不是补钙（当然补钙也是必要的，必不可少）；其次要明白佝偻病也是分程度的，要按照不同程度采用不同方案。正常和轻度佝偻病可以选用伊可新，中度以上可考虑用大剂量的维生素 D_3 治疗。目前，预防及治疗中度以上佝偻病的维生素 D_3 首选英康利（胆维丁乳）。另外中成药龙牡壮骨颗粒对于小儿佝偻病也有很好的效果。

做一做

利用任务素材，按照学习小组为单位，对佝偻病常见的药品进行分类识别。

步骤三　佝偻病合理用药指导

相关知识

1. 在使用英康利要注意以下几个问题：①如果需要用英康利，必须在医生的指导下用药；②英康利不能与鱼肝油同时服用，吃一支英康利，要停服 1 个月鱼肝油；③英康利最好不要与含有维生素 D_3 的钙片同时服用。

2. 如果患者正服用抗痉挛的药物，则必须增加对维生素 D 的摄取。

步骤四　健康提示

相关知识

佝偻病所形成的骨骼变形，一旦形成就可能会留下后遗症，因此佝偻病重在预防，一定要避免孩子发生骨骼变形。1 岁以内的婴儿是预防的重点对象，这个年龄段的宝宝要多晒太阳和进行户外活动，晒太阳是指人皮肤直接接受阳光的照射，每天照射的时间为 0.5 ~ 1 小时。冬天可以接受阳光照射的部位为脸、小手和小脚、屁股等。家长要根据具体情况把握照射的时间和方式。

此外，孩子出生后 2 周即可应用维生素 D 预防，建议每日口服维生素 D400 ～ 800IU，直至周岁，在夏季接触日光充分时可暂停服用。鱼肝油要每天服用，坚持到 1 岁半。鱼肝油和晒太阳要互相结合和互补。应尽量母乳喂养孩子。哺乳期妈妈要补充适量的钙剂、鱼肝油，多晒太阳，每天喝牛奶。

在应用维生素 D 预防时，母乳喂养孩子可不加钙剂，但对 6 个月后断母乳的婴儿以及人工喂养、食欲较低下、生长过快的孩子或有急性慢性疾病者可适当补充钙剂。选择钙片要综合考虑，包括钙的成分、含量、吸收率、剂型、口味等。

做一做

教师导

1. 案例描述

患儿，男性，1 岁 4 个月，方颅，鸡胸，头部多汗，面色不华，发稀枕秃，纳呆，坐立行走无力，夜啼不宁，易惊多惕，易怒，甚至抽搐，囟门 2.5cm×2.5cm，乳牙 4 颗，舌淡，苔薄，脉弦细。人工喂养，以米糊为主。钙磷乘积＜ 30，血清碱性磷酸酶增高。

2. 案例分析

该患儿有骨骼改变和生化改变，虽无长骨 X 线资料，也可诊断为维生素 D 缺乏性佝偻病激期。

3. 用药指导

应给予维生素 D 治疗，维生素 D 20 ～ 30 万 IU，1 次口服或肌内注射，间隔 1 个月，可再给 1 ～ 2 次，同时给钙剂每次 0.5 ～ 1.0g，每日 2 ～ 3 次，连服 1 ～ 2 个月。

学生做

根据本任务学习的佝偻病的相关知识，同学们分小组进行角色扮演，由"患者"主诉症状，"店员"进行疾病查询和评估，推荐合适的药品并进行合理用药指导。

● **巩固拓展**

患儿，男性，7个月。汗多、睡眠不安2个月余。患儿近2个月来烦躁，夜间啼哭、睡眠不安，易惊醒，汗多，纳差，大便稀，每日2～3次。出生后牛乳喂养，近来偶尔添加米糊，未添加蛋黄及鱼肝油等。今来我店买药，请分析以上案例，为患者制订用药方案，进行用药指导并提出预防治疗的建议，并根据病例，设计药店用药咨询情景。

测验五　综合测试与检验

测一测

1. 糖尿病的主要症状"三多一少"不包括（　　）

A. 多饮　　　　　　B. 多尿　　　　　　C. 多食

D. 多眠　　　　　　E. 体重减轻

2. Ⅰ型糖尿病和Ⅱ型糖尿病最根本的区别是（　　）

A. 发病年龄不同　　　　　B. 胰岛β细胞分泌功能的差异

C. 病情严重程度不同　　　D. 治疗手段不同

3. 男性，65岁，身高160cm，体重70kg，尿糖（－），糖耐量试验结果为空腹5.0mmol/L，餐后1小时7.6mmol/L，2小时7.0mmol/L，3小时5.4mmol/L。应考虑为（　　）

A. 可诊为糖尿病　　B. 可排除糖尿病　　C. 糖耐量低减

D. 无临床意义　　　E. 以上都不是

4. 适宜Ⅱ型糖尿病儿童患者的降糖药物是（　　）

A. 阿卡波糖　　　　B. 格列喹酮　　　　C. 格列本脲

D. 二甲双胍　　　　E. 瑞格列奈

5. 下列降糖药物餐中给药的是（　　）

A. 氯磺丙脲　　　　B. 瑞格列奈　　　　C. 罗格列酮

D. 阿卡波糖　　　　E. 胰岛素

6. 下列降糖药物餐后0.5～1小时给药的是（　　）

A. 氯磺丙脲　　　　B. 瑞格列奈　　　　C. 罗格列酮

D. 阿卡波糖　　　　E. 胰岛素

7. 下列降糖药物就餐前15～30分钟给药的是（　　）

A. 氯磺丙脲　　　　B. 瑞格列奈　　　　C. 罗格列酮

D. 阿卡波糖　　　　E. 胰岛素

8. 下列降糖药物就餐时随第一、二口食物给药的是（　　）

A. 氯磺丙脲　　　　B. 瑞格列奈　　　　C. 罗格列酮

D. 阿卡波糖　　　　E. 胰岛素

9. 下列降糖药物餐前 0.5 小时给药的是（　　）

A. 氯磺丙脲　　　　B. 瑞格列奈　　　　C. 罗格列酮

D. 阿卡波糖　　　　E. 胰岛素

10. 老年性骨质疏松症的主要诱发因素是（　　）

A. 体内激素　　　　B. 体内激素不平衡　　C. 增龄衰老

D. 营养不良　　　　E.1α，25- 双羟骨化醇不足

11. 激素替代治疗妇女绝经后骨质疏松症的主要不良反应（　　）

A. 有脑卒中的危险性　　　　B. 有静脉出血的危险性

C. 有增重的倾向性　　　　　D. 有脱发的倾向危险性

E. 有增加子宫内膜病变的危险性

12. Ⅰ型糖尿病首选（　　）

A. 磺酰脲类　　　　B. 胰岛素制剂　　　　C. 噻唑烷二酮类

D. 双胍类　　　　　E. 阿卡波糖

13. 糖尿病患者会出现（　　）

A. 尿葡萄糖呈阳性　B. 尿胆原减少或缺如　C. 溢出性蛋白尿

D. 尿淀粉酶增高　　E. 尿胆红素呈阳性

14. Ⅱ型糖尿病患者合并急性心肌梗死，应选用（　　）

A. 格列喹酮　　　　B. 胰岛素　　　　　　C. 氯磺丙脲

D. 二甲双胍　　　　E. 吡格列酮

15. 由于与口服降糖药发生相互作用而使降血糖作用减弱的药是（　　）

A. 磺胺类　　　　　B. 水杨酸类　　　　　C. 噻嗪类

D. 贝特类　　　　　E. 香豆素类

答案：1～5：DBBDB　6～10：CEDAC　11～15：EBADC

赛一赛

1. 个人考核项——内分泌系统常见病常用药认药、识药分类陈列比赛。

考核要求及评分标准：在规定时间内（6分钟），按照GSP的规定以及药品分类码放的原则，将40种内分泌系统常见病常用药品分区分类正确整齐摆放在分类标识牌提示相应的货架内（未放在货架上的药品视同区域

混淆，按扣分算）。每个药品折合分值为 2.5 分，摆错及未摆放的，每个扣除 2.5 分，总计 100 分。

分为以下两个阶段。

（1）准备阶段　每个班级 6 ~ 7 人 / 组，考核前以小组为单位领取模拟训练药品和标识牌，由小组长带领按照考试评分要点，在模拟训练区进行自主训练。

（2）考核阶段　小组长抽取考试序列号，按顺序依次到仿真药店考核区，每个同学现场对 40 个竞赛药品计时分类陈列，裁判员现场评分。

2. 团队考核项——各学习小组综合内分泌系统常见病典型症状，进行问病荐药、合理用药指导方案设计，然后根据设计方案，小组成员角色扮演、模拟情景对话，在模拟大药房为患者提供完整的销售服务过程。

考核要求：要注意销售服务环节的完整性（顾客引导→问病荐药→合理用药指导→售后服务→收银→送客）。具体包括正确引导顾客消费，合理问病荐药，开展购药咨询、健康宣教活动，进行合理用药指导，提供所购药品的存储方式，对划价、收银、装袋等动作结合语言描述，规范结束销售服务等。

评分标准

顾客引导	疾病查询诊断	药品介绍	合理用药指导	健康宣教	售后服务	收银送客
10%	10%	20%	30%	10%	10%	10%

注：权重——优秀 A 1　　良好 B 0.8　　一般 C 0.6　　较差 D 0.4

项目六 泌尿系统常见疾病用药指导

任务一 尿路感染

● **任务目标**

通过本任务的学习,学生达到以下目标。

1. 熟悉尿路感染的概念。

2. 掌握尿路感染的临床表现及并发症、诊断与鉴别方法及中西药治疗。

● **任务描述**

尿路感染是一种常见的泌尿系统疾病,多由单一细菌引起。致病菌多是会阴部及肠道常见菌种,以大肠埃希菌为最多,用于治疗尿路感染的药物品种多为抗菌药物。通过对本任务的学习,学生能够在掌握尿路感染的临床表现、主要症状基础上,对患者进行疾病问询、诊断评估,据此向患者推荐安全、有效、适宜的药品,并进行合理用药指导及健康提示,为患者提供完整的药学服务。

● **任务素材**

1. 实践场地:教学做一体化教室。

2. 计算机。

3. 相关药品实样或包装盒塑封卡片。

● 任务实施

步骤一 问病诊断

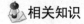 相关知识

 尿路感染概述

尿路感染简称尿感，是指细菌或病原体侵犯尿路黏膜或组织引起的尿路感染炎症，是一种常见病，发病率高，多见于女性，但高龄男性有前列腺肥大者颇常见。尿路感染95%以上是由单一细菌引起的。致病菌多是会阴部及肠道常见菌种，以大肠埃希菌为最多，其次是副大肠埃希菌、变形杆菌、产气杆菌、粪链球菌、金黄色葡萄球菌、绿脓杆菌等。

根据感染部位，尿路感染可分为上尿路感染和下尿路感染，前者为肾盂炎（急慢性），后者主要为膀胱炎、尿道炎。上尿路感染常伴有下尿路感染，后者可单独存在。

一、尿路感染的临床表现及并发症

（一）尿路感染的临床表现

1. 尿路刺激征，即尿频、尿急、尿痛、排尿不适等症状。这些症状，不同的患者的表现轻重程度不一。急性期炎症患者往往有明显的尿路刺激征；但在老年人、小儿及慢性尿路感染患者，则通常尿路刺激症状较轻，如轻度的尿频或尿急，或排尿不适等。

2. 全身中毒症状，如发热、寒战、头痛、腰痛、肾区不适等。主要见于上尿路感染患者，特别是急性尿路感染及伴有尿路梗阻的患者尤为多见。

3. 尿常规检查可有白细胞、红细胞或蛋白。

4. 血常规可能有白细胞升高。

5. 尿细菌培养阳性。

（二）尿路感染的并发症

尿路感染的并发症有肾乳头坏死、肾周围炎和肾周围脓肿、感染性肾结石和革兰氏阴性杆菌败血症。

二、尿路感染的诊断

1. 尿常规检查

尿沉渣内白细胞可显著增加，如果发现白细胞管型，有助于肾盂肾炎的诊断。尿红细胞可增加，少部分患者可出现镜下血尿，极少数（＜5%）可见肉眼血尿。

2. 血常规

细菌感染者可有白细胞计数与中性粒细胞增多。若为病毒感染，白细胞计数正常或偏低。

三、疾病查询需要注意的问题

1. 首先应当确认患者是谁、年龄、性别、职业，然后进一步查询。

2. 有哪些具体的症状，有没有 *** 等其他症状？

3. 症状持续了几天？

4. 询问用药史、疾病史、过敏史、就医史。

做一做

案例

患者主诉：女性，25 岁，在去年 9 月份有过一次尿急，尿频，但因时间问题没有及时去治疗，一周后此症状就消失了，而这周天晚上出现下体灼热，第二天尿频，尿痛，尿急而且还带西瓜汁式的血，怀疑是尿路感染，应该服用哪种药物？根据以上案例，进行角色扮演，模拟店员进行问病查询，并对疾病进行评估诊断。

步骤二　尿路感染常用药品介绍

相关知识

一、化学药品

抗尿路感染药物治疗总体原则：①选用致病菌敏感的抗菌药物。无病原学结果前，一般首选对革兰氏阴性杆菌有效的抗菌药物。②抗菌药物在尿和肾内的浓度要高。③选用肾毒性小、不良反应少的抗菌药物。④单一药物治疗失败、严重感染、混合感染、出现耐药菌株时应联合用药。⑤对不同类型的尿路感染给予不同治疗疗程。⑥综合考虑感染部位、菌种类型、基础疾病、中毒症状程度等因素。

1. 对症支持治疗：膀胱刺激症状严重给予阿托品、山莨菪碱、颠茄等解痉药，发热者酌情用解热镇痛抗炎药。

2. 针对病原体的治疗，初次感染可用呋喃妥因、氧氟沙星、环丙沙星、诺氟沙星；慢性、反复发作可用甲硝唑、头孢菌素类、庆大霉素或半合成青霉素类。

引起尿路感染的细菌，不适宜在酸性环境生存，维生素C可以酸化尿液，干扰细菌生长，所以在服用抗菌药物时，可加服维生素C，每次100mg，3次/日。尿路感染反复发作，在尿道疼痛等症状消失后，至少还要继续服用3天抗生素，注意维生素C和抗生素配合一定要"善始善终"。

3. 部分患者使用抗菌药物产生耐药性可配合服用中成药、中药，以清热利湿为主。

二、中成药

1. 三金片

清热，解毒，利湿通淋，益肾。用于下焦湿热所致的热淋、小便短赤、淋沥涩痛；急慢性肾盂肾炎、膀胱炎、尿路感染见上述证候者。

2. 热淋清颗粒

清热泻火，利尿通淋。用于下焦湿热所致的热淋，症见尿频、尿急、尿痛；尿路感染、肾盂肾炎见上述证候者。

3. 尿感宁颗粒

清热解毒、利尿通淋，用于膀胱湿热所致淋症，症见尿频、尿急、尿道涩痛、尿色偏黄、小便淋漓不尽等；急慢性尿路感染见上述证候者。

4. 宁泌泰胶囊

清热解毒、利湿通淋。用于湿热蕴结所致淋证，证见小便不早，淋漓涩痛，尿血，以及下尿路感染、慢性前列腺炎见上述证候者。

5. 荡涤灵颗粒

清热利湿。用于由湿热引起的尿频、尿急、尿痛等尿路感染症。

6. 银花泌炎灵片

清热解毒，利湿通淋。用于急性肾盂肾炎，急性膀胱炎，下焦湿热证，证见发热恶寒、尿频尿急、尿道刺痛或尿血、腰痛等。

做一做

利用任务素材，按照学习小组为单位，对尿路感染常见的化学药品和中成药进行分类识别。

步骤三　尿路感染合理用药指导

相关知识

1. 急性期注意休息，多饮水，勤排尿。若服用磺胺类药物，因此类药物在肝脏内的代谢产物——乙酰化磺胺的溶解度低，易在尿中析出结晶，引起肾的毒性，为避免结石，往往与 $NaHCO_3$ 同服，并多饮水。

2. 根据尿培养结果选择对致病菌敏感、泌尿道浓度高、不良反应小的抗菌药物；经验性用药有头孢氨苄、阿莫西林、喹诺酮类、磺胺甲基异噁唑-

甲氧氨苄嘧啶（SMZ–TMP）等药物。

3.有尿路刺激症状但尿液常规监测及尿培养阴性时，需考虑有无焦虑抑郁等其他因素导致的下尿路症状。

4.使用抗菌药物前询问过敏史；服用磺胺类药物时应多喝水；治疗中监测血常规的变化；服用呋喃妥因、磺胺类药物需根据肾功能调整剂量；喹诺酮类禁用于 18 岁以下青少年及儿童。

步骤四　健康提示

 相关知识

日常生活中要注意卫生，尤其是生理期、性生活卫生，及时排尿，尿液将尿道和阴道口的细菌冲刷掉，有天然的清洁作用。

引起感染的细菌最常见的是大肠埃希菌。正常情况下，它寄生在肠道里，并不引起病症，但如果由肛门进入尿道口，就会导致尿道发炎。所以大便后用干净的卫生纸擦拭，要按从前往后的顺序，以免污染阴道口。如果洗手间有冲洗设备，最好认真地冲洗肛门部位。

维生素 C 能提高尿液的酸度，使各种诱发尿道感染的细菌不易生存。所以，多喝橙汁、柠檬汁、猕猴桃汁等富含维生素的饮料对预防尿路感染有益。

如果出现了尿路感染的症状，尽快向医生咨询。如果经常发生感染，一年 4 ~ 5 次，千万不要忽视，有必要求助医生，制订一个预防或治疗计划，查明引起反复感染的原因。女性注意勿将妇科疾病引起的尿路刺激征误以为尿路感染。

 做一做

教师导

1.案例描述

患者，小刘，26 岁，排尿时觉得灼热，疼痛难忍。更令人尴尬的是，好像随时都有尿意，每次都是刚方便完又觉得憋得慌，可是尿量很少。

2. 案例分析

患者排尿时觉得灼热，疼痛难忍。随时都有尿意，方便完又觉得憋得慌，可是尿量很少，应该是尿路感染。

3. 用药指导

针对尿路感染的症状可选用给予阿托品、山莨菪碱、颠茄等解痉药，还可以酌情用一些抗菌药物如呋喃妥因、氧氟沙星、环丙沙星、诺氟沙星等，同时可以加服一些维生素 C。

学生做

根据本任务学习的尿路感染的相关知识，同学们分小组进行角色扮演，由"患者"主诉症状，"店员"进行疾病查询和评估，推荐合适的药品并进行合理用药指导。

● 巩固拓展

患者，女性，25 岁，技术员，因尿频、尿急、尿痛 3 天来诊。患者 3 天前无明显诱因发生尿频、尿急、尿痛，伴耻骨弓上不适，无肉眼血尿，不肿，无腰痛，不发热，因怕排尿而不敢多喝水，同时服止痛药，但症状仍不好转来诊。发病以来饮食、睡眠可，大便正常。既往体健，无排尿异常病史，无结核病史和结核病接触史，无药物过敏史。个人史和月经史无特殊，半月前结婚。查体：T36.8℃，P80 次 / 分，R18 次 / 分，BP120/80mmHg。一般情况可，无皮疹，浅表淋巴结无肿大。今来我店买药，请分析以上案例，为患者制订用药方案，进行用药指导并提出预防治疗的建议。

任务二　尿道结石

● **任务目标**

通过本任务的学习，学生达到以下目标。

1. 熟悉尿道结石的概念及分类。

2. 掌握尿道结石的临床表现、诊断方法及中西药治疗。

● **任务描述**

尿道结石是最常见的泌尿系统疾病之一，临床表现症状有时无症状，其程度与结石大小、位置、活动与否及有无损伤、感染、梗阻有关。尿结石药物的治疗目的大多数为减少尿酸过度生成，提高尿 pH 而增加尿酸的溶解度。通过对本任务的学习，学生能够在掌握尿道结石的临床表现、主要症状基础上，对患者进行疾病问询、诊断评估，据此向患者推荐安全、有效、适宜的药品，并进行合理用药指导及健康提示，为患者提供完整的药学服务。

● **任务素材**

1. 实践场地：教学做一体化教室。

2. 计算机。

3. 相关药品实样或包装盒塑封卡片。

● **任务实施**

步骤一　问病诊断

相关知识

尿道结石概述

尿道结石又称为尿石症,是肾结石、输尿管结石、膀胱结石和尿路结石的总称,为最常见的泌尿外科疾病之一。

尿道结石在肾和膀胱内形成,绝大多数输尿管结石和尿道结石是结石排出过程中停留在该处所致。

尿结石的发生率男性高于女性,肾与输尿管结石多见于20～30岁青壮年,约占70%;膀胱和尿道结石多发生在10岁以下儿童和50岁以上老年患者。我国多见于长江以南,北方相对少见。近30年以来,我国上尿路(肾、输尿管)结石发病率显著提高,下尿路(膀胱)结石日益少见。

根据结石的部位来分:①上尿道结石:肾结石、输尿管结石;②下尿道结石:膀胱结石,尿道结石等。

根据结石的成分来分:主要为草酸钙,磷酸钙,尿酸、尿酸盐结石,磷酸胺镁结石等;多数结石有两种以上成分。

一、尿道结石的临床表现

(一)腰痛

1.急性发作期

剧烈肾绞痛(严重刀割样疼痛,可向下腹、会阴、腹股沟等部位放射),同时伴有面色苍白、出汗、恶心、呕吐、辗转翻滚或蜷曲在床,可持续数数分钟到数小时不等。

2. 发作间歇期

肾区钝痛，酸胀不适，活动或劳累可使其加重。

（二）血尿

肉眼血尿或镜下血尿。

（三）其他症状

典型的尿路刺激征（尿痛、尿急、尿频），可伴血尿，腹部绞痛，完全性阻塞尿路后尿液反流可引起逆行感染出现发热、乏力、嗜睡、烦躁等中毒症状，久之尿液压迫肾脏，肾开始坏死，肾衰，严重后出现尿毒症。

二、尿道结石的诊断与鉴别方法

（一）实验室检查

1. 尿常规：可有镜下血尿，伴感染时有脓尿。

2. 肾功能测定，电解质、尿酸等。

3. 24 小时尿钙、尿酸、草酸确定。

4. 结石成分分析。

①磷酸盐、碳酸盐（细菌分解产生尿素产生氨，尿液呈碱性，在碱性中形成结石）

②草酸钙、尿酸盐结石是在酸性尿液形成的。

（二）影像学检查

1. 泌尿系平片（KUB）

首选检查。优点为简单、直观，90% 为阳性石，可显示；局限为阴性结石不显影，不能了解动态、功能变化。

2. 静脉肾盂造影（IVP）

决定治疗方案的最根本检查。优点为显示尿路形态、功能，部分阴性结石可显示；局限为碘过敏、造影剂肾毒性，结果受肾功能影响。

3. 逆行肾盂造影

IVP 的补充。优点为不受肾功能影响，显示病变较 IVP 更清楚、直接；

局限为侵入性检查。

4.B 超检查

复诊的常规手段。优点为简单、方便，无反射性，能发现小结石和阴性结石，能显示肾结构的改变；局限为受检查者和设备的经验影响，输尿管结石受肠道气体干扰。

5.CT、磁共振尿路造影（MRU）

作为其他检查的补充。

三、疾病查询需要注意的问题

1. 首先应当确认患者是谁、年龄、性别、职业，然后进一步查询。

2. 有哪些具体的症状，有没有 *** 等其他症状？

3. 症状持续了几天？

4. 询问用药史、疾病史、过敏史、就医史。

做一做

案例

患者主诉：打完羽毛球回家后出现尿频、尿急，排尿困难，尿线滴沥状，当晚排尿 40 余次，伴终末血尿，无腰腹部绞痛及放射痛，怀疑是尿结石，应该服用哪种药物？根据以上案例，进行角色扮演，模拟店员进行问病查询，并对疾病进行评估诊断。

步骤二　尿道结石常用药品介绍

相关知识

一、化学药品

肾及输尿管结石的治疗要根据结石大小、部位、数目、形状、一侧或两侧，有无尿梗阻、伴发感染、肾功能受损程度、全身情况以及治疗条件等进行具体分析,全面考虑。但当绞痛发作时,首先应该使症状缓解,而后再选择治疗方案。

(一)肾绞痛的处理

1.非甾体抗炎镇痛药

此类药物抑制前列腺素合成,镇痛,减轻输尿管的炎性水肿,如双氯芬酸钠、吲哚美辛,布洛芬。

2.阿片类镇痛药

作用于中枢神经系统的阿片受体,具有较强的镇痛和镇静作用。如曲马多、布桂嗪、吗啡及哌替啶。

3.解痉药

M型胆碱受体阻滞剂,松弛输尿管平滑肌,缓解痉挛。如阿托品、东莨菪碱、颠茄。

4.其他药物

黄体酮、钙离子通道阻滞剂(如硝苯地平)等。

(二)排石药物

1.α-受体阻滞剂

抑制输尿管平滑肌的收缩,使输尿管扩张,特别是下段输尿管结石的排出。并拓展为体外冲击波碎石术(ESWL)的辅助治疗。如坦洛新、特拉唑嗪、多沙唑嗪等。

2.钙离子通道阻滞剂

降低输尿管平滑肌细胞内钙离子浓度,抑制输尿管收缩而缓解疼痛,有利于结石下行,如硝苯地平。

3.糖皮质激素

能消除输尿管水肿,常与α-受体阻滞剂及钙通道阻滞剂合用促进排石。如甲泼尼龙、地夫可特。

4.性激素

性激素具有扩张输尿管和促进排结石的作用,如黄体酮。

5.前列腺素合成酶抑制药

阻断前列腺素的合成，减轻结石嵌顿部位的局部水肿和炎症，减轻肾盂输尿管压力、有利于尿路结石排出，如双氯芬酸钠(扶他林)和吲哚美辛(消炎痛)。

（三）针对病因的药物（溶结石、防结石药物）

1.尿酸结石

尿液碱化（枸橼酸钾）、抑制尿酸合成（别嘌呤醇）。

2.胱氨酸结石

碱化尿液以增加胱氨酸的溶解度，保持尿液 pH 在 7.5 ~ 8.0。常用药物有碳酸氢钠、枸橼酸钾、枸橼酸合剂或醋酸唑胺等；应用硫醇类药物提高胱氨酸的溶解度（D– 青霉胺、α – 巯丙酰甘氨酸、乙酰半胱氨酸及卡托普利）。

3.磷酸镁铵结石

应用氢氧化铝凝胶限制肠道对磷酸的吸收；应用抗尿素酶药物，如乙酰异羟肟酸。

4.含钙结石

噻嗪类利尿药氢氯噻嗪、磷酸纤维素钠、正磷酸盐、枸橼酸钾。

二、中成药

（一）热淋清颗粒

清热解毒、利尿通淋。用于下焦湿热证，表现为尿频、尿急、尿道灼热、涩痛、尿液黄赤或腰痛，少腹疼痛。发热、舌苔黄腻、脉弦数及急慢性肾盂肾炎、膀胱炎、尿道炎、尿路结石、前列腺炎、阴道炎、盆腔炎、宫颈炎、淋病及性病后遗症等见上述证候者。有优良的抗菌作用。对急重症感染与有效抗生素联合应用，可增强疗效，缩短疗程，减少抗生素用量及不良反应。

（二）复方金钱草颗粒

清热祛湿，利尿排石，消炎止痛。用于泌尿系结石、尿路感染属湿热下注证者。

（三）石淋通颗粒

清湿热，利尿排石。用于下焦湿热所致尿路结石，肾盂肾炎，胆囊炎。

（四）肾石通颗粒

清热利湿，活血止痛，化石，排石。用于肾结石、肾盂结石，膀胱结石，输尿管结石。

做一做

利用任务素材，按照学习小组为单位，对尿道结石常见的化学药品和中成药进行分类识别。

步骤三　健康提示

相关知识

结石直径小于 1 厘米、周边光滑、无明显尿梗阻及感染者，一般采用非手术疗法。

1. 大量饮水来增加尿量冲洗尿路、促进结石向下移动，稀释尿液减少晶体沉淀。

2. 日常生活中以茶为饮品除预防和改善治疗结石外还能调节人体生理功能平衡，增强人体抵抗力。这类中草药茶主要有蒲公英、金银花、黄连等。

3. 用针刺方法增加肾盂、输尿管的蠕动，有利于结石的排出。

4. 经常做跳跃活动，或对肾盏内结石行倒立体位及拍击活动，也有利于结石的排出。

5. 对尿培养有细菌感染者，选用敏感药物（奥复星、灭滴灵）积极抗感染，对体内存在代谢紊乱者，应积极治疗原发疾病以及调理尿的酸碱度等。

6. 草酸钙结石患者宜少食草酸含量高的食品，如菠菜、西红柿、马铃薯、草莓等。

做一做

教师导

1. 案例描述

患者，男性，反复腰痛，无明显诱因出现双腰痛，为隐痛，曾于当地医院经药物排石治疗，有数个小结石排出，但是效果不佳。腰仍然反复疼痛，近三个月来，腰部疼痛加重。

2. 案例分析

患者主诉反复腰痛，无明显诱因出现双腰痛，为隐痛，并有结石病史，应该是尿道结石。

3. 用药指导

针对腰痛症状可选用非甾体抗炎镇痛药，抑制前列腺素合成，镇痛，减轻输尿管的炎性水肿，如双氯芬酸钠、吲哚美辛，布洛芬，复方金钱草颗粒等；如要针对病因进行治疗还应做进一步的检查来确认。

学生做

根据本任务学习的尿道结石的相关知识，同学们分小组进行角色扮演，由"患者"主诉症状，"店员"进行疾病查询和评估，推荐合适的药品并进行合理用药指导。

● 巩固拓展

患者，男性，35 岁，患者于 6 小时前突发右腰部绞痛，阵发性，疼痛向下腹部放射，伴恶心呕吐。既往体健。查体：右腰部叩痛，右侧肋脊角压痛，无腹部压痛、反跳痛、肌紧张。实验室检查：尿常规：隐血（BLD），500Ery。今来我店买药，请分析以上案例，为患者制订用药方案，进行用药指导并提出预防治疗的建议。

任务三　前列腺增生

● **任务目标**

通过本任务的学习，学生达到以下目标。

1. 熟悉前列腺增生的概念、病因、临床表现及并发症。

2. 掌握前列腺增生的诊断方法和中西药治疗。

● **任务描述**

前列腺增生是老年男性常见疾病之一，为前列腺的一种良性病变，其发病原因与人体内雄激素与雌激素的平衡失调有关。治疗前列腺增生的药物品类多而复杂。通过对本任务的学习，学生能够在掌握前列腺增生的临床表现、主要症状基础上，对患者进行疾病问询、诊断评估，据此向患者推荐安全、有效、适宜的药品，并进行合理用药指导及健康提示，为患者提供完整的药学服务。

● **任务素材**

1. 实践场地：教学做一体化教室。

2. 计算机。

3. 相关药品实样或包装盒塑封卡片。

● 任务实施

步骤一　问病诊断

相关知识

前列腺增生概述

　　良性前列腺增生又称前列腺肥大,是一种与年龄密切相关的多发和病情进展缓慢的老年男性疾病。前列腺位于男性膀胱下方,形似果子,重量8～18g,其有一个发育、成熟、衰老的过程。自出生至青春期,前列腺生长缓慢,自青春期后生长速度加快,并逐渐发育完善,至35～45岁时其体积相对稳定。之后,前列腺则出现两种趋势:一部分趋于萎缩,腺体逐渐缩小;另一部分则趋于增生,主要在精索以上的前列腺部的尿道周围腺体的增生,体积渐大,形成前列腺增生。

　　前列腺增生的病因是睾丸(双氢睾酮)的存在,并受以下几方面影响。

　　1. 慢性疾病没有治好,常见疾病是尿道炎、膀胱炎、精阜炎等,会使前列腺组织充血而增生,会严重地影响男性的健康。

　　2. 缺乏锻炼,动脉易硬化,前列腺局部的血液循环不良,也会导致前列腺增生。

　　3. 经常吸烟喝酒、吃辛辣食物,这些不良的生活习惯,会使前列腺受到伤害,导致前列腺增生等疾病的发生。

　　4. 性生活过度等,会导致男性的性器官充血,前列腺组织因持久瘀血而增大。

　　5. 经常憋尿,由于憋尿时间过长,饮水量减少会使尿液浓缩、排尿次数减少,导致尿内毒素沉积,尿液内的有害物质就会损害前列腺,导致前列腺增生的发生。

一、前列腺增生的临床表现及并发症

（一）前列腺增生的临床表现

1. 早期

尿频、尿急、尿血、尿意不爽、尿细流、排尿费力，尿道不适等感觉，会阴部常有压迫感。

2. 中期

排尿困难症状明显并逐渐加重，排尿时间延长，尿线细，同时出现尿线中断现象，并出现残余尿。排尿结束时出现血尿、残余尿。

3. 晚期

尿频加重，排尿次数增多以夜尿最明显，如合并感染或结石，则出现尿痛和尿急。排尿困难呈进行性加重，每次排尿需借增加腹压方可排出，每次尿量明显减少，或出现严重尿淋沥，犹如尿失禁，有的患者常有遗尿现象。残余尿更多，在长期尿梗阻的基础上可能发生肾积水、肾功能不全、肾性高血压等。

（二）前列腺增生的并发症

1. 当梗阻加重达一定程度时，过多的残余尿，逐渐发生尿潴留并出现充溢性尿失禁。

2. 前列腺增生合并感染或结石时，可出现明显尿频、尿急、尿痛症状，并可出现血尿。

3. 梗阻引起严重肾积水、肾功能损害时，可出现慢性肾功能不全。

4. 长期排尿困难导致腹压增高，还可引起腹股沟疝、内痔等。

二、前列腺增生的诊断

（一）西医诊断方法

1. 直肠指检

直肠指检是重要的检查方法，每例前列腺增生患者均需做此项检查。指检时多数患者可触到增大的前列腺，表面光滑，质韧、有弹性，边缘清楚，中央沟变浅或消失。

2. B 超

B 超可经腹壁、直肠途径进行,可以观察到前列腺形态、结构,测定体积,发现合并的前列腺癌, 结石, 肾积水等, 还可测定剩余尿。

3. 剩余尿量测定

是指排尿后膀胱内残留的尿 (正常人 < 12mL), 排尿后导尿测量或 B 超测量, 如果排尿后剩余尿量大于 50mL 提示膀胱逼尿肌失代偿。

4. 尿流率检查

尿流率指单位时间内排出的尿量。尿流率检查可以反映前列腺增生患者排尿的梗阻程度。最大尿流率 < 15mL/s 表明排尿不畅, < 10mL/s 表明梗阻较严重, 常是手术指征之一。

5. 前列腺特异性抗原

前列腺特异性抗原 (PSA) 主要用于鉴别前列腺癌,在前列腺有结节或质地较硬时十分必要。

6. 其他检查

放射性核素肾图、静脉尿路造影、膀胱镜、CT、MRI 等不作为常规检查。

三、疾病查询需要注意的问题

1. 首先应当确认患者是谁、年龄、性别、职业, 然后进一步查询。

2. 有哪些具体的症状, 有没有 *** 等其他症状?

3. 症状持续了几天?

4. 询问用药史、疾病史、过敏史、就医史。

做一做

案例

刘先生今年刚满 30 岁, 正是而立之年, 身体强壮, 事业有成的阶段, 但 2 年前出现尿频、尿痛的情况, 尤其最近一年来常出现下腹隐痛、肛门坠胀、小便尿白、疲乏无力, 失眠等症状, 他曾经的检查结果显示双侧前列腺明显增大, 表面不规则, 怀疑是前列腺增生, 应该服用哪种药物? 根据以上案例, 进行角色扮演, 模拟店员进行问病查询, 并对疾病进行评估诊断。

步骤二　前列腺增生常用药品介绍

相关知识

一、化学药品

1. 肾上腺素能 α‐受体阻断剂：拮抗梗阻症状，如特拉唑嗪（首剂于睡前服用）、阿夫唑嗪（桑塔）、盐酸坦洛新（饭后服用）。

2. 5α‐还原酶抑制剂（抗激素药）：抑制双氢睾酮（DHT），如非那雄胺（保列治）、依立雄胺、度他雄胺（适尿通）。

3. 雌激素：雌三醇。

4. 雄激素受体阻断剂（非甾体抗雄性激素药物）：氟他胺。

5. 植物提取成分制剂：花粉提取物（普适泰片，舍尼通）、油菜花花粉（前列康，普乐安片，餐前口服）。

6. 平滑肌松弛药：黄酮哌酯（渡洛捷，洛沃克）。

二、中成药

前列康舒胶囊（吉林省银诺克药业有限公司）、前列欣胶囊（山东宏济堂制药集团股份有限公司）、前列舒乐胶囊、前列通片。

三、保健品

番茄红素、油菜花粉等。

做一做

利用任务素材，按照学习小组为单位，对前列腺增生常见的化学药品和中成药进行分类识别。

步骤三　前列腺增生合理用药指导

相关知识

1. 明确治疗指征。

2. 鉴于 5α – 还原酶抑制剂和 α – 受体阻断剂的作用途径不同，联合用药可有协同效果。同时 5α – 还原酶抑制剂与特拉唑嗪等药合用，可使血浆峰浓度和药 – 时曲线下面积明显增加。

3. α – 受体阻断剂在服用首剂或增加剂量 12 小时内，或在停药时，可出现眩晕、虚弱或低血压，患者应避免驾驶或操作机械。

其中特拉唑嗪对严重肝、肾功能不全的患者慎用；对过敏者、12 岁以下儿童禁用；对妊娠及哺乳期妇女慎用，用药期间应停止哺乳；为避免发生"首剂现象"，首次剂量一日不宜超过 1mg，且最好在睡前服用；与噻嗪类和其他抗高血压药合用，会产生低血压，应注意。

4. 阿夫唑嗪对严重肝、肾功能不全的患者慎用；对过敏者禁用；对使用剂量较大或患者有高血压者，口服后数小时可出现体位性低血压，应注意让患者平卧直至症状消失；另与钙通道阻滞剂和 α – 受体阻断剂合用，可出现严重低血压，应避免同时使用。

5. 盐酸坦洛新过量服用可致血压下降，尤其与抗高血压药联合应用时，应注意血压的变化，对患有体位性低血压者、过敏者、肾功能不全者禁用。

6. 由于 5α – 还原酶抑制剂的作用是可逆的，停药后其血浆双氢睾酮和前列腺体积可以复旧，因此维持用药的时间宜较长。

7. 妊娠期妇女服用 5α – 还原酶抑制剂后可引起男性胎儿的外生殖器官异常，对儿童、妊娠或可能妊娠的妇女禁用。

8. 非那雄胺和依立雄胺起效缓慢，对前列腺增生严重者、尿频严重减慢者、残余尿量较多者不宜选用，应推荐度他雄胺。

9. 5α – 还原酶抑制剂服后常见性欲降低、勃起功能障碍、睾丸痛、乳房增大和压痛、阳痿、精液减少等症状，偶见过敏、皮疹、耳鸣、恶心、呕吐、食欲减退、失眠、髋关节痛、口唇肿胀等过敏反应。且伴随着疗程而渐少，半数性欲降低和勃起功能障碍者的反应可渐消失，但对性功能衰退者慎用。

10. 对度他雄胺过敏者禁用。

11. 普适泰为花粉提取物，对其过敏者禁用。同时连续服用6个月以上，疗效才较显著，必须坚持治疗。

步骤四　健康提示

相关知识

1. 绝对忌酒

饮酒可使前列腺及膀胱颈充血水肿而诱发尿潴留。

2. 少食辛辣

辛辣刺激性食品，既可导致性器官充血，又会使痔疮、便秘症状加重，压迫前列腺，加重排尿困难。

3. 不可憋尿

憋尿会造成膀胱过度充盈，使膀胱逼尿肌张力减弱，排尿发生困难，容易诱发急性尿潴留，因此，一定要做到有尿就排。

4. 不可过劳

过度劳累会耗伤中气，中气不足会造成排尿无力，容易引起尿潴留。

5. 避免久坐

经常久坐会加重痔疮等病，又易使会阴部充血，引起排尿困难。经常参加文体活动及锻炼等，有助于减轻症状。

6. 适量饮水

饮水过少不但会引起脱水，也不利排尿对尿路的冲洗作用，还容易导致尿液浓缩而形成不溶石。故除夜间适当减少饮水，以免睡后膀胱过度充盈，白天应多饮水。

7. 慎用药物

有些药物可加重排尿困难，剂量大时可引起急性尿潴留，其中主要有阿托品、颠茄片、麻黄素片、异丙基肾上腺素等。近年来又发现钙通道阻滞剂如维拉帕米，能促进泌乳素分泌，并可减弱逼尿肌的收缩力，加重排尿困难，故应慎用或最好不用这些药物。

8. 应及时、彻底治疗前列腺炎、膀胱炎与尿道结石等。

9. 按摩小腹

点压脐下气海、关元等穴，有利于膀胱功能恢复。小便后稍加压力按摩，可促进膀胱排空，减少残余液。值得提醒的是，前列腺增生发展缓慢，病程长，若能从中年开始预防效果更好，除采取上述措施外，还应防止性生活过度，尤其要警惕性交中断行为。据临床观察，多数患者只要能坚持自我保健和注意及时治疗，效果均很好，反之，效果不理想。

做一做

教师导

1. 案例描述

患者，男性，排尿不畅，逐渐夜尿增多、尿速变慢、尿流分叉及断断续续、尿感急促、憋尿后更难排出，到后期常常要等候良久才见细流断断续续流出来，10 年来症状渐渐加重。

2. 案例分析

患者主诉排尿不畅，逐渐夜尿增多、尿速变慢、尿流分叉及断断续续、尿感急促，应该是前列腺增生。

3. 用药指导

针对前列腺增生的症状可选用非那雄胺等。

学生做

根据本任务学习的前列腺增生的相关知识，同学们分小组进行角色扮演，由"患者"主诉症状，"店员"进行疾病查询和评估，推荐合适的药品并进行合理用药指导。

● 巩固拓展

　　患者，男性，60岁，10年来一直出现尿频、夜尿3～5次，尿流变细，排尿无力，尿后滴沥等排尿困难表现，之后症状逐渐加重，夜尿7～10次，曾口服各种药物治疗效果不佳。请根据病例设计药店用药咨询情景。

测验六 综合测试与检验

测一测

1. 良性前列腺增生的晚期患者尿频严重，形成慢性尿潴留，甚至残余尿可多达（ ）

A.300 ～ 400mL　　　B.400 ～ 500mL　　　C.500 ～ 600mL

D.600 ～ 700mL　　　E.700 ～ 800mL

2. 尿路感染是指（ ）

A. 肾盂、肾小管、输尿管、膀胱的炎症

B. 肾盂、输尿管、膀胱、尿道的炎症

C. 肾盂、肾盏、输尿管、膀胱、尿道炎症

D. 肾盂、肾盏、肾小管、输尿管炎症

E. 肾盂、肾盏、肾小管、膀胱的炎症

3. 尿路感染最常见的致病菌是（ ）

A. 大肠埃希菌　　　B. 变形杆菌　　　C. 克雷伯杆菌

D. 葡萄球菌　　　E. 铜绿假单胞菌

4. 女性尿路感染最常见的途径是（ ）

A. 血行感染　　　B. 下行感染　　　C. 逆行感染

D. 淋巴感染　　　E. 直接感染

5. 下列哪项检查对尿路感染的诊断最有意义（ ）

A. 尿蛋白定量　　　B. 尿白细胞　　　C. 血尿

D. 清洁段尿细菌定量培养　　　E. 亚硝酸盐试验

6. 关于上尿路结石，下列哪项是错误的（ ）

A. 输尿管结石多位于下段输尿管

B. 绝大多数是单侧性

C. 感染性结石必须在碱性尿中形成

D. 结石位于输尿管口时，常伴有膀胱刺激症状

E. 当输尿管中段梗阻时，疼痛放射至同侧大腿内侧

7. 关于尿路结石，以下哪项是不正确的（ ）

A. 我国南方发病率明显高于北方

B. 男女之比为 3∶1

C. 上尿路结石大多数是草酸钙结石

D. 膀胱结石中磷酸镁铵结石较上尿路多见

E. 下尿路结石较上尿路结石多见

8. 以下关于前列腺增生的描述，错误的是（　　）

A. 常见于老年人　　　　　　B. 多发生于前列腺的尿道周围及移行区

C. 呈结节状增生　　　　　　D. 早期结节由增生的腺体和显微组织组成

E. 与前列腺癌无直接关系

9. 在前列腺手术指征中，下列哪种情况不是绝对手术指征（　　）

A. 膀胱残余尿超过 50mL　　B. 有急性尿潴留史

C. 伴膀胱结石　　　　　　　D. 心、肺和肾功能耐受手术

E. 前列腺明显增大

10. 前列腺增生症状与以下哪项无关（　　）

A. 梗阻的程度　　　　　　　B. 病变发展的速度

C. 合并膀胱炎症　　　　　　D. 合并膀胱结石

E. 前列腺体积大小

答案：1～5：BCACD　　6～10：EEDEE

赛一赛

1. 个人考核项——泌尿系统常见病常用药认药、识药分类陈列比赛。

考核要求及评分标准：在规定时间内（6分钟），按照 GSP 的规定以及药品分类码放的原则，将 40 种泌尿系统常见病常用药品分区分类正确整齐摆放在分类标识牌提示相应的货架内（未放在货架上的药品视同区域混淆，按扣分算）。每个药品折合分值为 2.5 分，摆错及未摆放的，每个扣除 2.5 分，总计 100 分。

分为以下两个阶段。

（1）准备阶段　每个班级 6～7 人/组，考核前以小组为单位领取模拟训练药品和标识牌，由小组长带领按照考试评分要点，在模拟训练区进

行自主训练。

（2）考核阶段　小组长抽取考试序列号，按顺序依次到仿真药店考核区，每个同学现场对40个竞赛药品计时分类陈列，裁判员现场评分。

2.团队考核项——各学习小组综合泌尿系统常见病典型症状，进行问病荐药、合理用药指导方案设计，然后根据设计方案，小组成员角色扮演、模拟情景对话，在模拟大药房为患者提供完整的销售服务过程。

考核要求：要注意销售服务环节的完整性（顾客引导→问病荐药→合理用药指导→售后服务→收银→送客）。具体包括正确引导顾客消费，合理问病荐药，开展购药咨询、健康宣教活动，进行合理用药指导，提供所购药品的存储方式，对划价、收银、装袋等动作结合语言描述，规范结束销售服务等。

评分标准

顾客引导	疾病查询诊断	药品介绍	合理用药指导	健康宣教	售后服务	收银送客
10%	10%	20%	30%	10%	10%	10%

注：权重——优秀A 1　　良好B 0.8　　一般C 0.6　　较差D 0.4

项目七 皮肤及五官科常见疾病用药指导

任务一 病毒性皮肤病——疱疹

● **任务目标**

通过本任务的学习,学生达到以下目标。

1. 熟悉病毒性皮肤病的概念、分类。

2. 掌握单纯疱疹与带状疱疹的临床表现和药物治疗。

● **任务描述**

病毒性皮肤病是由病毒感染所致。当病毒侵入人体后,对神经组织和皮肤组织有较强的亲合力,亲神经者可引起带状疱疹等,亲皮肤者则形成疣类。用于治疗病毒性皮肤病的药物主要有内服药和外用药。通过对本任务的学习,学生能够在掌握疱疹的临床表现、主要症状基础上,对患者进行疾病问询、诊断评估,据此向患者推荐安全、有效、适宜的药品,并进行合理用药指导及健康提示,为患者提供完整的药学服务。

● **任务素材**

1. 实践场地:教学做一体化教室。

2. 计算机。

3. 相关药品实样或包装盒塑封卡片。

● **任务实施**

步骤一　问病诊断

相关知识

病毒性皮肤病概述

> 病毒性皮肤病是由病毒感染所致的皮肤黏膜病变。病毒可以直接侵犯皮肤、黏膜引起发病，或是通过病毒的抗原性作用而引起皮肤黏膜出现变态反应性疾病。
>
> 根据其临床表现特点，可分为以下几类。
>
> 1. 新生物型：寻常疣、趾疣、扁平疣、尖锐湿疣。
>
> 2. 疱疹型：单纯疱疹、水痘、带状疱疹。
>
> 3. 红斑发疹型：麻疹、风疹。
>
> 其中以单纯疱疹和带状疱疹较为多见。

一、单纯疱疹的临床表现及诊断

（一）单纯疱疹的临床表现

单纯疱疹由单纯疱疹病毒感染所致。按发病部位分为两型，其中Ⅰ型是指发病在生殖器以外、Ⅱ型是指发病部位只在生殖器部位。这里讲的单纯疱疹主要指Ⅰ型。

1. 好发部位：口周（皮肤黏膜交接处）、鼻腔周围、面部其他部位。

2. 皮损：红斑、小水疱、糜烂。

3. 症状：灼热感、微痒。

4. 预后：7～10天痊愈，无疤痕。

（二）单纯疱疹的诊断

根据群集性小水疱，好发于皮肤黏膜交界处，易于复发等临床特点，一般不难诊断。本病应与带状疱疹、水痘、脓疱鉴别诊断。

二、带状疱疹的临床表现及诊断

带状疱疹由水痘 – 带状疱疹病毒感染所致，民间俗称"蛇缠"。

（一）带状疱疹的临床表现

1. 好发部位：胸背、颜面、四肢。

2. 皮损：红斑、丘疹、丘疱疹，小水疱。特点是沿神经走向呈带状排列，一般不超过躯体中线。皮损多见于胸背部或眼部，亦可见于腰腹部、四肢及耳部等。

3. 症状：在即将出现皮疹的部位皮肤不适，局部疼痛。神经痛是本病的特征之一，是由感觉神经水肿变性、坏死所致。疼痛可在皮疹前发生或伴随皮疹出现，部分患者在皮疹消退后还可持续数月或更久，年龄越大疼痛越剧烈，越容易有神经后遗痛。

4. 预后：病程 3 ~ 4 周。一般终生免疫，一生之中只会患一次带状疱疹。

（二）带状疱疹的诊断

带状疱疹根据群集小水疱，沿神经走向，单侧分布，有明显的神经痛，一般诊断不难。应与单纯疱疹、脓疱鉴别诊断。疱底刮取物涂片找到多核巨细胞和核内包涵体，疱液或脑脊液分离到病毒等有助于确诊。

三、疾病查询需要注意的问题

1. 首先应当确认患者是谁、年龄、性别、职业，然后进一步查询。

2. 有哪些具体的症状，有没有 *** 等其他症状？

3. 症状持续了几天？

4. 询问用药史、疾病史、过敏史、就医史。

做一做

案例

患者，女性，68岁，自述于三天前出现发热，乏力，左背部皮肤持续灼痛，持续疼痛一天后出现皮疹，疼痛加剧。查体时发现左背部带状红晕、丘疹，既往体健。

根据以上案例，进行角色扮演，模拟店员进行问病查询，并对疾病进行评估诊断。

步骤二　疱疹常用药品介绍

相关知识

一、化学药品

（一）单纯疱疹常用药物

本病有自限性，治疗原则为：缩短病程，防止感染和并发症，减少复发。

1. 局部治疗：以促进吸收、干燥、防止继发感染为主。外用药物：可选用5%硫磺炉甘石洗剂，1%喷昔洛韦软膏，2%甲紫液等。

2. 抗病毒药物：目前以核苷类抗疱疹病毒药疗效较为突出。对首次临床发作病例，可用阿昔洛韦、法昔洛韦、万乃洛韦，其他抗病毒药有碘苷、阿糖腺苷、利巴韦林等。

3. 对疱疹性口炎、眼炎，除选用上述方法外，尚应注意局部清洁杀菌。如用0.1%苯扎溴铵溶液漱口，左氧氟沙星滴眼液等。

（二）带状疱疹常用药物

1. 局部治疗：以干燥、消炎为主，疱疹未破时外搽炉甘石洗剂，每日数次，或阿昔洛韦软膏、喷昔洛韦软膏外搽。若疱疹已破溃，需酌情以3%硼酸溶液或0.5%新霉素溶液湿敷，或外搽0.5%新霉素软膏等。

2. 抗病毒药物：无环鸟苷，此外尚有阿糖腺苷。也可口服阿昔洛韦、法昔洛韦、万乃洛韦等。

3. 止痛药物：可选用去痛片、颅痛定、布洛芬、吲哚美辛、扶他林等。也可选用阿司匹林或卡马西平。

4. 对泛发严重病例除上述措施外，还应注意支持疗法，防止并发细菌感染。干扰素、丙种球蛋白、胸腺肽等对本病都有疗效，但多与抗疱疹病毒药物联合应用，单纯应用疗效差。

做一做

利用任务素材，按照学习小组为单位，对疱疹常见的药品进行分类识别。

步骤三　健康提示

相关知识

1. 饮食上不要吃辛辣食品，特别是在冬天，吃太辣的食物有可能会引起皮肤过敏。

2. 戒烟。烟中所含有的化学物质对皮肤会有很大的刺激作用。

3. 多喝水、多吃新鲜蔬菜水果，忌吃辛辣及某些刺激性的食物，如牛肉、羊肉、鱼肉、葱、姜、蒜、辣椒、醋(炒菜中也不能含有)、大酱类、蒜苔、圆葱等。

4. 平时多运动锻炼身体，提高抵抗力。

做一做
教师导

1. 案例描述

患者，男性，47岁，无诱因出现右胸壁皮肤疼痛灼热感，继而可见疱疹累累如串珠，呈带状横形排列，灼痛难忍，两夜未寐，精神困倦。烦躁不安，撑臂护胁，痛苦状。检查：右4、5肋间区皮肤3cm×7cm范围有大小不等密集成串水疱。

2. 案例分析

患者皮肤疼痛灼热感，疱疹累累如串珠，呈带状横形排列，应该是带状疱疹。

3. 用药指导

疱疹未破时可选用外搽炉甘石洗剂，也可口服阿昔洛韦、法昔洛韦、万乃洛韦等。

学生做

根据本任务学习的疱疹的相关知识，同学们分小组进行角色扮演，由"患者"主诉症状，"店员"进行疾病查询和评估，推荐合适的药品并进行合理用药指导。

● 巩固拓展

患者，女性，59岁，该患者于一周前无诱因左侧胸部出现成簇的小水疱，既瘙痒，又疼痛。今来我店买药，请分析以上案例，为患者制订用药方案，进行用药指导并提出预防治疗的建议。

任务二　真菌性皮肤病——手足癣

●任务目标

通过本任务的学习,学生达到以下目标。

1. 熟悉真菌性皮肤病的分类、手足癣的概念和手足癣的分型。

2. 掌握手足癣的临床表现、诊断鉴别及药物治疗。

●任务描述

真菌性皮肤病,亦称皮肤真菌病,是指由病原真菌所引起的人类皮肤以及黏膜、毛发和指甲等皮肤附属器的一大类感染性疾病。手足癣主要以局部治疗为主,根据不同类型而选不同的抗真菌药。通过对本任务的学习,学生能够在掌握手足癣的临床表现、主要症状基础上,对患者进行疾病问询、诊断评估,据此向患者推荐安全、有效、适宜的药品,并进行合理用药指导及健康提示,为患者提供完整的药学服务。

●任务素材

1. 实践场地:教学做一体化教室。

2. 计算机。

3. 相关药品实样或包装盒塑封卡片。

● 任务实施

步骤一　问病诊断

相关知识

真菌性皮肤病概述

真菌属于真核微生物,自然界中广泛存在,在上万种的真菌中,仅有几百种真菌对人类或动物有致病性,近年来,由于广谱抗生素、皮质类固醇激素、免疫抑制剂的广泛应用,器官移植、放疗、化疗等新技术的谱及,真菌感染,主要是条件致病菌感染的发病率有明显升高。

真菌性皮肤病分类

根据真菌感染皮肤的深度(解剖部位),分为以下两类。

1. 浅部真菌病

又称为"癣",皮肤角质层的真菌感染。

(1)浅表真菌感染　真菌只感染皮肤角质层的最浅层,主要疾病为花斑癣(也称汗斑),是由糠秕马拉色菌所致。

(2)皮肤癣菌病　临床上最为常见,包括头癣、体股癣、手足癣、甲癣等。致病菌为皮肤癣菌。包括有以下三属: 毛癣菌属 (最常见为红色毛癣菌)、小孢子菌属、表皮癣菌属。

2. 深部真菌病

(1)真菌感染皮肤及皮下组织甚至内脏器官,包括孢子丝菌病、着色芽生菌病等。

（2）系统性真菌病：呼吸、消化系统等内脏器官真菌感染，如隐球菌性脑膜炎、念珠菌性肺炎、败血症等。

 手足癣的定义

损害发生在指趾间、掌跖，多由毛癣菌属及表皮癣菌属引起，以春夏季、温暖潮湿的环境下好发，反复发作者存在着个体差异。该病为最常见的皮肤癣菌感染。

 手足癣的分型

依据致病真菌种类和患者体质、表现的区别，足癣常分为5种类型。

1. 间擦型

常发生在第3和第4趾间，也可波及全趾，趾间皮肤浸软、脱皮、部分趾间皮肤皲裂，有时有红色的糜烂面，有臭味，夏重冬轻。

2. 水疱型

常发生在足趾、足缘部，常有水疱成群或散在，局部皮肤潮红，有时继发细菌感染，水疱变为脓疱，以夏季多见。

3. 鳞屑型

常发生在足趾部，损害以鳞屑为主，伴有稀疏而干燥的小水疱，局部有红斑、丘疹，四季皆可发生，以夏季多见或加重。

4. 角化型

常发生在足跟、足趾、足旁部，皮肤干燥粗厚、角化过度，皮肤纹理增宽，易发生皲裂，四季皆可发生，以冬季多见或加重。

5. 体癣型

常发生在足背部，损害以典型的弧状或环状的体癣改变为主，常并发体癣，以夏季多见或加重。

手癣与脚癣相同，依致病真菌种类和患者体质、表现的区别，也分为 5 种类型，即间擦型、水疱型、鳞屑型、角化型和体癣型。

上述间擦型、水疱型、鳞屑型、角化型等脚癣，往往几种类型同时存在，仅以某型较为显著。自觉瘙痒，抓破后常继发感染。

一、手足癣的临床表现及诊断

（一）手足癣的临床表现

根据临床表现及受侵部位的不同，足癣一般分为三种类型。

1. 浸渍糜烂型：多发生在趾间，浸渍、发白、糜烂、破溃，此型瘙痒剧烈，可因搔抓而导致继发感染，如丹毒、蜂窝织炎等。

2. 丘疹水疱型：以足底多见，表现为丘疹、丘疱疹及水疱，伴瘙痒。

3. 角化皲裂型：手部虎口、足跟部等，为慢性损害，表现为角化、磷屑，皮肤粗糙、肥厚，易发生皲裂，可同时伴有甲损害。

手癣的表现常见的为丘疹水疱型及角化皲裂型，往往单手发病。长期慢性的手足癣常常合并甲癣。

（二）手足癣的诊断

皮肤表现加上真菌镜检可确诊，培养致病真菌最常见的是红色毛癣菌。

二、疾病查询需要注意的问题

1. 首先应当确认患者是谁、年龄、性别、职业，然后进一步查询。

2. 有哪些具体的症状，有没有 *** 等其他症状？

3. 症状持续了几天？

4. 询问用药史、疾病史、过敏史、就医史。

做一做

案例

路某，女性，36 岁，八个月前发现双手掌，干燥皲裂，有水疱，发痒。

有时胃打嗝发胀。腿酸沉。根据以上案例，进行角色扮演，模拟店员进行问病查询，并对疾病进行评估诊断。

步骤二　手足癣常用药品介绍

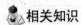 **相关知识**

一、化学药品

（一）非处方药

1. 水疱型足癣可外搽复方苯甲酸酊、十一烯酸软膏，或用 10% 冰醋酸溶液浸泡或应用 1% 特比萘芬霜剂、咪康唑霜剂外用涂擦，一日 1～2 次，连续 2～4 周。

2. 对间擦型、糜烂型足癣应尽量保持干燥，注意保护创面，避免水洗或使用肥皂，不要搔抓，可先用 0.1% 依沙吖啶（利瓦诺）液或 3% 硼酸液浸泡后涂敷含有 5% 水杨酸或 5%～10% 硫黄的粉剂，无明显糜烂时，可应用足癣粉、足光粉、枯矾粉，或局部涂敷复方水杨酸酊或复方土槿皮酊，在渗出不明显时，可用 10% 水杨酸软膏按常规包扎。

3. 对鳞屑型和角化型足癣可外用涂擦复方苯甲酸软膏、3% 克霉唑软膏、2% 咪康唑霜剂、10% 水杨酸软膏或 1% 特比萘芬霜剂。

4. 手癣的用药与足癣相同，可选用复方苯甲酸搽剂、3% 克霉唑乳膏、2% 咪康唑霜剂、5% 水杨酸酒精或复方苯甲酸软膏、复方十一烯酸软膏涂敷，或 1% 特比萘芬霜外用涂擦。

治疗手癣的最佳方法是采用药物封包治疗，睡前选用 10% 水杨酸软膏、复方苯甲酸软膏、20% 尿素乳膏（可任选其一）涂敷于手上，按摩 5 分钟，用塑料薄膜和 3 层纱布包好，每隔 1～2 日换药 1 次，连续 1～2 周。

（二）处方药

以上手足癣尤其是角化皲裂型足癣推荐口服抗真菌药治疗，但依曲康唑、特比萘芬对水疱型足癣不如外用药效果好，对糜烂型足癣不提倡应用。对有化脓感染的足癣者，推荐应用抗菌药物，控制感染后再治疗足癣。

（三）常用中成药

中医将足癣称为脚湿气，常用药物有脚气散、足光散、珊瑚癣净、愈裂贴膏。

做一做

利用任务素材，按照学习小组为单位，对手足癣常见的化学药品和中成药进行分类识别。

步骤三　手足癣合理用药指导

相关知识

1.少数患者局部用克霉唑制剂可发生过敏及刺激症状，出现烧灼感、红斑、刺感、起疱、脱皮、疹痒、荨麻疹、接触性过敏性皮炎。妇女妊娠时并不禁忌在皮肤上局部应用克霉唑。

2.少数患者应用联苯苄唑可出现局部过敏症状，如瘙痒、灼热感、红斑；极少数人出现灼痛、脱皮等。

3.咪康唑局部外用可引起皮疹、发红、水疱、烧灼感和其他皮肤刺激症状，避免接触眼睛。摩擦部位宜用洗剂，若用乳膏涂少量后应擦匀，以免发生浸泡作用。一般治疗体、股癣需 2 ~ 4 周，足癣 1 个月，甲癣 6 个月。如皮肤有糜烂面，应首先应用洗剂（不用乳膏），一日 2 次，连续 2 周。

4.在体、股癣尚未根治前，禁止应用糖皮质激素制剂，如曲安奈德(去炎松)乳膏、氟西奈德（肤轻松）乳膏，以免加重病变。

步骤四　健康提示

相关知识

1.在外用药期间，对患处皮肤尽量不洗烫，少用或不用肥皂和碱性药物，少洗澡，以使抗真菌药在体表停留的时间延长，巩固和提高疗效。

2.若患者同时患有手足癣，必须同时治疗，以免由搔抓引发再次感染。体、股癣合并有糖尿病患者，在应用抗真菌药的同时，宜控制血糖。

3.保持干燥，注意个人卫生。糜烂型足癣忌用热水洗烫，鞋袜应定期洗烫。在夏季潮湿的季节，宜在适宜场合经常解开鞋带而释放湿气，保持足、体、股、大腿部的皮肤干燥。

4.避免直接接触病兽（病猫、病犬），预防真菌的传播。如皮肤有糜烂面，应首先应用洗剂（不用乳膏），一日2次，连续2周。

5.大多数抗真菌药需要持续使用，至少持续至真菌感染的症状消失后两周。

6.当有以下情况应及时就医：继发细菌感染，皮肤破损或伴有严重异味并瘙痒者；糖尿病患者及长期用抗生素、皮质激素或免疫制剂的患者发生念珠菌感染；大面积的癣或经常反复发生真菌感染者；伴有发热、咳嗽、腹泻等严重症状者。

做一做

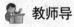
教师导

1.案例描述

患者，女性，48岁，足趾间浸渍、发白、皲裂。经辅助检查，真菌为阳性。

2.案例分析

患者足趾间浸渍、发白、皲裂，真菌为阳性，应该是浸渍糜烂型足癣。

3.用药指导

外用先以 3% 硼酸或者呋喃西林湿敷，皮损干燥后可以用联苯苄唑（美克）或盐酸特比萘酚（兰美抒）等抗真菌软膏。口服可以选择伊曲康唑或特比萘芬。

学生做

根据本任务学习的手足癣的相关知识，同学们分小组进行角色扮演，由"患者"主诉症状，"店员"进行疾病查询和评估，推荐合适的药品并进行合理用药指导。

● 巩固拓展

患者，男性，28 岁，开始是脚趾间不断起水疱，伴有瘙痒的症状，皮肤发白湿软，抓挠后患处溃烂、糜烂，传染到手部也出现类似症状。对患者进行了详细地检查，发现患处有脓液和痂皮的发生，浸渍。今来我店买药，请分析以上案例，为患者制订用药方案，进行用药指导并提出预防治疗的建议。

任务三　皮炎及湿疹

● **任务目标**

通过本任务的学习,学生达到以下目标。

1. 熟悉皮炎及湿疹的概念、病因。

2. 掌握皮炎及湿疹的临床表现、诊断鉴别和药物治疗。

● **任务描述**

不管是皮炎还是湿疹,都是日常生活中比较多见的一种皮肤病。用于治疗皮炎与湿疹的药物主要有内服药和外用药。通过对本任务的学习,学生能够在掌握皮炎及湿疹的临床表现、主要症状的基础上,对患者进行疾病问询、诊断评估,据此向患者推荐安全、有效、适宜的药品,并进行合理用药指导及健康提示,为患者提供完整的药学服务。

● **任务素材**

1. 实践场地:教学做一体化教室。

2. 计算机。

3. 相关药品实样或包装盒塑封卡片。

● **任务实施**

步骤一 问病诊断

相关知识

皮炎及湿疹概述

皮炎：又叫接触性皮炎，是接触到某些外源性物质后在皮肤黏膜接触部位发生的急性或慢性炎症反应。

湿疹：由多种内、外因素引起的真皮浅层及表皮炎症。

皮炎的病因有以下两种。

原发性刺激反应：接触物本身具有强烈刺激性或毒性，任何人接触都发病。

变态反应：为典型的迟发性 IV 型变态反应，大多数人接触不引起变态反应，反而少数人发病。

湿疹的病因复杂，一般认为与变态反应有关，真正病因尚不清楚。

一、皮炎及湿疹的临床表现及诊断

（一）皮炎的临床表现

1.发生部位：接触部位。

2.皮损特点：皮损单一，边界清楚，可有大疱，自觉灼痒。

3.急性表现：边缘清楚红斑、丘疹，或水疱、大疱。

4.亚急性慢性表现：边缘不清楚，暗红斑、丘疹、皮肤呈苔癣样变，可有色素沉着、部分脱屑皲裂等。

（二）湿疹的临床表现

1. 急性湿疹：多型性皮损、境界不清、分布对称、渗出明显、剧痒和灼热感。红斑 – 丘疹 – 丘疱疹 – 水疱 – 糜烂 – 渗出。

2. 亚急性湿疹：红斑，水疱，渗出，瘙痒减轻，糜烂逐渐愈合，有少许鳞屑，结痂明显。

3. 慢性湿疹：皮肤肥厚，表面粗糙，呈苔藓样变，有色素沉着或色素减退，病情迁延反复。

（三）皮炎的诊断

1. 血液学和血清学检查

外周血嗜酸性粒细胞增多。T淋巴细胞（尤其是Ts）减少。血清IgE含量明显增高。

2. 皮肤试验

对某些变应原（如真菌、花粉、毛屑）的速发型过敏反应常呈阳性。用结核菌素、念珠菌素等作皮内试验（迟发型过敏反应），常为阴性或弱阳性。

3. 皮肤白色划痕试验

用钝器划皮肤，皮肤出现白色划痕（正常人呈红色）。

（四）湿疹的诊断

湿疹是根据急性期原发病的多形性、有渗出倾向、瘙痒剧烈、对称分布等特点，慢性期的苔藓样变等特征来诊断。

1. 急性湿疹

急性发病，皮损由红斑、丘疹、水疱组成。集簇成片状，因搔抓常引起糜烂、渗出、结痂和化脓等改变，边缘不清，常呈对称分布，会出现剧烈的瘙痒症状。

2. 亚急性湿疹

急性病变炎症减轻、渗液减少后，病程迁延，皮损以丘疹、鳞屑和结痂为主，仅有少数丘疱疹和糜烂或有轻度浸润。

3. 慢性湿疹

常常在面部、耳后、肘、腘窝、小腿、外阴和肛门等部位出现，而且伴有剧痒的症状；可从急性湿疹反复发作而致或开始即呈慢性；皮损较局限，肥厚浸润显著，边界清楚，多有色素沉着；病程慢性，常有急性发作。

二、疾病查询需要注意的问题

1. 首先应当确认患者是谁、年龄、性别、职业，然后进一步查询。

2. 有哪些具体的症状，有没有 *** 等其他症状？

3. 症状持续了几天？

4. 询问用药史、疾病史、过敏史、就医史。

做一做

案例

最近，某患者皮肤上出现红色疹子，瘙痒，尤其是在颈部两边，手腕和后背更多，希望购买一支肤轻松药膏。根据以上案例，进行角色扮演，模拟店员进行问病查询，并对疾病进行评估诊断。

步骤二　皮炎及湿疹常用药品介绍

相关知识

一、化学药品

（一）皮炎的常用药物

1. 全身治疗

（1）抗组胺药物　抗组胺药分为 H_1 受体拮抗剂和 H_2 受体拮抗剂，前者主要用于抗过敏，后者主要用于抗溃疡。常用的 H_1 受体拮抗剂有扑尔敏、安太乐、非那根（异丙嗪）、赛庚定、酮替芬、息斯敏（阿司咪唑）、特非那定、仙特敏（西替利嗪）、克敏能（氯雷他定）等。

（2）糖皮质激素类　糖皮质激素类制剂属于肾上腺皮质激素，临床上应用较为广泛，但它明显具有功过参半的特点。

表 7 - 1　皮肤科常用外用糖皮质激素类药物

作用强度	药物名称	常用浓度 (%)
弱效	醋酸氢化可的松	1.0
	醋酸甲泼尼龙	0.25
中效	醋酸泼尼松龙	0.5
	醋酸地塞米松	0.05
	丁酸氯倍他松	0.05
	曲安奈德	0.025 ~ 0.1
	丁酸氢化可的松	1.0
	醋酸氟氢可的松	0.025
	氟氢松	0.01
强效	丙酸倍氯米松	0.025
	糠酸莫米松	0.1
	氟氢松	0.025
	氯氟舒松	0.025
	戊酸倍他米松	0.05
超强效	丙酸氯倍他索	0.02 ~ 0.05
	氯氟舒松	0.1
	戊酸倍他米松	0.1
	卤美他松	0.05
	双醋二氟松	0.05

注：表中糖皮质激素类药物大多为乳膏或软膏剂型，少数为溶液剂或硬膏剂型

2. 局部治疗

（1）急性期　红肿明显用炉甘石洗剂外擦，渗出多时用 3% 硼酸溶液湿敷。

（2）亚急性期　有少量渗出时用湿敷剂或糖皮质激素糊剂、氧化锌油；无渗液时用糖皮质激素霜剂；有感染时加用抗生素如新霉素、莫匹罗星等。

（3）慢性期　抗炎性软膏等。常用皮质激素类外用软膏见表 7-1。

（二）湿疹的常用药物

湿疹的治疗主要在于寻找致病因，除去过敏因素，同时对症治疗，内服外用药物。常用西药有以下几类。

（1）皮质激素类　本类药物有抗炎、抗过敏作用，用于过敏性皮炎、

脂溢性皮炎、神经性皮炎、各种湿疹、瘙痒等症。如：醋酸氢化可的松软膏、醋酸氟轻松乳膏（肤轻松）、复方醋酸地塞米松乳膏（999皮炎平）、醋酸泼尼松软膏、醋酸曲安奈德软膏（乳膏）、糠酸莫米松乳膏。

（2）其他外用药类　如丁苯羟酸乳膏，消炎镇痛作用；氧化锌软膏，促收敛，促炎症吸收滋润保护作用；硼酸软膏（洗液），冲洗消毒创面与黏膜面。

（3）口服抗组胺药物　扑尔敏、氯雷他定、赛庚啶、盐酸西替利嗪等。

做一做

利用任务素材，按照学习小组为单位，对皮炎及湿疹常见的化学药品和中成药进行分类识别。

步骤三　皮炎及湿疹合理用药指导

相关知识

一、皮质激素类外用药物注意事项

1.作用不仅取决于自身理化性质，更取决于浓度。浓度高，效果好，但不良反应大，浓度低达不到治疗目的，故必须按规定浓度使用。

2.涂布的面积不宜过大，使用时间不宜过长，一周总剂量不超过20g（各种制剂），持续时间不超过一周。

3.各种感染性皮肤病，如手足癣、疱疹、脓疱、疖肿、湿疹等继发细菌感染后，禁用皮质激素类药。

4.长期局部外用此类药物，可引起局部皮肤萎缩、毛细血管扩张和酒渣鼻样皮疹等。

5.此类药物只具有抗炎抗过敏作用，只能暂时缓解症状，而并不是针对病因治疗，因而停药后仍可复发。

6.婴幼儿不建议使用激素，可用中药。

步骤四　健康提示

相关知识

人们患上皮肤病和生活习惯有直接关系，一般预防要做到以下几点。

1.避免再次刺激局部，尽可能避免用手搔抓局部，也不要用热水或肥皂水清洗局部，更不能用某些刺激性较强的药物在局部涂抹。

2.尽可能地了解湿疹、皮炎、荨麻疹发生、发展的基本规律，配合医生的治疗。

3.避免食用一些刺激性食物，如葱、姜、蒜、浓茶、咖啡、酒类及其他容易引起过敏的食物，如鱼、虾等海产品。当发现湿疹有继发感染的征象，如红肿、疼痛、渗出物增多或可看到脓头；大面积皮肤溃烂；局部皮肤发热或烧灼感时应及时就医。

做一做

教师导

1.案例描述

李某，5岁，双下肢、双手、双足及面部耳处相继出现米粒大小的丘疹伴红晕，瘙痒，脱屑5个月，患儿剧痒难忍，哭闹不安，夜间不能入睡，家长焦急万分。

2.案例分析

患者双下肢、双手、双足及面部耳处有伴红晕的丘疹，并有瘙痒、脱屑症状，应该是湿疹。

3.用药指导

因患儿只有5岁，故不能使用激素类药物，可使用中药成分的湿疹软膏等。

学生做

根据本任务学习的皮炎及湿疹的相关知识，同学们分小组进行角色扮演，由"患者"主诉症状，"店员"进行疾病查询和评估，推荐合适的药品并进行合理用药指导。

● 巩固拓展

患者，女性，38岁，脸部肿大，又痛又痒，还有很多渗出液，非常难受。今来我店买药，请分析以上案例，为患者制订用药方案，进行用药指导并提出预防治疗的建议。

任务四　荨麻疹

● **任务目标**

通过本任务的学习,学生达到以下目标。

1. 熟悉荨麻疹的概念。

2. 掌握荨麻疹的临床表现、药物治疗及合理用药指导。

● **任务描述**

荨麻疹(urticaria)俗称风疹块,是由于皮肤、黏膜小血管扩张及渗透性增加而出现的一种局限性水肿反应。通过对本任务的学习,学生能够在掌握荨麻疹的临床表现、主要症状基础上,对患者进行疾病问询、诊断评估,据此向患者推荐安全、有效、适宜的药品,并进行合理用药指导及健康提示,为患者提供完整的药学服务。

● **任务素材**

1. 实践场地:教学做一体化教室。

2. 计算机。

3. 相关药品实样或包装盒塑封卡片。

● **任务实施**

步骤一　问病诊断

相关知识

荨麻疹概述

　　荨麻疹俗称"风疹块""风团"或"风疙瘩"，是一种过敏性皮肤病，常表现在皮肤或黏膜上，为一种局限性、暂时性或瘙痒性的潮红斑和风团为特征的皮肤病。荨麻疹多与变态（过敏）反应有关，大多数属于Ⅰ型（速发型）变态反应，少数属于Ⅱ型（细胞毒性）、Ⅲ型（免疫复合物型）反应，但通常所说的荨麻疹为Ⅰ型过敏反应。

　　荨麻疹可由接触多种物质引起，包括异种血清（如破伤风抗毒素）、动物蛋白（蛋、肉、虾、蟹等）、细菌、病毒、寄生虫、毛皮、羽毛、空气中的植物花粉及尘蜡以及油漆、染料、塑料、化学纤维和药物（阿司匹林、阿托品、青霉素、吗啡、磺胺、维生素 B）等。此外，物理因素（冷、热、光）、病灶（龋齿、扁桃体炎）、胃肠功能障碍、内分泌失调以及精神紧张也可引发。

　　依据荨麻疹发生的频率及时间，分为急性和慢性荨麻疹。凡连续 2 周以内者为急性，超过 2 周以上者为慢性，有些病例尚可超过 1 个月。

一、荨麻疹的临床表现

　　急性荨麻疹多突然发作，一般在 1～5 分钟内出现症状，少数可在几天内。先有皮肤瘙痒感或灼热感，迅速出现红斑，继而形成淡红色风团，略高出皮肤表面，大小和形态不一，有时可融合成大片。并可伴有发热、头痛，胃肠道可出现有恶心、呕吐、腹痛、腹泻、喉头黏膜水肿，严重者可有胸闷、呼吸困难或窒息。发生在四肢末端有肿胀感觉，发生在眼睑时则引起局部高度水肿。慢性荨麻疹的症状多持续 2 ~ 3 周，生而又消，治疗不易，多伴发失眠。除了急、慢性荨麻疹外，还有以下几种类型。

（一）热性荨麻疹

其多见于青年女性，好发于躯干及上肢，偶见延及面部。皮肤受热（43℃）或发汗后，数分钟出现局部风团，直径在 0.5cm 以下，肿胀而发红，色泽较淡，有瘙痒、疼痛或灼热感，瞳孔略小，心率减慢。

（二）冷性荨麻疹

其十分常见，多从婴儿时期起发病，可持续终生。在暴露于冷空气和接触冷水时，或以冰块置于前臂躯侧，历时 3 ~ 5 分钟，手部或面部出现水肿及痛性风团，持续 30min 至数小时可消退，并伴有发热、头痛、呼吸道症状、关节痛和白细胞计数升高。

（三）巨大荨麻疹（血管性水肿）

其好发于眼睑、口唇、外生殖器，也可发生于口腔、舌、喉头黏膜等组织疏松部分，多为一侧单发，偶见有发生两处以上者。患者自觉轻度瘙痒及紧绷感，如果该种荨麻疹发生于喉头黏膜，可引起窒息。另皮损多在夜间出现，为一种局限性、水肿斑块，无指压性凹陷，边缘不清，呈肤色、淡红色或苍白色，一般于数小时后消退，但可复发。

（四）人工荨麻疹（皮肤划痕症）

采用锐器或指甲划过皮肤后，沿着划痕发生条状淡红色隆起，伴有瘙痒，常并发荨麻疹。

二、疾病查询需要注意的问题

1. 首先应当确认患者是谁、年龄、性别、职业，然后进一步查询。

2. 有哪些具体的症状，有没有 *** 等其他症状？

3. 症状持续了几天？

4. 询问用药史、疾病史、过敏史、就医史。

做一做

案例

患者，女性，42 岁，7 月初开始长红疹，瘙痒并连成一片。初期吃西药息斯敏一两个月，停药隔天又犯。后改吃中药也无效。根据以上案例，进行角色扮演，模拟店员进行问病查询，并对疾病进行评估诊断。

步骤二　荨麻疹常用药品介绍

相关知识

一、化学药品

（一）非处方药

1. 盐酸异丙嗪可对抗组胺所致的毛细血管扩张，降低血管的通透性，对治疗荨麻疹效果良好。氯苯那敏对抗组胺过敏作用超过异丙嗪和苯海拉明，且对中枢神经系统的抑制作用较弱；同时宜合并口服维生素 C 及乳酸钙、葡萄糖酸钙片等。

2. 对伴随血管性水肿的荨麻疹，可选用赛庚啶。

3. 局部用药选择具止痒和收敛作用的洗剂，如薄荷酚洗剂（含薄荷酚、氧化锌、乙醇）或炉甘石洗剂涂敷。

（二）处方药

病情严重者可在医师指导下使用处方药：推荐口服第 2 代抗组胺药如西替利嗪、阿司咪唑、咪唑斯汀、氯雷他定或地洛他定。急性者或伴有胃肠道症状时，酌情口服泼尼松等肾上腺糖皮质激素。

做一做

利用任务素材，按照学习小组为单位，对荨麻疹常见的化学药品进行分类识别。

步骤三　荨麻疹合理用药指导

相关知识

1. 鉴于抗过敏药可透过血脑屏障，对中枢神经系统组胺受体产生抑制作用，引起镇静、困倦、嗜睡反应，虽多数人都在数日内耐受，但对驾车、高空作业、精密机械操作者，在工作前不得服用或服用后休息 6 小时以上。

2. 妊娠期和哺乳期妇女应慎用抗过敏药。

3. 体重增加是某些抗过敏药的一种不良反应，其机制可能与长期大量应用后加速胃排空、增加食欲有关。其中以阿司咪唑、赛庚啶、酮替芬为甚。

4. 如感觉到皮疹加剧或喉头黏膜水肿、胸闷、呼吸困难或窒息时，或应用抗过敏药物 3 天后仍不见疗效时要及时去医院诊治。

5. 服用抗过敏药期间不宜饮酒，也不宜同时服用镇静催眠药及抗抑郁药。

步骤四　健康提示

相关知识

用药期间宜进清淡饮食，禁忌辛辣食物或腥膻食物，避免搔抓皮肤或热水洗烫，并暂停使用肥皂。

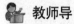 做一做

教师导

1. 案例描述

张先生，31 岁，刚开始症状表现为上身及头皮痒，并不知道原因。第二天症状消失。但第二天晚上又继续发作，洗澡后发现全身都是红疹子且

连成一片，非常恐怖。

2. 案例分析

患者上身及头皮痒、红疹子连成一片，应该是荨麻疹。

3. 用药指导

推荐口服第 2 代抗组胺药如西替利嗪等，局部用药选择具止痒和收敛作用的洗剂，如薄荷酚洗剂或炉甘石洗剂涂敷。

学生做

根据本任务学习的荨麻疹的相关知识，同学们分小组进行角色扮演，由"患者"主诉症状，"店员"进行疾病查询和评估，推荐合适的药品并进行合理用药指导。

● 巩固拓展

患者，王女士，前两年曾患过一次粉尘过敏，之后皮肤问题一直没断，医生诊断为慢性荨麻疹。患者身上经常很痒，搔抓就出现成片的红色肿块，有时候甚至会抓出血来。今来我店买药，请分析以上案例，为患者制订用药方案，进行用药指导并提出预防治疗的建议。

任务五　结膜炎

●任务目标

通过本任务的学习, 学生达到以下目标。

1. 熟悉结膜炎的概念及分类。

2. 掌握结膜炎的临床表现、药物治疗。

●任务描述

　　结膜炎 (火眼或红眼病) 是发生在结膜上一种急性感染, 多在气候温暖湿润的季节发作, 由于细菌和病毒易于繁殖, 通过与患眼接触的毛巾、玩具或公共浴池、游泳池而相互传染, 也易在家庭、学校和公共场所流行。通过对本任务的学习, 学生能够在掌握结膜炎的临床表现、主要症状基础上, 对患者进行疾病问询、诊断评估, 据此向患者推荐安全、有效、适宜的药品, 并进行合理用药指导及健康提示, 为患者提供完整的药学服务。

●任务素材

1. 实践场地: 教学做一体化教室。

2. 计算机。

3. 相关药品实样或包装盒塑封卡片。

● **任务实施**

步骤一 问病诊断

相关知识

结膜炎概述

结膜炎（火眼或红眼病）是发生在结膜上一种急性感染，分为感染型和非感染型两种，感染型主要由多种微生物（细菌、病毒、衣原体、真菌等）感染引起；非感染型以局部或全身变态反应引起的过敏性最常见。多在气候温暖湿润的季节发作，由于细菌和病毒易于繁殖，通过与患眼接触的毛巾、玩具或公共浴池、游泳池而相互传染，也易在家庭、学校和公共场所流行。

结膜炎常见有急性卡他性结膜炎又称细菌性结膜炎（肺炎双球菌、流感杆菌、葡萄球菌等）、过敏性结膜炎（过敏）、流行性结膜炎（腺病毒）及流行性出血性结膜炎（腺病毒70型），后两者感染的病毒有所不同。结膜炎易在春、夏或秋季流行，传染性极强，但预后良好，几日内炎症即可消退。

根据结膜炎的病情及病程，可分为急性、亚急性和慢性三类；根据病因又可分为细菌性、病毒性、衣原体性、真菌性和变态反应性等；根据结膜的病变特点，可分为急性滤泡性结膜炎、慢性滤泡性结膜炎、膜性及假膜性结膜炎等。

一、结膜炎的临床表现

1.急性卡他性结膜炎 发病急剧，常累及双眼（或间隔 1 ~ 2d）伴有大量的黏液性分泌物（眼屎），于夜间分泌较多，在晨起时常会被分泌物糊住双眼。轻症者在眼内有瘙痒和异物感；重者眼睑坠重、灼热、畏光和流泪，结膜下充血、水肿或杂有小出血点，眼睑亦常红肿，角膜受累，则有疼痛及视物模糊，症状类似于沙眼。

2.流行性结膜炎　为急性滤泡性结膜炎并发浅点角膜炎，一般仅局限于单眼，流泪较多和伴有少量分泌物，分泌物最初为黏液性，后为黏液脓化而呈脓性，耳朵前淋巴结肿大。传染性强，发病急剧。

3.流行性出血性结膜炎　为暴发流行，表现除与流行性结膜炎类似外，同时可有结膜下出血。

4.过敏性结膜炎　一般较轻，结膜可充血和水肿，瘙痒且伴有流泪，一般无分泌物或少有黏液性分泌物。

5.春季卡他性结膜炎　其季节性强，多发生于春夏季节，可反复发作，以男性儿童及青年多见，双眼奇痒，睑结膜有粗大的乳头，角膜缘胶样增生，治疗以抗过敏为主。

二、疾病查询需要注意的问题

1.首先应当确认患者是谁、年龄、性别、职业，然后进一步查询。

2.有哪些具体的症状，有没有 *** 等其他症状？

3.症状持续了几天？

4.询问用药史、疾病史、过敏史、就医史。

做一做

案例

患者，周某，男性，18 岁，因左眼红 2 天于 2000 年 8 月 6 日早晨到 A 医院眼科门诊就诊。查体：左眼结膜充血（++），角膜透明。根据以上案例，进行角色扮演，模拟店员进行问病查询，并对疾病进行评估诊断。

步骤二 结膜炎常用药品介绍

相关知识

一、化学药品

（一）非处方药

1. 对由细菌感染引起的急性卡他性结膜炎可选用四环素、金霉素、红霉素、利福平、杆菌肽眼膏、酞丁安、磺胺醋酰钠滴眼剂。

2. 对流行结膜炎局部给予抗病毒药，可选用 0.1% 碘苷滴眼剂、0.1% 酞丁安或阿昔洛韦滴眼剂。

3. 对流行性出血结膜炎应用抗病毒药，0.1% 羟苄唑、0.1% 利巴韦林滴眼剂。

4. 对过敏性结膜炎宜选用醋酸可的松、醋酸氢化可的松或色甘酸钠滴眼剂和眼膏，其不仅可抑制炎症过程的早期表现，还能降低毛细血管壁和毛细血管膜的通透性，减少炎症的渗出。

5. 春季卡他性结膜炎可应用 1% 泼尼松、2% 色甘酸钠滴眼剂。

（二）处方药

1. 铜绿假单胞菌性结膜炎：多黏菌素 B、磺苄西林滴眼剂。

2. 真菌性角膜炎：两性霉素 B、克霉唑滴眼剂。

3. 慢性结膜炎：由细菌所致的结膜炎治疗以抗菌为主，诺氟沙星、左氧氟沙星滴眼剂、四环素眼膏。

4. 由环境刺激所致的非细菌性结膜炎：用 0.5% 硫酸锌滴眼液。

做一做

利用任务素材,按照学习小组为单位,对结膜炎常见的药品进行分类识别。

步骤三　结膜炎合理用药指导

相关知识

1. 庆大霉素偶致耳毒性，引起不可逆性听觉（耳蜗）和前庭功能受损，同时亦可出现肾毒性，发生率约 2%～10%，虽滴眼剂比注射剂发生率小，但对儿童、肾功能不全者不宜长期应用。

2. 碘苷滴眼剂长期应用可出现疼痛、痛痒、眼睑过敏、睫毛脱落、角膜浑浊或染色小点，不宜消失。

3. 阿昔洛韦滴眼剂应用时偶有一过性烧灼感、疼痛、皮疹、荨麻疹。应用眼膏后极少数患者可即出现一过性轻度疼痛，可出现浅表斑点状角膜病变，但无须中止治疗，愈后亦无明显后遗症。

4. 在应用抗菌药物制剂中加入糖皮质激素时虽具有抗菌、抗炎、加速治愈过程的优点，但有诱发真菌或病毒感染、延缓创伤愈合、升高眼压和导致晶状体混浊等风险，因此不应随意使用，除非患者是在眼科专科医师的密切监护下。特别是不能给尚未确诊的"红眼"患者开具这类药物，因为这种情况有时是由于难以诊断的单纯性疱疹病毒感染所致。如必须使用此类制剂，不应超过 10 天，并在使用期间定期测量眼压。

步骤四　健康提示

相关知识

早期结膜炎，可采用热敷的方法，以热毛巾或热气熏蒸，一次 10 分钟，一日 3 次；对过敏性结膜炎宜用冷毛巾湿敷。

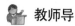 **做一做**

教师导

1. 案例描述

患者，男性，12岁，学生，于两天前去游泳池游泳，今日自觉双眼发烫、烧灼、畏光、眼红，"像进入沙子般"疼痛难忍，眼皮红肿、眼分泌物多、怕光、流泪，晨起时，眼皮常被分泌物黏住，不易睁开。结膜上出现小出血点或出现血斑，分泌物呈黏液脓性，伴有头痛、发热、疲劳、耳前淋巴结肿大等全身症状。

2. 案例分析

从患者主诉来看，是急性结膜炎，细菌感染引起。

3. 用药指导

针对症状可选用大量生理盐水、3%硼酸溶液或1∶10000高锰酸钾溶液彻底冲洗结膜囊；针对病因可使用利福平眼药水，睡前可合用红霉素眼药膏；用环丙沙星或左氧氟沙星肌内注射，如不能改善症状可以静脉滴注。

学生做

根据本任务学习的结膜炎的相关知识，同学们分小组进行角色扮演，由"患者"主诉症状，"店员"进行疾病查询和评估，推荐合适的药品并进行合理用药指导。

● **巩固拓展**

患者，刘某，女性，24岁，因右眼红痛、异物感、晨起黏性分泌物多、睁眼困难就诊。查体：裸眼视力均为1.0，右眼球结膜中度混合充血、睑结膜血管模糊，角膜未见异常，其余眼科检查未见异常。耳前淋巴结无肿大。请分析以上案例，为患者制订用药方案，进行用药指导并提出预防治疗的建议。

任务六　变应性鼻炎

●任务目标

通过本任务的学习，学生达到以下目标。

1. 熟悉变应性鼻炎的概念及分类。

2. 掌握变应性鼻炎的临床表现及中西药治疗。

●任务描述

变应性鼻炎是指鼻腔对灰尘、花粉、毛屑等物品过敏，是一种过敏现象，主要症状是流清鼻涕，连续打喷嚏、头晕等。通过对本任务的学习，学生能够在掌握变应性鼻炎的临床表现、主要症状基础上，对患者进行疾病问询、诊断评估，据此向患者推荐安全、有效、适宜的药品，并进行合理用药指导及健康提示，为患者提供完整的药学服务。

●任务素材

1. 实践场地：教学做一体化教室。

2. 计算机。

3. 相关药品实样或包装盒塑封卡片。

● **任务实施**

步骤一　问病诊断

相关知识

 变应性鼻炎概述

　　变应性鼻炎以突发和反复发作性鼻塞、鼻痒、喷嚏、流清涕为主要症状，常有过敏史。病因是体外环境因素作用于人体导致的鼻腔黏膜免疫反应为主的变应性炎症反应。变应性鼻炎分为轻、中重度，尚有间歇和持续性，因此，可分为四型，由轻至重依次为轻度间歇型、中重度间歇型、轻度持续型和中重度持续型。

　　间歇型变应性鼻炎一般一周发作4次左右，病程少于4周，持续型变应性鼻炎则几乎每日都有，且病程长。变应性鼻炎症状可因与刺激因素接触的时间、数量及患者的反应状况不同而异。

　　常年性变应性鼻炎一年四季都有症状，随时可发作，时轻时重，或每晨起床时发作后而逐渐减轻，儿童由于无法表达，经常表现为推鼻子、做鬼脸、青眼窝等。一般在冬、春季容易发病，常同全身其他变应性疾病并存。

　　季节性变应性鼻炎呈季节发作，多在春、秋季固定季节发病，常见于青少年，可迅速出现症状，发病时间可为数小时、数天至数周不等，发作间歇期完全正常。其症状更加严重，患者苦不堪言。

一、变应性鼻炎的临床表现

　　变应性鼻炎4大典型症状是鼻塞、流涕、鼻痒、打喷嚏。许多患者都是在变应性鼻炎发作的第 2 年才发现，原因在于此前患者以为是顽固性的感冒，仅服用简单的抗感冒药进行治疗而延误。其主要症状有以下几点。

1. 鼻塞

鼻塞为间歇性或持续性，程度轻、重不等。

2. 流涕

患者常有大量清水样鼻涕，尤其在急性发作期明显。

3. 鼻痒

患者多为阵发性鼻内痒，伴有嗅觉障碍、鼻塞，甚至有眼部、软腭、耳、咽喉痒感，头痛，因鼻黏膜肿胀或息肉形成而引起嗅觉障碍，嗅觉障碍可能是暂时性的，也可能是持久的。

4. 打喷嚏

患者连续打喷嚏，清晨和夜间加重，每次发作少则几次，多则几十次，并有流水样或稀薄黏液样涕。

二、疾病查询需要注意的问题

1. 首先应当确认患者是谁、年龄、性别、职业，然后进一步查询。

2. 有哪些具体的症状，有没有 *** 等其他症状？

3. 症状持续了几天？

4. 询问用药史、疾病史、过敏史、就医史。

做一做

案例

患者，女性，23 岁，患变应性鼻炎四年，打喷嚏 3～4 个，流清水鼻涕，反复治疗无效，近几个月除了打喷嚏，流清水鼻涕之外双眼亦流泪水，眼痒。

根据以上案例，进行角色扮演，模拟店员进行问病查询，并对疾病进行评估诊断。

步骤二　变应性鼻炎常用药品介绍

相关知识

一、化学药品

（一）非处方药

1. 全身治疗

口服抗组胺药，首选氯雷他定、氯苯那敏、赛庚啶。

2. 局部治疗

萘甲唑啉滴鼻剂、羟甲唑啉滴鼻剂、赛洛唑啉滴鼻剂，或选 1% 麻黄碱滴鼻剂与 0.5% 可的松滴鼻剂。

（二）处方药

1. 口服抗组胺药

可选特非那定、氯雷他定，必要时口服肾上腺糖皮质激素，首选泼尼松。

2. 局部喷鼻

可选丙酸倍氯米松鼻喷雾剂、布地奈德鼻喷雾剂、曲安萘德鼻喷雾剂。

3. 脱敏治疗

小量、多次逐步增加过敏原（如花粉）注射剂量，直至患者体内产生抗体。治疗时间一般为 3 ~ 5 年。

二、中成药

1. 苍耳子鼻炎胶囊主要用于风热型鼻疾，包括急慢性鼻炎、鼻窦炎、变应性鼻炎。

2. 辛芳鼻炎胶囊主要用于慢性鼻炎鼻窦炎。

3. 防芷鼻炎片主要用于慢性鼻炎引起的喷嚏、鼻塞、头痛、变应性鼻炎、慢性鼻窦炎。由于其成分含有鹅不食草，含挥发油，通窍效果好。

此外用于治疗变应性鼻炎的中成药还有胆香鼻炎片、千柏鼻炎片、霍胆丸、鼻炎灵片、通窍鼻炎片等。

做一做

利用任务素材，按照学习小组为单位，对变应性鼻炎常见的化学药品和中成药进行分类识别。

步骤三　变应性鼻炎合理用药指导

相关知识

1. 泼尼松对全身性真菌感染者、肾上腺糖皮质激素过敏者禁用；有严重精神病史者、癫痫、活动性胃十二指肠溃疡者、新近胃肠吻合手术者、严重糖尿病、高血压、青光眼、骨质疏松者禁用；未能用药物控制的病毒、细菌、真菌感染者禁用；心脏病或急性心力衰竭者、高血压、高脂蛋白血症者、肾功能损害或结石、重症肌无力、甲状腺功能减退者慎用；妊娠及哺乳期妇女慎用。

2. 肾上腺糖皮质激素鼻喷雾剂对肺结核、伴有疱疹和鼻部真菌感染的患者、妊娠及哺乳期妇女慎用；对鼻腔和鼻旁窦伴有细菌感染时应给予抗菌药物治疗。对已全身应用糖皮质激素并造成肾上腺功能损伤者，改用鼻喷雾剂局部治疗时，也应注意检查垂体－肾上腺系统的功能。同时注意鼻喷雾剂仅用于鼻腔，不得接触眼睛，若接触眼睛，立即用水清洗。

3. 应用抗过敏药和肾上腺糖皮质激素治疗可减轻对过敏原的反应并抑制炎性反应，但治疗时间一般不宜过长，长期使用会引起药物性鼻炎，使病情更为复杂。同时高剂量治疗的儿童和青少年可能引起生长发育迟缓。

4. 对季节性变应性鼻炎应提前2～3周用药，季节过后，不能立即停药，应继续用药2周左右。

步骤四 健康提示

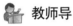 **相关知识**

变应性鼻炎发作期间应尽可能限制户外活动，尤其是接触花草或者腐烂的树叶，以及柳絮和法国梧桐上果毛，外出时可以戴口罩，或可到过敏原较少的海滨。变应性鼻炎者不宜接触及喂养宠物，动物的皮屑、唾液及尿中的蛋白质则易引起变应性症状。

做一做

教师导

1. 案例描述

患者小琴是位大学生。每天鼻塞、打喷嚏、流鼻涕，一天要用几包纸巾擦鼻涕，还导致小琴经常头昏脑涨，睡不好觉，记忆力不好，在校学习成绩直线下滑。

2. 案例分析

从患者主诉来看，每天鼻塞、打喷嚏、流鼻涕应该是急性变应性鼻炎。

3. 用药指导

可以口服抗组胺药如特非那定、氯雷他定，必要时口服肾上腺糖皮质激素，首选泼尼松，针对具体症状局部可选丙酸倍氯米松鼻喷雾剂、布地奈德鼻喷雾剂、曲安奈德鼻喷雾剂等进行鼻喷。

学生做

根据本任务学习的变应性鼻炎的相关知识，同学们分小组进行角色扮演，由"患者"主诉症状，"店员"进行疾病查询和评估，推荐合适的药品并进行合理用药指导。

● **巩固拓展**

沈某，男性，21 岁。医生诊断为变应性鼻炎已 3 年，大多在春秋两季为甚，症状十分典型。请分析以上案例，为患者制订用药方案，进行用药指导并提出预防治疗的建议。

任务七　外耳道炎

● 任务目标

通过本任务的学习，学生达到以下目标。

1. 熟悉外耳道炎的概念、病因。

2. 掌握外耳道炎的临床表现、药物治疗及合理用药指导。

● 任务描述

外耳道炎是外耳道皮肤急性局限性化脓性病变，又称局限性外耳道疖肿。发生于外耳道软骨部，是耳科常见病之一，夏季多发。其病因多为挖耳损伤外耳道皮肤或洗澡时及游泳后外耳道积水，使局部表皮软化，易被细菌侵入感染。另外，化脓性中耳炎脓液的浸渍，以及某些全身疾病如糖尿病等也可诱发外耳道炎。用于治疗外耳炎的药物主要有内服药和局部用药。通过对本任务的学习，学生能够在掌握外耳炎的临床表现、主要症状基础上，对患者进行疾病问询、诊断评估，据此向患者推荐安全、有效、适宜的药品，并进行合理用药指导及健康提示，为患者提供完整的药学服务。

● 任务素材

1. 实践场地：教学做一体化教室。

2. 计算机。

3. 相关药品实样或包装盒塑封卡片。

● **任务实施**

步骤一　问病诊断

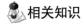
相关知识

外耳道炎概述

外耳道炎是外耳道皮肤急性局限性化脓性病变，多为细菌感染所引起的外耳道弥漫性炎症。发生于外耳道软骨部，是耳科常见病之一。

夏季多发，生理挖耳或异物损伤，药物刺激，化脓性中耳炎的脓液或洗澡、游泳后外耳道积水，使局部表皮软化，皮肤屏障不良，引起外耳道皮肤角质层肿胀，阻塞毛囊、有利细菌生长易致本病，常见致病菌为金黄色葡萄球菌、链球菌、绿脓杆菌、变形杆菌等。

一、外耳炎的临床表现

外耳道灼热、疼痛剧烈，张口咀嚼时加重，并可放射至同侧头部；重者伴全身发热、不适感，耳周淋巴结肿大。弥漫性外耳道炎急性者表现为耳痛，可流出分泌物。

二、疾病查询需要注意的问题

1.首先应当确认患者是谁、年龄、性别、职业，然后进一步查询。

2.有哪些具体的症状，有没有 *** 等其他症状？

3.症状持续了几天？

4.询问用药史、疾病史、过敏史、就医史。

做一做

案例

患者近日耳朵跳动性疼痛，张口咀嚼时疼痛加剧，睡眠不好，还有些偏头痛，这是什么病？买什么药好？

根据以上案例，进行角色扮演，模拟店员进行问病查询，并对疾病进行评估诊断。

步骤二　外耳道炎常用药品介绍

相关知识

一、化学药品

非处方药

1.过氧化氢溶液适用于化脓性外耳道炎和中耳炎、文森口腔炎、齿龈脓漏、扁桃体炎及清洁伤口。

2.盐酸环丙沙星滴耳液用于敏感菌所致的下述感染：中耳炎、外耳道炎、鼓膜炎等。

3.氧氟沙星滴耳剂（泰利必妥），用于治疗敏感菌引起的中耳炎、外耳道炎、鼓膜炎等。

4.盐酸洛美沙星滴耳液（哥台、乐芬、爱邦），适用于敏感细菌所致的中耳炎、外耳道炎、鼓膜炎等。

5.氯霉素耳栓（舒尔），用于急、慢性化脓性中耳炎及乳突根治术后流脓者。对病原微生物引起的外耳道炎亦有效。

做一做

利用任务素材，按照学习小组为单位，对外耳道炎常见药品进行分类识别。

步骤三　外耳道炎合理用药指导

相关知识

1. 过氧化氢溶液不可与还原剂、强氧化剂、碱、碘化物混合使用，并且遇光、热易分解变质，要注意保存。

2. 对盐酸环丙沙星等喹诺酮类药过敏的患者禁用盐酸环丙沙星滴耳液。

3. 使用盐酸环丙沙星滴耳液、氧氟沙星滴耳剂、盐酸洛美沙星滴耳液的注意事项：①只用于点耳；②一般适用于中耳炎局限在中耳黏膜部位的局部治疗，若炎症已漫及鼓室周围时，除局部治疗外，应同时给予口服制剂等全身治疗；③使用时若药温过低，可能会引起眩晕，因此，使用温度应接近体温；④出现过敏症状时应立即停药；⑤使用本品的疗程以 4 周为限，若继续给药时，应慎用或咨询医生。

4. 盐酸环丙沙星滴耳液、氧氟沙星滴耳剂可使茶碱类、环孢素、丙磺舒等药物的血药浓度升高，增强抗凝药华法林的抗凝作用，干扰咖啡因的代谢等，在应用时要注意药物的相互作用。

5. 氯霉素耳栓与林可霉素类或红霉素类等大环内酯类抗生素合用可发生拮抗作用，因此不宜联合应用。

6. 氯霉素耳栓（舒尔）虽是局部用药，但长期大量应用后也可因吸收而引起类似于全身用药的不良反应（如再生障碍性贫血），长期、反复使用本品者应定期检查血象。

步骤四　健康提示

相关知识

要预防外耳道炎必须注意纠正挖耳习惯，游泳、洗头时污水入耳后应及时拭净，及时清除或取出外耳道耵聍或异物。总之，保持外耳道干燥、避免损伤非常重要。

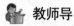 **做一做**

教师导

1. 案例描述

患者，小超，高二学生，游泳时水冲进右耳，当时没在意只是头朝下拍了拍耳朵。洗完后又用棉签掏耳朵，之后总是感觉耳朵隐隐地疼。

2. 案例分析

外耳道皮肤受水浸渍和中耳脓液刺激，挖耳损伤继发感染。外耳道湿疹、糖尿病亦可为诱因。耳痛呈跳动性，张口咀嚼时加重，可放射到颞部，常伴头痛、发热和全身不适。耳道皮肤呈弥漫性充血、糜烂、结脓痂。疖肿局限于外耳道外 1/3，呈丘状隆起，成熟时顶部有脓点，应该是外耳道炎。

3. 用药指导

可用盐酸环丙沙星滴耳液等，要保持外耳道干燥和干净。

学生做

根据本任务学习的外耳道炎的相关知识，同学们分小组进行角色扮演，由"患者"主诉症状，"店员"进行疾病查询和评估，推荐合适的药品并进行合理用药指导。

● **巩固拓展**

患者，李先生，经常掏耳朵，突然某天开始耳痛，耳朵里瘙痒难耐并且听力不佳。请分析以上案例，为患者制订用药方案，进行用药指导并提出预防治疗的建议。

任务八 口腔溃疡

● **任务目标**

通过本任务的学习，学生达到以下目标。

1. 熟悉口腔溃疡的概念。

2. 掌握口腔溃疡的临床表现、药物治疗及合理用药指导。

● **任务描述**

口腔溃疡是发生在口腔黏膜上的表浅性溃疡，可从米粒至黄豆大小，成圆形或卵圆形，溃疡面凹陷、周围充血，可因刺激性食物引发疼痛，一般 1 ~ 2 周可自愈。用于治疗口腔溃疡的药物主要以外用为主。通过对本任务的学习，学生能够在掌握口腔溃疡的临床表现、主要症状基础上，对患者进行疾病问询、诊断评估，据此向患者推荐安全、有效、适宜的药品，并进行合理用药指导及健康提示，为患者提供完整的药学服务。

● **任务素材**

1. 实践场地：教学做一体化教室。

2. 计算机。

3. 相关药品实样或包装盒塑封卡片。

● **任务实施**

步骤一 问病诊断

相关知识

口腔溃疡概述

口腔溃疡，又称为口疮，是发生在口腔黏膜上的表浅性溃疡，大小可从米粒至黄豆大小、成圆形或卵圆形，溃疡面凹陷、周围充血，可因刺激性食物引发疼痛，1～2周可自愈。

胃肠功能紊乱、体内缺乏锌铁、微循环障碍、免疫功能低下、维生素缺乏、精神紧张、睡眠不足、肠道寄生虫病、局部创伤等常诱发溃疡。

一、口腔溃疡的临床表现

口腔溃疡多发生于口腔非角化区如唇、颊黏膜、舌缘、齿眼等处，为圆形或椭圆形，直径为 0.2～0.5cm，溃疡单个或由数个连成一片，溃疡表浅边缘整齐，外观呈灰黄色或灰白色，上覆盖黄白渗出膜，周围黏膜充血、水肿而有红晕，局部有烧灼样疼痛，于进餐时加重，影响进食、说话。严重溃疡直径可达 1～3cm，深及黏膜下层甚至肌肉。但口腔溃疡有自愈性，病程 7～10d，严重者此起彼伏，连绵不断。

二、疾病查询需要注意的问题

1. 首先应当确认患者是谁、年龄、性别、职业，然后进一步查询。

2. 有哪些具体的症状，有没有 *** 等其他症状？

3. 症状持续了几天？

4.询问用药史、疾病史、过敏史、就医史。

做一做

案例

患者，女性，30岁，舌尖和舌根经常出现溃疡，舌头边缘有齿痕，这次感觉咽喉处似也长了溃疡，在舌尖上还长了一个黄豆大的溃疡。根据以上案例，进行角色扮演，模拟店员进行问病查询，并对疾病进行评估诊断。

步骤二　口腔溃疡常用药品介绍

相关知识

一、化学药品

口腔溃疡的治疗以外用药为主，《国家非处方药目录》收载的治疗口腔溃疡药物活性成分和制剂有甲硝唑、氯己定含漱剂、西地碘含片、甲硝唑口腔粘贴片、地塞米松粘贴片、甲硝唑含漱剂、碘甘油等。

（一）非处方药

1.口服维生素 B_2 和维生素 C，局部涂敷口腔溃疡膏，一日 2 ~ 3 次；或地塞米松甘油糊剂敷于患处。同时应用0.5%甲硝唑含漱剂或复方甲硝唑含漱剂含漱，于早、晚刷牙后含漱，一次 15 ~ 20mL，一日 2 ~ 3 次，连续 5 ~ 10d 为 1 个疗程。另甲硝唑口颊片可夹于牙龈与龈颊沟间含服，于三餐后含服，临睡前加含 1 片，连续 4 ~ 12d。

2.西地碘含片可直接卤化细菌的体蛋白，杀菌力强，对细菌繁殖体、芽孢和真菌也有较强的杀菌作用，用于口腔溃疡，白色念珠菌感染性口炎、糜烂型扁平苔藓等。含服，一次 1.5 ~ 3mg，一日 3 ~ 5 次。

3.地塞米松粘贴片具有很强的抗炎作用，降低毛细血管的通透性，减少炎性介质的渗出，贴片用量较小而作用直接、持久，可促进溃疡愈合。外用贴敷于溃疡处，每处1片，一日总量不得超过3片，连续使用不得过1周。

（二）处方药

1. 溃疡面积较大时可用 10% 硝酸银液烧灼溃疡面。并选用 0.1% 氯己定、1% 聚维酮碘、0.1% 依沙吖啶、复方硼砂含漱溶液漱口。

2. 对反复发作的口腔溃疡推荐口服泼尼松，一次 10mg，一日 3 次；或左旋咪唑一次 50mg，一日 3 次，每周服用 2 次。中成药可外敷冰硼咽喉散、冰硼散等。养阴生肌膜、爽口托疮膜有清湿泻毒，收敛生肌的作用，用时取药膜贴于疮面，一日 2～3 次。

3. 镇痛可选复方甘菊利多卡因凝胶于溃疡局部涂布。深大的重型复发性口腔溃疡，可用曲安奈德混悬液或醋酸泼尼松龙混悬液 0.5～1mL，加入 2% 普鲁卡因 0.3～0.5mL 在溃疡基底部注射，每周 1 次。

做一做

利用任务素材，按照学习小组为单位，对口腔溃疡常见的化学药品进行分类识别。

步骤三　口腔溃疡合理用药指导

相关知识

1. 甲硝唑含漱制剂用后可有食欲不振、口腔异味、恶心、呕吐、腹泻等反应，偶见有头痛、头晕、失眠、抑郁、皮疹、荨麻疹、白细胞减少，停药后可迅速恢复。长期应用可引起念珠菌感染。

2. 氯己定偶可引起接触性皮炎，高浓度溶液有刺激性，含漱剂可使牙齿着色，味觉失调，儿童和青年口腔偶可发生无痛性浅表脱屑损害。

3. 一般牙膏中均含有阴离子表面活性剂，与氯己定可产生配伍禁忌，使用氯己定含漱剂后至少需间隔 30min 后才可刷牙。

4. 西地碘有轻度刺激感，口含后偶见口干、胃部不适、头晕和耳鸣（发生率约 2%），对碘过敏者禁用。

5. 频繁应用地塞米松粘贴片可引起局部组织萎缩，使由皮肤、黏膜等部位侵入的病原菌不能得到控制，引起继发的真菌感染等。另对口腔内有真菌感染者禁用。

步骤四　健康提示

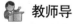 **相关知识**

1.口腔溃疡在很大程度上与个人身体素质有关，因此要想完全避免其发生可能性不大，但如果尽量避免诱发因素，仍可降低发生率。具体措施是：①注意口腔卫生，避免损伤口腔黏膜，避免辛辣性食物和局部刺激；②保持心情舒畅；③保证充足的睡眠时间，避免过度疲劳；④注意生活规律性和营养均衡性，养成一定排便习惯，防止便秘。

2.选用保健牙刷和含氟牙膏：用保健牙刷刷牙能有效地清洁口腔，而又不损伤牙齿和牙龈，保健牙刷的刷毛柔软有弹性，刷面平坦，刷头不大，刷毛末端磨圆。含氟牙膏中氟能与牙齿珐琅质结合，使牙齿更坚固，有良好的防龋作用。

3.定期口腔检查：口腔医生会给你提供口腔保健指导和帮助，以保证你的牙齿和牙龈健康美观。这种口腔溃疡的护理方法比较常见。

4.注意清洁口腔后面的牙齿：完成所有牙齿清洁后，用水漱口。这也属于口腔溃疡的护理方法之一。

做一做

教师导

1.案例描述

患者，男性，37岁，口中有十多个白色小点溃疡，反复发作。同时伴有便秘、手脚发冷生冻疮、下小腹发寒等症状，整个人比正常人怕冷，咽喉一直疼痛，由于疼痛进食困难。

2.案例分析

患者口中有十多个白色小点溃疡，应该是口腔溃疡。

3. 用药指导

口服维生素 B_2 和维生素 C，局部涂敷口腔溃疡膏，一日 2 ~ 3 次；或地塞米松甘油糊剂敷于患处。

学生做

根据本任务学习的口腔溃疡的相关知识，同学们分小组进行角色扮演，由"患者"主诉症状，"店员"进行疾病查询和评估，推荐合适的药品并进行合理用药指导。

● 巩固拓展

患者，男性，69 岁，因口腔多发性反复发作性溃疡 4 个月，曾服西药及局部用药不见好转。今来我店买药，请分析以上案例，为患者制订用药方案，进行用药指导并提出预防治疗的建议。

任务九 牙龈炎、牙周炎

● **任务目标**

通过本任务的学习，学生达到以下目标。

1. 熟悉牙龈炎、牙周炎的概念。

2. 掌握牙龈炎、牙周炎的临床表现、药物治疗及合理用药指导。

● **任务描述**

牙周病指发生于牙周组织的各种病理表现，是人类最古老、最普遍的疾病之一，患病率 40%～75%，主要包括牙龈炎和牙周炎。用于治疗牙龈炎和牙周炎的药物较简单。通过对本任务的学习，学生能够在掌握牙龈炎和牙周炎的临床表现、主要症状基础上，对患者进行疾病问询、诊断评估，据此向患者推荐安全、有效、适宜的药品，并进行合理用药指导及健康提示，为患者提供完整的药学服务。

● **任务素材**

1. 实践场地：教学做一体化教室。

2. 计算机。

3. 相关药品实样或包装盒塑封卡片。

● 任务实施

步骤一　牙龈炎、牙周炎问病诊断

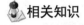 相关知识

 牙龈炎、牙周炎概述

> 医学上将围绕并覆盖在牙齿周围及槽突表面的口腔黏膜称之牙龈。牙龈炎是指牙齿组织在致病因素的作用下发生的急、慢性炎症，是人类最常见的疾病之一。
>
> 牙周炎是累及四种牙周支持组织（牙龈、牙周膜、牙槽骨和牙骨质）的慢性感染性疾病，往往引发牙周支持组织的炎性破坏。

一、牙龈炎、牙周炎的临床表现及诊断

（一）牙龈炎的临床表现

牙龈出血、红肿、胀痛；龈缘变厚、龈沟加深；牙龈呈深红或暗红，有些患者还可有龈沟溢脓。

（二）牙周炎的临床表现

1. 牙龈炎症：①牙龈出血和溢脓，可有口臭。②牙龈颜色：呈鲜红色或暗红色。③牙龈外形：牙龈肿胀、肥大、表面光亮，龈缘有时糜烂渗出。晚期可伴牙退缩，急性发作可出现牙周脓肿；④牙龈质地：可变得松软脆弱，缺乏弹性或坚硬肥厚。

2. 牙周袋形成：牙周炎最重要的病理改变之一。进行性的牙周袋形成可导致牙周支持组织的不断破坏。

3. 牙槽骨吸收是牙周炎的另一个主要病理变化。由于牙槽骨的吸收，

牙齿逐渐松动，最终脱落或拔除。

4. 牙齿松动和移位。牙齿生理动度为 0.02mm，0.02mm ＜牙齿松动幅度 ＜ 1mm 为 I 度松动；1mm ＜牙齿松动幅度 ＜ 2mm 为 II 度松动；牙齿松动幅度 ＞ 2mm 为 III 度松动。

二、疾病查询需要注意的问题

1. 首先应当确认患者是谁、年龄、性别、职业，然后进一步查询。

2. 有哪些具体的症状，有没有 *** 等其他症状？

3. 症状持续了几天？

4. 询问用药史、疾病史、过敏史、就医史。

做一做

案例

【主诉】女，35 岁，下前牙处常有脓液溢出一月余，疼痛。

【查询现病史】患者近一年来刷牙时牙龈时常出血，有口臭，疼痛。近一月来下前牙处有脓溢出。

【既往病史】询问患者否认重大疾患史（无高血压心脏病史），否认血液疾病史。

【鉴别诊断】成人慢性牙周炎，牙龈有牙龈炎症，无牙周袋形成，无牙齿松动等典型牙周炎临床表现。

【治疗计划】

1. 进行彻底洁治，刮治局部刺激物，双氧水冲洗，上碘甘油。

2. 进行口腔卫生宣教，让患者正确掌握刷牙的方法。

步骤二　牙龈炎、牙周炎常用药品介绍

相关知识

一、化学药品

牙龈炎、牙周炎常用药有：复方氯己定含漱剂、葡萄糖氯己定含漱剂、0.8%甲硝唑含漱剂、甲硝唑口腔粘贴片、西地碘含片、碘甘油、口服甲硝唑芬布芬。

做一做

利用任务素材，按照学习小组为单位，对牙龈炎、牙周炎常用药物进行分类识别。

步骤三　牙龈炎、牙周炎合理用药指导

相关知识

1.有慢性系统疾病如糖尿病、贫血、消化道疾病等，这些全身病可能与牙周炎互相影响，加速牙周破坏的进展，因此必须同时控制全身病。

2.单纯性牙周炎一般为慢性过程，除非出现急性症状，一般不采用抗生素治疗。

3.尽早拔除不能保留的患牙，以利邻牙的治疗和组织修复，也避免了因患牙造成偏侧咀嚼。

4.在应用含漱剂时应注意：①含漱剂中的成分多为消毒防腐药，含漱时不宜咽下或吞下；②幼儿，恶心、呕吐者暂时不宜含漱；③按说明书的要求稀释浓溶液；④含漱后宜保持口腔内药浓度20分钟，不宜马上饮水和进食；⑤含漱剂不宜跟牙膏一起使用。

步骤四 健康提示

相关知识

一、保持口腔清洁

口腔内有 20 多种细菌，在清洁牙面后 1 ～ 6 小时就会形成新的菌斑，导致牙病发生。应从 3 岁时就学会刷牙。要做到进食完毕 3 分钟内刷牙，每次刷 3 分钟，每天刷 3 次。如有困难，应做到饭后漱口，早晚刷牙。尤其睡前刷牙比早晨刷牙更重要。牙刷应选用软细有弹性的保健牙刷，用后洗干净，将牙刷头向上放置晾干。要养成依次刷牙的习惯，刷上牙时，刷毛顺着齿缝向下刷，刷下牙时应从下往上刷，不可猛力地来回横刷，否则会造成牙龈退缩和牙组织成楔形缺损。

二、注意口腔锻炼

要经常食用粗纤维食物，充分咀嚼，能刺激唾液分泌，冲刷污物，有利于牙齿自洁，并能强健牙周组织。要养成双侧咀嚼的习惯，否则会引起废用性牙龈萎缩，面部畸形。提倡用洗干净的右手食指，按放在上下牙龈上作横向来回按摩，每次 2 ～ 3 分钟。可使牙龈及周围组织的血循环增强，有利于牙周组织的代谢功能。每天早晨作叩齿锻炼，空口咬合（上下牙轻轻叩击）数十次至数百次，约 2 ～ 3 分钟，可先叩磨牙，下颌前伸叩门牙，两侧向叩尖牙。

三、密切注意牙周疾病的早期信号

如果在刷牙或吃东西时，出现牙龈出血现象，要及早引起重视，因为这是牙周有炎症的表现，应尽早到医院诊治，查看龈下牙石情况，以及牙龈萎缩的情况。

四、有效提高牙齿及口腔的免疫能力

将牙周病扼杀在萌芽状态，同时可选购合适的牙膏、牙刷、牙线，避免选择不合适的口腔护理产品导致牙龈问题的恶化。

五、养成健康的饮食习惯

注意饮食结构要营养均衡，多吃白肉、蛋、蔬菜、瓜果等有益于牙齿口腔健康的食物；尽量少吃含糖食品，不抽烟，少喝酒，多吃富含纤维的食物，有利于口腔清洁。

做一做

教师导

1. 案例描述

患者，男性，48岁，有数年的牙周炎，后来发生了根尖周炎。

2. 案例分析

按上述情况根尖受到牙周袋里的细菌毒素感染而发炎，应该是牙周炎。

3. 用药指导

可以选服菌必治、甲硝唑或者左氧氟沙星、牙周宁。建议多喝水注意饮食、保暖，不能吃辛辣、油炸、寒凉食物。

学生做

根据本任务学习的牙龈炎、牙周炎的相关知识，同学们分小组进行角色扮演，由"患者"主诉症状，"店员"进行疾病查询和评估，推荐合适的药品并进行合理用药指导。

● 巩固拓展

患者，女性，21岁，咬苹果和馒头时牙龈出血半年余，检查：下前牙舌侧牙石（++），其他牙石（+），牙龈缘色红，龈缘及龈乳头圆钝。探诊出血较明显，探诊深度3mm，未见牙龈退缩，未探查到附着丧失。请分析以上案例，为患者制订用药方案，进行用药指导并提出预防治疗的建议。

测验七　综合测试与检验

测一测

1.癣属于真菌感染，依据致病真菌，足癣可分为多种，下列哪种不属于常见类型（　　）

A.间擦糜烂型　　　B.丘疹水疱型　　　　C.出血型　　　　D.角化皲裂型

2.下列药物不能用于手足癣的是（　　）

A.十一烯酸软膏、复方苯甲酸软膏　　B.克霉唑软膏、2%咪康唑霜剂

C.特比萘芬软膏　　　　　　　　　　D.莫匹罗星软膏

3.对由细菌感染引起的急性卡他性结膜炎可选用的药物是（　　）

A.四环素、金霉素、红霉素软膏　　B.阿昔洛韦滴眼剂

C.利巴韦林滴眼剂　　　　　　　　D.色甘酸钠滴眼剂

4.对流行结膜炎局部应给予（　　）

A.四环素、金霉素、红霉素软膏　　B.阿昔洛韦滴眼剂

C.醋酸氢化可的松滴眼剂　　　　　D.色甘酸钠滴眼剂

5.对变应性结膜炎和春季结膜炎，可选用（　　）

A.四环素、金霉素、红霉素软膏　　B.阿昔洛韦滴眼剂

C.利巴韦林滴眼剂　　　　　　　　D.色甘酸钠滴眼剂

6.下列不属于治疗鼻炎的中成药是（　　）

A.苍耳子鼻炎胶囊　　　B.霍胆　　　C.通窍鼻炎片　　　D.利胆丸

7.下列不属于治疗外耳道炎的药物（　　）

A.消证字的过氧化氢溶液　　　　　B.氯霉素耳栓

C.洛美沙星滴耳液　　　　　　　　D.氧氟沙星滴耳液

8.下列不属于口腔溃疡的发病因素的是（　　）

A.消化系统疾病及功能紊乱　　　　B.内分泌变化

C.缺乏微量元素，免疫力低下　　　D.传染

9.下列药品的商品名，属于治疗变应性鼻炎的是（　　）

A.辅舒良　　　　B.意可贴　　　　C.润舒　　　　D.润洁

10.下列药品的商品名，属于治疗口腔溃疡的是（　　）

A. 辅舒良　　　　B. 意可贴　　　　C. 润舒　　　　D. 润洁

答案：1 ~ 5：CDABD　6 ~ 10：DADAB

赛一赛

1.个人考核项——皮肤及五官科常见病常用药认药、识药分类陈列比赛。

考核要求及评分标准：在规定时间内（6 分钟），按照 GSP 的规定以及药品分类码放的原则，将 40 种皮肤及五官科常见病常用药品分区分类正确整齐摆放在分类标识牌提示相应的货架内（未放在货架上的药品视同区域混淆，按扣分算）。每个药品折合分值为 2.5 分，摆错及未摆放的，每个扣除 2.5 分，总计 100 分。

分为以下两个阶段。

（1）准备阶段　每个班级 6 ~ 7 人 / 组，考核前以小组为单位领取模拟训练药品和标识牌，由小组长带领按照考试评分要点，在模拟训练区进行自主训练。

（2）考核阶段　小组长抽取考试序列号，按顺序依次到仿真药店考核区，每个同学现场对 40 个竞赛药品计时分类陈列，裁判员现场评分。

2.团队考核项——各学习小组综合皮肤及五官科常见病典型症状，进行问病荐药、合理用药指导方案设计，然后根据设计方案，小组成员角色扮演、模拟情景对话，在模拟大药房为患者提供完整的销售服务过程。

考核要求：要注意销售服务环节的完整性（顾客引导→问病荐药→合理用药指导→售后服务→收银→送客）。具体包括正确引导顾客消费，合理问病荐药，开展购药咨询、健康宣教活动，进行合理用药指导，提供所购药品的存储方式，对划价、收银、装袋等动作结合语言描述，规范结束销售服务等。

评分标准

顾客引导	疾病查询诊断	药品介绍	合理用药指导	健康宣教	售后服务	收银送客
10%	10%	20%	30%	10%	10%	10%

注：权重——优秀 A 1　良好 B 0.8　一般 C 0.6　较差 D 0.4

项目八　其他常见疾病用药指导

任务一　关节炎

● 任务目标

通过本任务的学习,学生达到以下目标。

1. 熟悉关节炎的概念及分类。

2. 掌握关节炎的临床表现、诊断与鉴别方法、药物治疗及合理用药指导。

● 任务描述

关节炎泛指发生在人体关节及其周围组织的炎性疾病,可分为数十种。抗关节炎药物主要以消炎止痛为主。通过对本任务的学习,学生能够在掌握关节炎的临床表现、主要症状基础上,对患者进行疾病问询、诊断评估,据此向患者推荐安全、有效、适宜的药品,并进行合理用药指导及健康提示,为患者提供完整的药学服务。

● 任务素材

1. 实践场地: 教学做一体化教室。

2. 计算机。

3. 相关药品实样或包装盒塑封卡片。

● 任务实施

步骤一 问病诊断

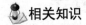 相关知识

 关节炎概述

> 关节炎泛指发生在人体关节及其周围组织的炎性疾病,可分为数十种。我国的关节炎患者有 1 亿以上,且人数在不断增加。临床表现为关节的红、肿、热、痛、功能障碍及关节畸形,严重者导致关节残疾、影响患者生活质量。关节炎的病因复杂,主要与炎症、自身免疫反应、感染、代谢紊乱、创伤、退行性病变等因素有关。

一、关节炎的临床表现

（一）疼痛

疼痛是关节炎最主要的表现。

（二）肿胀

肿胀是关节炎症的常见表现,与关节疼痛的程度不一定相关。

（三）功能障碍

关节疼痛及炎症引起的关节周围组织水肿,导致关节活动受限。慢性关节炎患者由于长期关节活动受限,可能导致永久性关节功能丧失。

（四）体征

不同类型的关节炎体征也不同,可出现红斑、畸形、软组织肿胀、关节红肿、渗液、骨性肿胀、骨擦音、压痛、肌萎缩或肌无力、关节活动范围受限及神经根受压等体征。

二、关节炎的分类与诊断

（一）风湿性关节炎

风湿性关节炎是一种常见的急性或慢性结缔组织炎症，可反复发作并累及心脏。临床以关节和肌肉游走性酸楚、重著、疼痛为特征，属变态反应性疾病。是风湿热的主要表现之一，多以急性发热及关节疼痛起病。该病典型表现是轻度或中度发热，游走性多关节炎，受累关节多为膝、踝、肩、肘、腕等大关节，常见由一个关节转移至另一个关节，病变局部呈现红、肿、灼热、剧痛，部分患者也有几个关节同时发病。不典型的患者仅有关节疼痛而无其他炎症表现，急性炎症一般于 2 ~ 4 周消退，不留后遗症，但常反复发作。若风湿活动影响心脏，则可发生心肌炎，甚至遗留心脏瓣膜病变。

（二）类风湿关节炎

该病是慢性关节炎最常见的类型之一。与遗传、细菌及病毒感染、环境因素包括吸烟有关，可发生在任何年龄，但 40 ~ 60 岁女性更多见。美国风湿病学会 1987 年修订的类风湿关节炎分类标准的诊断条件（≥ 4 条可以确诊）如下。

1. 晨僵至少持续 1 小时（≥ 6 周）。

2. 3 个或 3 个以上的关节受累（≥ 6 周）。

3. 手关节（腕、掌指关节或近端指间关节）受累（≥ 6 周）。

4. 对称性关节炎（≥ 6 周）。

5. 有类风湿皮下结节。

6. 手部关节 X 线片改变（表现为关节及其邻近骨质疏松或明显的脱钙现象，关节间隙的狭窄）。

7. 血清类风湿因子阳性（滴度 >1：32）。

（三）骨关节炎

骨关节炎又称退行性关节病、骨关节病，多见于中、老年人，起病过程大多缓慢。手、膝、髋及脊柱关节易受累，而掌指、腕及其他关节较少受累。病情通常随活动而加重或因休息而减轻。晨僵时间多小于半小时。双手受累时查体可见 Heberden 和 Bouchard 结节，膝关节可触及摩擦感。不伴有皮下结节及血管炎等关节外表现。类风湿因子多为阴性，少数老年患者可有低滴度阳性。

（四）痛风性关节炎

痛风是嘌呤代谢异常致使尿酸合成增加而导致的代谢性疾病。肾功能异常时由于肾脏的尿酸清除率下降也会引起尿酸水平上升。血浆中的尿酸达到饱和，导致尿酸单钠结晶沉积在远端关节周围相对缺乏血管的组织中。这种结晶的出现可导致单关节或者多关节的急性炎性滑膜炎。痛风在男性中较为多见，拇趾是最常见的受累区域，50%～70%初次发病发生于此。90%的痛风患者在其一生中的某个时期会发生第一跖趾关节受累。其他可能受累的足部区域有足背部、足跟以及踝部。

（五）强直性脊柱炎

青年男性多发，有明显的家族发病倾向。以中轴关节如骶髂及脊柱关节受累为主，也可出现外周关节受累，但多表现为下肢大关节，为非对称性的肿胀和疼痛，并常伴有棘突、大转子、跟腱、脊肋关节等肌腱和韧带附着点疼痛。病变严重时可出现脊柱僵直，颈椎、腰椎、胸椎活动受限，出现"驼背"，严重影响患者的日常生活。关节外表现多为虹膜睫状体炎、心脏传导阻滞障碍及主动脉瓣闭锁不全等。X线片可见骶髂关节侵袭、破坏或融合。90%以上患者出现HLA-B27阳性，而类风湿因子阴性。

（六）反应性关节炎

本病起病急，发病前常有肠道或泌尿道感染史。以大关节（尤其下肢关节）非对称性受累为主，一般无对称性手指近端指间关节、腕关节等小关节受累。可伴有眼炎、尿道炎、龟头炎及发热等，HLA-B27可呈阳性而类风湿因子阴性，患者可出现非对称性骶髂关节炎的X线改变。

（七）感染性关节炎

本病与细菌感染有关。常见的病原菌包括金黄色葡萄球菌、肺炎双球菌、脑膜炎双球菌、淋球菌、链球菌、结核杆菌。发病机制包括直接细菌感染所致和感染过程中细菌释放毒素或代谢产物致病包括亚急性细菌性心内膜炎、猩红热后关节炎等。直接细菌感染所致的关节炎表现为关节红肿热痛，并出现关节功能障碍。下肢负重关节不对称受累。大关节受累多见，如髋关节和膝关节。关节腔穿刺液常呈化脓性改变。涂片或培养可找到细菌。结核分枝杆菌感染的关节炎好发于青年，有其他部位结核的证据包括肺或淋巴结结核。可有结节性红斑，血清类风湿因子阴性。结核菌素试验阳性。细菌代谢产物或毒素所致的关节炎 1 ~ 2 周可以自愈，关节症状呈游走性。

（八）其他

如创伤性关节炎、银屑病关节炎、肠病性关节炎等。自身免疫病如系统性红斑狼疮、干燥综合征、硬皮病及肿瘤等在疾病的发生、发展过程中也常常出现关节炎的表现。

三、疾病查询需要注意的问题

1. 首先应当确认患者是谁、年龄、性别、职业，然后进一步查询。

2. 有哪些具体的症状，有没有 *** 等其他症状？

3. 症状持续了几天？

4. 询问用药史、疾病史、过敏史、就医史。

做一做

案例

患者，女性，52 岁，多关节疼痛和肿胀 3 年，受累关节包括双手指近端和掌指关节、双腕、左踝、双膝关节。患者自诉刚开始出现的症状是手指关节和手腕关节疼痛，且这几个关节间经常出现游走痛，伴有晨僵感。

根据以上案例，进行角色扮演，模拟店员进行问病查询，并对疾病进行评估诊断。

步骤二 关节炎常用药品介绍

相关知识

一、化学药品

依据关节炎的种类、症状的特点、伴发疾病等情况选择合适的治疗药物。治疗原则是早期诊断和尽早合理、联合用药。常用的抗风湿病药物如下。

（一）非甾体抗炎药

该类药物可抑制前列腺素的合成而迅速产生抗炎止痛作用，对解除疼痛有较好效果，但不能改变疾病的病程。临床上常用的有布洛芬、青霉胺、双氯酚酸、阿司匹林、吲哚美辛等。

（二）软骨保护剂

如硫酸氨基葡萄糖能促进软骨的合成、抑制关节软骨的分解，同时还具有抗炎作用。硫酸氨基葡萄糖中富含的硫酸根本身也是合成软骨基质的必需成分之一。此类药物能够缓解疼痛症状，改善关节功能，长期服用（2年以上）还能够迟滞关节结构的破坏。硫酸氨基葡萄糖起效较慢，但药物安全性佳，适合作为基础治疗用药长期服用。

（三）慢作用抗风湿药

此类药物多用于类风湿关节炎及血清阴性脊柱关节病。对病情有一定控制作用但起效较慢。常用的有金合剂（肌内注射或口服）、青霉胺、柳氮磺胺吡啶、氯喹等。

（四）细胞毒药物

该类药物通过不同途径产生免疫抑制作用。常用的有环磷酰胺、氨甲蝶呤、金独春等。它们往往是系统性红斑狼疮、类风湿关节炎和血管炎的二线药物，不良反应虽较多且较严重，但对改善这些疾病的预后有很大的作用。

（五）肾上腺皮质激素

肾上腺皮质激素是抗炎、抗过敏药物，明显地改善了系统性红斑狼疮等结缔组织病的预后，但不能根治这些疾病。其众多的不良反应随剂量加大及疗程延长而增加，故在应用时要衡量其疗效和不良反应而慎重选用。

（六）抗生素

链球菌感染可引起风湿热的关节炎表现，急性期使用青霉素是控制链球菌感染的最有效的药物之一。

此外痛风性关节炎需要大剂量非甾体抗炎药或者秋水仙碱及缓解期的降尿酸治疗。降尿酸药物主要包括抑制尿酸生成类的别嘌呤醇及促进尿酸排泄类的苯溴马隆。

做一做

利用任务素材，按照学习小组为单位，对关节炎常见的药品进行分类识别。

步骤三　健康提示

相关知识

一、避免诱发关节炎发病的环境因素

潮湿的环境有助于某些病原菌生长，与关节炎的发病有一定关系。因此，平时应注意卫生，保持居室通风和空气良好，防潮、保暖，避免病原菌尤其是链球菌传播。除此之外，其他环境因素如紫外线、某些化学物质的接触，有可能会导致某些易感人群产生异常的免疫反应，导致不同关节炎的发生，易感人群应避免强紫外线和某些化学物质的接触。

二、合理饮食，保持良好的生活方式

营养缺乏可能导致关节炎加重，而营养过剩、肥胖则可诱发或加重痛风性关节炎、骨关节炎，因此，科学合理的饮食是预防某些关节炎发生的

措施，如减少摄入动物内脏、海鲜、禽肉、豆类等富含嘌呤的食物，能有效预防痛风性关节炎。吸烟人群罹患类风湿关节炎的概率明显升高，戒烟已成为类风湿关节炎的预防措施之一。

三、适量运动，保持心情愉悦，提高机体免疫力

免疫系统的稳定与情绪具有相关性。临床上很多患者都是在经历了不良生活事件后出现了自身免疫性疾病的表现，因此，保持乐观、稳定的心态，有利于预防由自身免疫疾病引起的关节炎。

做一做

教师导

1. 案例描述

患者，陈女士，59岁，右膝疼痛2年，晚间加剧，行走受困，晚间尤甚。

2. 案例分析

患者主诉右膝疼痛2年，晚间加剧，行走受困，经检查诊断双膝关节退行性病变，应该是骨性关节炎。

3. 用药指导

针对疼痛布洛芬、青霉胺、双氯酚酸、阿司匹林、吲哚美辛等有较好效果，但不能改变疾病的病程。

学生做

根据本任务学习的关节炎的相关知识，同学们分小组进行角色扮演，由"患者"主诉症状，"店员"进行疾病查询和评估，推荐合适的药品并进行合理用药指导。

● 巩固拓展

患者，女性，43岁。患者自述素有风湿性关节炎，每逢阴雨天气，全身关节活动受限，僵硬不舒，沉重无力。口黏，口干喜饮，二便正常。请根据病例设计药店用药咨询情景。

任务二　失眠

● 任务目标

通过本任务的学习，学生达到以下目标。

1. 熟悉失眠的概念以及分类。

2. 掌握失眠的临床表现、诊断与鉴别方法、中西药治疗及合理用药指导。

● 任务描述

失眠指入睡困难、睡眠中间易醒及早醒、睡眠质量低下、睡眠时间明显减少，严重的患者彻夜不眠等。长期失眠易引起心烦意乱、疲乏无力，甚至以头痛、多梦、多汗、记忆力减退，还可引起一系列临床症状，并诱发一些身心性疾病。通过对本任务的学习，学生能够在掌握失眠的临床表现、主要症状基础上，对患者进行疾病问询、诊断评估，据此向患者推荐安全、有效、适宜的药品，并进行合理用药指导及健康提示，为患者提供完整的药学服务。

● 任务素材

1. 实践场地：教学做一体化教室。

2. 计算机。

3. 相关药品实样或包装盒塑封卡片。

● 任务实施

步骤一　问病诊断

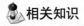相关知识

　失眠概述

　　失眠通常指入睡困难或维持睡眠障碍（易醒、早醒和再入睡困难），导致睡眠时间减少或质量下降，不能满足个体的生理需要，明显影响日间社会功能或生活质量。失眠是最常见的睡眠问题，愈来愈多的年轻人睡眠不足，出现慢性睡眠剥夺。失眠的症状严重程度以每周至少出现3次，病程以持续1个月以上为标准。

　　失眠按病因可划分为原发性和继发性两类。

　　1. 原发性失眠

　　原发性失眠通常缺少明确病因，或在排除可能引起失眠的病因后仍遗留失眠症状，主要包括心理生理性失眠、特发性失眠和主观性失眠3种类型。原发性失眠的诊断缺乏特异性指标，主要是一种排除性诊断。当可能引起失眠的病因被排除或治愈以后，仍遗留失眠症状时即可考虑为原发性失眠。心理生理性失眠在临床上发现其病因都可以溯源为某一个或长期事件对患者大脑边缘系统功能稳定性的影响，边缘系统功能的稳定性失衡最终导致了大脑睡眠功能的紊乱，失眠发生。

　　2. 继发性失眠

　　继发性失眠包括由于躯体疾病、精神障碍、药物滥用等引起的失眠，以及与睡眠呼吸紊乱、睡眠运动障碍等相关的失眠。失眠常与其他疾病同时发生，有时很难确定这些疾病与失眠之间的因果关系，故近年来提出共病性失眠的概念，用以描述那些同时伴随其他疾病的失眠。

一、失眠的临床表现

失眠患者的临床表现主要有以下方面。

1. 睡眠过程的障碍

入睡困难、睡眠质量下降和睡眠时间减少。

2. 日间认知功能障碍

记忆功能下降、注意功能下降、计划功能下降从而导致白天困倦，工作能力下降，在停止工作时容易出现日间嗜睡现象。

3. 大脑边缘系统及其周围的植物神经功能紊乱

心血管系统表现为胸闷、心悸、血压不稳定，周围血管收缩扩展障碍；消化系统表现为便秘或腹泻、胃部闷胀；运动系统表现为颈肩部肌肉紧张、头痛和腰痛。情绪控制能力减低，容易生气或者不开心；男性容易出现阳痿，女性常出现性功能减低等表现。

4. 其他系统症状

容易出现短期内体重降低，免疫功能降低和内分泌功能紊乱。

二、失眠的诊断

《中国成人失眠诊断与治疗指南》制订了中国成年人失眠的诊断标准：①失眠表现：入睡困难，入睡时间超过 30 分钟；②睡眠质量：睡眠质量下降，睡眠维持障碍，整夜觉醒次数 ≥ 2 次、早醒、睡眠质量下降；③总睡眠时间：总睡眠时间减少，通常少于 6 小时。

在上述症状基础上同时伴有日间功能障碍。睡眠相关的日间功能损害包括：①疲劳或全身不适；②注意力、注意维持能力或记忆力减退；③学习、工作和（或）社交能力下降；④情绪波动或易激惹；⑤日间思睡；⑥兴趣、精力减退；⑦工作或驾驶过程中错误倾向增加；⑧紧张、头痛、头晕，或与睡眠缺失有关的其他躯体症状；⑨对睡眠过度关注。

失眠根据病程分为：①急性失眠，病程 ≥ 1 个月；②亚急性失眠，病程 ≥ 1 个月，<6 个月；③慢性失眠，病程 ≥ 6 个月。

三、疾病查询需要注意的问题

1. 首先应当确认患者是谁、年龄、性别、职业，然后进一步查询。

2. 有哪些具体的症状，有没有 *** 等其他症状？

3. 症状持续了几天？

4. 询问用药史、疾病史、过敏史、就医史。

做一做

案例

患者，女性，23 岁，临床大二学生，主诉晚上入睡困难，上床后要 2 个小时以上才能入睡，伴随体倦乏力，头昏脑涨等，持续时间 3 小时以上。

根据以上案例，进行角色扮演，模拟店员进行问病查询，并对疾病进行评估诊断。

步骤二 失眠常用药品介绍

相关知识

一、化学药品

（一）第一代镇静催眠药

该类药物作用机制为选择性抑制脑干网状上行激动系统，抑制多突触反应，降低大脑皮质兴奋性。常用药物有羟嗪、水合氯醛、苯巴比妥。

（二）第二代镇静催眠药

该类药物主要为苯二氮䓬类药物，常用药物有咪达唑仑、艾司唑仑。

（三）第三代镇静催眠药

该类药物是作用于 γ - 氨基丁酸（GABA）受体的催眠药，常用药物有唑吡坦（药效达峰时间为 0.5 小时）、扎来普隆（药物达峰时间为 0.5 小时）、佐匹克隆（药效达峰时间为 1 小时）。

（四）其他药物

1. 三环类抗抑郁药

某些这类药物有较强的镇静作用，可减少睡眠潜伏期和睡眠中觉醒，不同程度减少快速动眼期（REM）睡眠和增加 REM 时相活动，因而可作为治疗失眠的备用药。常用药物以丙咪嗪为代表，除丙咪嗪外还有阿米替林、多虑平和氯丙咪嗪。

2. 选择性 5- 羟色胺（5-HT）再摄取抑制剂

此类药物镇静作用小，也不损伤精神运动功能，对心血管和自主神经系统功能影响很小，同时还具有抗抑郁和抗焦虑双重作用，多用于脑内 5-HT 减少所致的抑郁症，可短期合用苯二氮䓬类药物。常用的有氟西汀、帕罗西汀、舍曲林、氟伏沙明、西酞普兰等。

3. 其他抗抑郁药物

米氮平能改善抑郁患者的失眠，文拉法辛能同时改善抑郁、焦虑和失眠，曲唑酮的催眠作用较强，可用于停用催眠药物后的失眠的反弹。

二、中成药

治疗失眠的常用中成药有百乐眠胶囊、舒眠胶囊、甜梦胶囊、枣仁胶囊、归脾丸、柏子养心丸等。

做一做

利用任务素材，按照学习小组为单位，对失眠常见的药品进行分类识别。

步骤三　失眠合理用药指导

相关知识

1. 老年失眠患者的药物治疗剂量应从最小有效剂量开始，短期应用或采用间歇疗法，不主张大剂量给药，用药过程中需密切观察药物不良反应。

2. 妊娠期及哺乳期患者使用镇静催眠药物的安全性缺乏资料，由于唑吡坦在动物实验中没有致畸作用，必要时可以短期服用。哺乳期应用镇静催眠药物以及抗抑郁剂需谨慎，避免药物通过乳汁影响婴儿，推荐采用非药物干预手段治疗失眠。

3. 三环类抗抑郁药对严重心、肝、肾疾患和青光眼患者禁用，老年、孕妇、前列腺肥大及癫痫患者慎用。

4. 三环类抗抑郁药的不良反应，以外周性抗胆碱能不良反应为常见，如口干、便秘、视物模糊、排尿困难和体位性低血压，老年患者中可导致尿潴留，肠麻痹等。对血压的影响和对心脏的毒性较大，可引起心肌损害，应密切观察心律及心电图变化。还有诱发躁狂、双手细震颤及抗胆碱能性谵妄状态等不良反应。

步骤四 健康提示

相关知识

1. 保持乐观、知足常乐的良好心态。对社会竞争、个人得失等有充分的认识，避免因挫折致心理失衡。

2. 建立有规律的生活制度，保持人的正常睡 – 醒节律。

3. 创造有利于入睡的条件反射机制。如睡前半小时洗热水澡、泡脚、喝杯牛奶等，只要长期坚持，就会建立起"入睡条件反射"。

4. 白天适度的体育锻炼，有助于晚上入睡；

5. 养成良好的睡眠卫生习惯，如保持卧室清洁、安静、远离噪音、避开光线刺激等；避免睡前喝茶、饮酒等。

6. 自我调节、自我暗示。可进行一些放松的活动，也可反复计数等，有时稍微放松，反而能加快入睡。

7. 限制白天睡眠时间，除老年人白天可适当午睡或打盹片刻外，应避免长时间的午睡或打盹，否则会减少晚上的睡意及睡眠时间。

8.不要在床上看书、看电视、工作。平时要坚持定时休息，晚上准时上床睡觉、早上准时起床的生活卫生习惯。

9.睡前可以把手叠放在小腹上，采用腹式呼吸，把注意力转移到小腹，可以配合默念数数，能够很快入睡，而且还有瘦腹部的功效。

10.睡前可以用微烫的热水泡脚，至额头有些小虚汗为佳，也可用运动按摩轮或镂空的磨脚石搓一搓，促进血液循环，改善睡眠质量。

11.多亲近自然，放松紧张烦躁的心情。通过适当的户外活动，可以让自己紧张的神经得到有效缓解，心情好，睡眠也就好。同时，有花草树木、山清水秀的地方，空气中的离子含量比城市中较高，也利于人体神经的养护，提高睡眠质量。

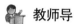 做一做

教师导

1.案例描述

患者，女性，23岁，大学毕业生，性格较急躁好胜，高考时发挥失常仅升入大专，当时就设定了升本科、考取研究生的目标，在本科最后一学年来北京准备考试。某日出现失眠，次日极度忧虑，并再次出现入睡困难。患者开始关注睡眠，担心因此导致考试失利。担忧越严重，失眠也越频繁。

2.案例分析

根据患者主诉应该是失眠。

3.用药指导

可以选服水合氯醛、苯巴比妥等镇静催眠药，同时患者最好可以进行系统的心理治疗以促进自我心理成熟，建立不依赖于外界、相对独立的自我评价标准，这对长期康复更有利。

学生做

根据本任务学习的失眠的相关知识，同学们分小组进行角色扮演，由"患者"主诉症状，"店员"进行疾病查询和评估，推荐合适的药品并进行合理用药指导。

● **巩固拓展**

患者，男性，61 岁，主诉睡眠时间短。患者 5 年前出现失眠，并伴有明显情绪低落，被诊断为"抑郁症"，经系统治疗后情绪、精力等好转，但睡眠时间无法恢复正常。近 3 年每天睡眠时间一般在 3 ～ 4 小时，曾服用几乎所有镇静催眠药，并多次接受中医治疗，但睡眠时间并未明显延长。请根据病例设计药店用药咨询情景。

任务三 痛经

● **任务目标**

通过本任务的学习,学生达到以下目标。

1. 熟悉痛经的概念以及分类。

2. 掌握痛经的临床表现、诊断与鉴别方法、药物治疗及合理用药指导。

● **任务描述**

痛经是青春期至绝经期年龄段妇女的一种症状,多见于 20～25 岁以下未婚女性。一般在初潮 1～2 年后出现。抗痛经药物主要是解痉止痛。通过对本任务的学习,学生能够在掌握痛经的临床表现、主要症状基础上,对患者进行疾病问询、诊断评估,据此向患者推荐安全、有效、适宜的药品,并进行合理用药指导及健康提示,为患者提供完整的药学服务。

● **任务素材**

1. 实践场地:教学做一体化教室。

2. 计算机。

3. 相关药品实样或包装盒塑封卡片。

● 任务实施

步骤一 问病诊断

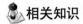 相关知识

 痛经概述

> 痛经指经期前后或行经期间，出现下腹部痉挛性疼痛，并有全身不适，严重影响患者日常生活，分原发性和继发性两种。经过详细妇科临床检查未能发现盆腔器官有明显异常者，称原发性痛经，也称功能性痛经。继发性痛经则指生殖器官有明显病变者，如子宫内膜异位症、盆腔炎、肿瘤等。

一、痛经的临床表现

1. 疼痛

痛经多在下腹部出现阵发性绞痛或发坠感，也可放射到上腹部、会阴、肛门或大腿部。

疼痛多在经前 1~2 天或来潮后第一日开始，经期中逐渐减轻或消失，经前一日疼痛多见于未婚少女。腹痛一般持续 0.5~2 小时，后转为阵发性中度疼痛，一般在 12~24 小时后消失，但也有持续 2~3 天者。

2. 全身症状

伴有腰酸、头痛、胃痛、头晕、乳胀、尿频、稀便、便秘、腹泻、失眠、易于激动等，严重者可有面色苍白、出冷汗、四肢冰冷、恶心、呕吐、甚至会发生晕厥。

3. 精神症状

紧张或忧郁、恐惧。

二、疾病查询需要注意的问题

1. 首先应当确认患者是谁、年龄、性别、职业，然后进一步查询。

2. 有哪些具体的症状，有没有 *** 等其他症状？

3. 症状持续了几天？

4. 询问用药史、疾病史、过敏史、就医史。

做一做

案例

王女士，26 岁，在经期时常处于痛经状态，经患者自己讲述，痛经半年，通常是第一天比较严重，还会伴有腹痛，腰酸，患者表示自己经常服芬必得止痛，月经量较大，周期为 30 ~ 33 天，经期 5 天，有血块，色暗。

根据以上案例，进行角色扮演，模拟店员进行问病查询，并对疾病进行评估诊断。

步骤二　痛经常用药品介绍

相关知识

一、化学药品

（一）非处方药

《国家非处方药目录》收载的解热镇痛药活性成分有对乙酰氨基酚、布洛芬、阿司匹林、贝诺酯、萘普生；解痉药氢溴酸山莨菪碱、颠茄浸膏片。

1. 对乙酰氨基酚（扑热息痛）对中枢神经系统前列腺素合成的抑制作用比对外周组织作用强，镇痛作用较弱但作用缓和持久。

2. 布洛芬镇痛作用较强，比阿司匹林强 16 ~ 32 倍，作用持久，对胃肠道的不良反应较轻，易耐受。可选制剂有布洛芬片缓释或控释片。

3. 抗平滑肌痉挛药氢溴酸山莨菪碱或颠茄浸膏片，可明显缓解子宫平滑肌痉挛而止痛。

4. 对伴有精神紧张者可口服谷维素。

（二）处方药

1. 内分泌治疗方法是于月经周期第 2 日开始，一日肌内注射黄体酮 20mg，连续 5d。此外，口服避孕药也可抑制排卵，从而达到镇痛的目的。

2. 严重疼痛者可选用可待因片或氨酚待因片。

3. 解痉药阿托品肌内注射，一次 0.5mg。

做一做

利用任务素材，按照学习小组为单位，对痛经常见的药品进行分类识别。

步骤三　痛经合理用药指导

相关知识

1. 对痛经伴有月经过多，或有盆腔炎、子宫肌瘤者所继发性痛经者，应在医师指导下用药。

2. 应用解痉药后可引起口干、皮肤潮红等不良反应。

3. 对月经周期不规律或希望怀孕的妇女不宜在月经来潮前口服中成药，月经期间不宜服用利尿剂，因为利尿剂可将重要的电解质和水分排出体外，对平衡不利。应少饮酒和少摄食盐，促使水分不在体内滞留，以减轻肿胀感。

4. 鉴于缓解痛经药只对疼痛症状有缓解作用，而不能解除疼痛的致病原因，也不能防止疾病的发展和预防合并症的发生；其次长期应用会攻击胃肠黏膜的防御系统，诱发胃或十二指肠溃疡和出血，为避免药物对胃肠道的刺激，缓解痛经药连续服用不宜超过 5d。

步骤四　健康提示

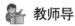相关知识

1. 痛经剧烈者应卧床休息；经期忌食生冷瓜果及刺激性食品，注意饮食有节，起居有常。

2. 保持外阴清洁，每日用温水洗 1～2 次，勤换卫生用品。加强锻炼，衣着要温暖，忌涉冷水、游泳和剧烈运动；解除心理障碍，保持精神愉快，避免过度劳累、紧张、恐惧、忧虑和烦恼。可采用生姜红糖水煎服，或应用暖水袋热敷。

做一做

教师导

1. 案例描述

患者，女性，31 岁。经前期小腹胀痛，经血量少，经行不畅，血色暗有血块，经前乳房胀痛，胸闷不适。

2. 案例分析

根据患者主诉应该是痛经。

3. 用药指导

可选制剂有布洛芬片缓释或控释片。

学生做

根据本任务学习的痛经的相关知识，同学们分小组进行角色扮演，由"患者"主诉症状，"店员"进行疾病查询和评估，推荐合适的药品并进行合理用药指导。

● 巩固拓展

患者，女性，19 岁，大一学生。来月经时痛经严重，上吐下泻，手脚冰凉，吃药则减轻不吃则严重。请根据病例设计药店用药咨询情景。

任务四　阴道炎

● **任务目标**

通过本任务的学习，学生达到以下目标。

1. 熟悉阴道炎的概念。

2. 掌握阴道炎的临床表现、药物治疗及合理用药指导。

● **任务描述**

阴道炎是阴道黏膜及黏膜下结缔组织的炎症，是妇科门诊常见的疾病。抗阴道炎药物一般是经阴道给药。通过对本任务的学习，学生能够在掌握阴道炎的临床表现、主要症状基础上，对患者进行疾病问询、诊断评估，据此向患者推荐安全、有效、适宜的药品，并进行合理用药指导及健康提示，为患者提供完整的药学服务。

● **任务素材**

1. 实践场地：教学做一体化教室。

2. 计算机。

3. 相关药品实样或包装盒塑封卡片。

● 任务实施

步骤一　问病诊断

相关知识

阴道炎概述

阴道炎是阴道黏膜及黏膜下结缔组织的炎症,是妇科门诊常见的疾病。正常健康妇女,由于解剖学及生物化学特点,阴道对病原体的侵入有自然防御功能,当阴道的自然防御功能遭到破坏,则病原体易于侵入,导致阴道炎症,幼女及绝经后妇女由于雌激素缺乏,阴道上皮变薄,细胞内糖原含量减少,阴道 pH 高达 7 左右,故阴道抵抗力低下,比青春期及育龄妇女易受感染。女性的阴道腔长 18 ~ 24cm, 极易受病原微生物的侵袭,常见发生在阴道的炎症疾病有真菌性、滴虫性、细菌性和老年性阴道炎四种。

一、阴道炎的临床表现

1. 真菌性阴道炎

诊断依据和症状有：①曾长期使用抗生素、肾上腺糖皮质激素或避孕药史；②外阴有瘙痒感,外阴湿疹化,阴唇肿胀而有刺痒感,有搔抓痕迹；③白带量多并有臭味,或稠呈奶酪或豆腐渣样或白色,从阴道排出；④阴唇可能有肿胀并有烧灼感,或有排尿困难和疼痛；⑤阴道壁有白色伪膜状物,且不易脱落。

2. 滴虫性阴道炎

泡沫状白带是阴道滴虫病的特征, 25% 的患者常无自觉症状。判断滴虫性阴道炎的依据有：①外阴和阴道口瘙痒、灼痛和白带增多，宫颈和阴道壁红肿，性交时有疼痛；②阴道有腥臭味；③阴道能发现泡沫样白带，阴道分泌物增多，为浆液或脓性；④阴道黏膜上有出血点或宫颈有点状红斑及触痛；⑤阴道分泌物镜检时可发现毛滴虫；⑥性伴侣可能有尿道炎症状。

二、疾病查询需要注意的问题

1. 首先应当确认患者是谁、年龄、性别、职业，然后进一步查询。

2. 有哪些具体的症状，有没有 *** 等其他症状?

3. 症状持续了几天?

4. 询问用药史、疾病史、过敏史、就医史。

👥 **做一做**

案例

患者，女性，40岁，阴道分泌物呈黄绿色，凝乳状，伴有排尿时疼痛和烧灼感，且在阴唇和阴道口周围有瘙痒。根据以上案例，进行角色扮演，模拟店员进行问病查询，并对疾病进行评估诊断。

步骤二　阴道炎常用药品介绍

📖 **相关知识**

一、化学药品

治疗真菌性、滴虫性阴道炎主要给药方式为阴道给药，其作用直接、用药方便，不良反应少。《国家非处方药目录》收录的抗真菌性阴道炎药活性成分有制霉菌素、克霉唑、复方克霉唑软膏、益康唑霜、益康唑栓、硝酸益康唑溶液、硝酸益康唑喷剂和硝酸益康唑软膏、黄藤素栓、双唑泰软膏。收录的抗滴虫药活性成分有制霉菌素、甲硝唑复方制剂、复方甲硝唑栓、复方甲硝唑气雾剂、替硝唑栓、替硝唑阴道泡腾片。

（一）非处方药

1.真菌性阴道炎

（1）常选用制霉菌素、克霉唑、咪康唑、益康唑栓剂，任选其一。首选硝酸咪康唑栓或制霉菌素栓。黄藤素栓（含克霉唑、甲硝唑、醋酸氯己定），一次1枚，塞入阴道，连续7～10d，用前以4%碳酸氢钠溶液洗净阴部。

（2）对伴老年糖尿病患者的外阴可采用3%克霉唑霜、1%联苯节唑乳膏或咪康唑乳膏涂敷。

（3）阴道冲洗以4%碳酸氢钠（小苏打）液冲洗。

2.滴虫性阴道炎

（1）甲硝唑有强大的杀灭滴虫作用，可损伤滴虫的DNA模板功能，为治疗阴道滴虫病的首选药。局部用药适于不能耐受口服药或不适宜全身用药者，可应用栓剂或泡腾片每晚放入阴道内。

（2）替硝唑对滴虫有活性，作用强于甲硝唑2～8倍。

（3）制霉菌素对毛滴虫及真菌均有抑制作用，对混合感染者最为适宜。常用栓剂和泡腾片，一次10万IU，每晚睡前放入阴道1枚，连续10～15 d。

（二）处方药

1.真菌性阴道炎

（1）伊曲康唑对念珠菌等真菌杀灭作用强，餐后即服可明显提高吸收率，推荐采用一日服用法。

（2）氟康唑对念珠菌等真菌的杀灭作用比酮康唑强10～20倍。

2.滴虫性阴道炎

（1）硝基咪唑类初次治疗，首选甲硝唑，次选替硝唑。对不能耐受和不适于全身用药者，可用甲硝唑泡腾片或栓剂。

（2）曲古霉素对滴虫、阿米巴原虫、念珠菌均有抑制作用，同时患有滴虫及念珠菌者应首选本剂口服。

（3）聚甲酚磺醛用于滴虫、细菌、真菌引起的阴道感染。

（4）硝呋太尔治疗滴虫、细菌、真菌所引起的外阴感染和白带增多，阴道片每晚放入阴道内。

做一做

利用任务素材，按照学习小组为单位，对阴道炎常见的药品进行分类识别。

步骤三　阴道炎合理用药指导

相关知识

1. 使用制霉菌素或咪康唑的软膏、片剂或栓剂，一般在月经后开始，经期间宜停用。

2. 硝酸咪康唑乳膏对阴道可有刺激感，或引起过敏使阴道红肿，需立即停药，并用冷水冲洗。

3. 抗真菌药对过敏者、妊娠初始 3 个月内妇女禁用；8 岁以下少女慎用；如正处于妊娠期间，为避免真菌或滴虫感染给新生儿，请在妊娠期间关注病情。

4. 阴道连续用药不宜超过 10d，常同服复方维生素 B。真菌性阴道炎易复发，应在每个疗程后去医院检查分泌物，当确诊痊愈后方可停药。同样，滴虫性阴道炎于治疗后每次月经后去医院检查白带，如连续 3 次检查滴虫为阴性，方可停药。

5. 如伴有糖尿病应积极控制。如为育龄妇女需长期服避孕药，在服药前应到医院检查阴道内是否带菌。另在阴部和肛门周围不宜涂敷肾上腺皮质激素类药的软膏剂 (乳膏)。

6. 甲硝唑与替硝唑对过敏者和其他硝基咪唑类药过敏者禁用；对有活动性中枢神经系统疾病和血液病者禁用。在口服给药期间不宜饮用含乙醇的饮料，因可干扰乙醇的氧化过程，引起体内乙醛蓄积，导致双硫仑样反应，出现腹部痉挛、恶心、呕吐、头痛、面部潮红等反应。此外，甲硝唑与替硝唑有致畸性，对妊娠期初始 3 个月或哺乳期妇女慎用。

7. 阴部瘙痒时切勿用力搔抓，禁用热水洗烫，真菌性阴道炎者可应用洁尔阴或 4% 碳酸氢钠溶液清洗；滴虫性阴道炎者可应用 0.02% 高锰酸钾溶液清洗，每晚 1 次。

步骤四　健康提示

相关知识

1. 忌辛辣食品：辛辣食品 (辣椒、姜、葱、蒜等) 多食易生燥热，使内脏热毒蕴结，出现牙龈肿痛，口舌生疮，小便短赤，肛门灼热，前后阴痒痛等症状，从而使本病症状加重。

2. 忌海鲜发物：腥膻之品，如桂鱼、黄鱼、带鱼、黑鱼、虾、蟹等水产品可助长湿热，食后能使外阴瘙痒加重，不利于炎症的消退，故应忌食。

3. 忌甜腻食物：油腻食物如猪油、肥猪肉、奶油、牛油、羊油等，高糖食物如巧克力、糖果、甜点心、奶油蛋糕等，这些食物有助湿增热的作用，会增加白带的分泌量，并影响治疗效果。

4. 忌烟酒：吸烟能使本病加重，这是由于烟草中的尼古丁可使动脉血与氧的结合力减弱，酒能助长湿热，故应当禁忌，同样，含乙醇饮食如酒酿、药酒等均不宜饮用。

5. 注意饮食营养：宜多食新鲜蔬菜和水果，以保持大便通畅；宜多饮水；防止合并尿道感染。

6. 如为已婚妇女的真菌性阴道炎必须夫妻双方同时治疗。妊娠期要注意外阴的清洗，保持干燥。对男性包皮过长者易招致真菌，故应常用清水冲洗龟头，保持干燥。滴虫性阴道炎更需夫妻双方同治。事实上女性尿道单独感染毛滴虫的概率很小 (约占 8%)，大部分是夫妻双方共患的。在男性尿道中也可发现毛滴虫，其中绝大多数寄生在前列腺，其次为后尿道及前尿道。患有阴道毛滴虫病者，往往由于不能根治而苦恼，尤其男性滴虫性尿道炎因易被忽略则更难以治疗。对已婚妇女，在治愈前暂停性生活，否则会相互传染，难以治愈。

做一做

教师导

1. 案例描述

患者，女性，52 岁，半年前开始常常出现外阴疼痛，并且外阴溃烂，严重影响了苏女士的正常生活，每晚必须依靠药物才能入眠，并开始产生精神抑郁的情况。

2. 案例分析

根据患者主诉，苏女士所患为老年性阴道炎。

3. 用药指导

可以选服伊曲康唑等。

学生做

根据本任务学习的阴道炎的相关知识，同学们分小组进行角色扮演，由"患者"主诉症状，"店员"进行疾病查询和评估，推荐合适的药品并进行合理用药指导。

● 巩固拓展

患者，女性，21 岁，白带多、伴腥臭味 2 个多月。近周来出现外阴发红和痒感，外阴潮湿、微红，阴道黏膜充血、轻度水肿，宫颈及阴道壁上覆有稀薄均匀的灰绿色面糊状分泌物，有腥臭味。请根据病例设计药店用药咨询情景。

测验八 综合测试与检验

测一测

1. 以下哪种药物属于第一代镇静催眠药（ ）

A. 羟嗪　　　　B. 咪达唑仑　　　　C. 唑吡坦　　　　D. 阿米替林

2. 以下哪种药物属于第二代镇静催眠药（ ）

A. 羟嗪　　　　B. 咪达唑仑　　　　C. 唑吡坦　　　　D. 阿米替林

3. 以下哪种药物属于第三代镇静催眠药（ ）

A. 羟嗪　　　　B. 咪达唑仑　　　　C. 唑吡坦　　　　D. 阿米替林

4. 以下哪种药物属于抗抑郁药（ ）

A. 羟嗪　　　　B. 咪达唑仑　　　　C. 唑吡坦　　　　D. 阿米替林

5. 以下哪种药物可用于停用催眠药物后的失眠反弹（ ）

A. 曲唑酮　　　B. 米氮平　　　　　C. 文法拉辛　　　D. 帕罗西汀

6. 以下哪种药物在妊娠期及哺乳期失眠患者可短期应用（ ）

A. 帕罗西汀　　B. 唑吡坦　　　　　C. 文法拉辛　　　D. 曲唑酮

7. 硝基咪唑类初次治疗滴虫性阴道炎首选（ ）

A. 甲硝唑　　　B. 替硝唑　　　　　C. 伊曲康唑　　　D. 硝呋太尔

8. 阴道连续用药一般不超过（ ）

A.5 天　　　　B.10 天　　　　　　C.15 天　　　　　D.1 个月

9. 类风湿关节炎的晨僵至少超过（ ）

A.20min　　　　B. 半小时　　　　　C.1 小时　　　　　D.2 小时

10. 以下哪种药物为痛风性关节炎的常用药物（ ）

A. 金合剂　　　B. 柳氮磺胺吡啶　　C. 秋水仙碱　　　D. 硫酸氨基葡萄糖

答案：1 ~ 5：ABCCA　6 ~ 10：BABCC

赛一赛

1. 个人考核项——其他常见病常用药认药、识药分类陈列比赛。

考核要求及评分标准：在规定时间内（6分钟），按照 GSP 的规定以及药品分类码放的原则，将 40 种其他常见病常用药品分区分类正确整齐摆放在分类标识牌提示相应的货架内（未放在货架上的药品视同区域混淆，按扣分算）。每个药品折合分值为 2.5 分，摆错及未摆放的，每个扣除 2.5 分，总计 100 分。

分为以下两个阶段。

（1）准备阶段　每个班级 6 ~ 7 人 / 组，考核前以小组为单位领取模拟训练药品和标识牌，由小组长带领按照考试评分要点，在模拟训练区进行自主训练。

（2）考核阶段　小组长抽取考试序列号，按顺序依次到仿真药店考核区，每个同学现场对 40 个竞赛药品计时分类陈列，裁判员现场评分。

2. 团队考核项——各学习小组综合其他常见病典型症状，进行问病荐药、合理用药指导方案设计，然后根据设计方案，小组成员角色扮演、模拟情景对话，在模拟大药房为患者提供完整的销售服务过程。

考核要求：要注意销售服务环节的完整性（顾客引导→问病荐药→合理用药指导→售后服务→收银→送客）。具体包括正确引导顾客消费，合理问病荐药，开展购药咨询、健康宣教活动，进行合理用药指导，提供所购药品的存储方式，对划价、收银、装袋等动作结合语言描述，规范结束销售服务等。

评分标准

顾客引导	疾病查询诊断	药品介绍	合理用药指导	健康宣教	售后服务	收银送客
10%	10%	20%	30%	10%	10%	10%

注：权重——优秀 A 1　良好 B 0.8　一般 C 0.6　较差 D 0.4

图书在版编目（CIP）数据

实用医药综合知识与技能 / 都慧慧主编. —— 济南 ：
山东人民出版社，2017.2（2022.7重印）
ISBN 978-7-209-10365-7

Ⅰ．①实… Ⅱ．①都… Ⅲ．①医药学－基本知识Ⅳ．
①R

中国版本图书馆CIP数据核字(2017)第025152号

实用医药综合知识与技能
都慧慧　主编

主管单位　山东出版传媒股份有限公司
出版发行　山东人民出版社
社　　址　济南市市中区舜耕路517号
邮　　编　250003
电　　话　总编室（0531）82098914
　　　　　市场部（0531）82098027
网　　址　http：//www.sd-book.com.cn
印　　装　济南万方盛景印刷有限公司
经　　销　新华书店

规　　格　16开（169mm×239mm）
印　　张　26.5
字　　数　420千字
版　　次　2017年2月第1版
印　　次　2022年7月第4次
ISBN 978-7-209-10365-7
定　　价　42.00元
　　　　　如有印装质量问题，请与出版社总编室联系调换。